项目资助：

科技创新 2030—"新一代人工智能"重大项目（2022ZD0160704）

国家超级计算郑州中心创新生态系统建设科技专项（201400210400）

河南省科技攻关项目（232102311057、242102311021、242102311012、252102310148）

河南省医学科技攻关计划省部共建重点项目（SBGJ202402097）

河南省自然科学基金项目（242300420386）

郑州市基础研究与应用基础研究（2024ZZJCYJ017）

大型综合医院
科研大数据平台建设与实践

主　编　赵　杰　何贤英

副主编　王琳琳　崔芳芳　王　琳

编　委（按姓氏笔画排序）

马倩倩　王文超　石小兵　闫　芮　刘炳宪　任晓阳

李　佳　李陈晨　李明原　金　剑　郝文杰　谢　剑

程　铭　董亚东

秘　书　石小兵

人民卫生出版社
·北京·

图书在版编目（CIP）数据

大型综合医院科研大数据平台建设与实践 / 赵杰，何贤英主编. -- 北京：人民卫生出版社，2025. 5.
ISBN 978-7-117-37951-9

Ⅰ. R197. 323. 6

中国国家版本馆 CIP 数据核字第 2025TE8628 号

人卫智网	www.ipmph.com	医学教育、学术、考试、健康，购书智慧智能综合服务平台
人卫官网	www.pmph.com	人卫官方资讯发布平台

大型综合医院科研大数据平台建设与实践
Daxing Zonghe Yiyuan Keyan Dashuju Pingtai Jianshe yu Shijian

主　　编：赵　杰　何贤英
出版发行：人民卫生出版社（中继线 010-59780011）
地　　址：北京市朝阳区潘家园南里 19 号
邮　　编：100021
E - mail：pmph @ pmph.com
购书热线：010-59787592　010-59787584　010-65264830
印　　刷：三河市潮河印业有限公司
经　　销：新华书店
开　　本：787 × 1092　1/16　印张：17
字　　数：424 千字
版　　次：2025 年 5 月第 1 版
印　　次：2025 年 7 月第 1 次印刷
标准书号：ISBN 978-7-117-37951-9
定　　价：89.00 元

打击盗版举报电话：010-59787491　E-mail：WQ @ pmph.com
质量问题联系电话：010-59787234　E-mail：zhiliang @ pmph.com
数字融合服务电话：4001118166　E-mail：zengzhi @ pmph.com

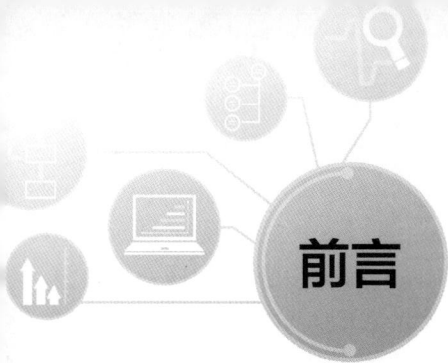

前言

习近平总书记在十九届中共中央政治局第二次集体学习时发表的重要讲话中指出"大数据是信息化发展的新阶段",并作出了"推动大数据技术产业创新发展、构建以数据为关键要素的数字经济、运用大数据提升国家治理现代化水平、运用大数据促进保障和改善民生、切实保障国家数据安全"的战略部署。随着医疗信息化的改革,我国临床医学研究正面临从"样本数据时代"向"大数据时代"的转型,海量覆盖个人全生命周期的健康数据、诊疗数据、多组学数据、医院运营数据、公共卫生数据等呈爆炸式累积态势。作为新时代的重要基础战略资源,医疗大数据对现代医学研究、精准健康管理和创新药物研发等发挥着关键性作用。然而,在实际建设应用过程中,医院业务系统纷繁复杂、业务厂家众多、数据的血缘关系模糊不清、非结构化数据占比颇高,导致数据应用时在安全和隐私保护方面存在诸多挑战。此外,医疗信息化建设呈现碎片化状态,信息资源缺乏有力的统筹方式,数据"鸿沟"和信息"孤岛"问题严重,标准规范也未能统一,致使医疗健康大数据犹如明珠蒙尘。

目前,我国各大医院及相关企业正在逐步探索医院科研大数据平台的建设,期望通过科研大数据平台的建设撬动医院科研模式的变革,为加速临床科研赋能。但遗憾的是,目前国内标准规范且面向临床科研工作者设计规划的医院科研大数据平台建设实践经验分享的相关图书尚较少。

本书共分为九章。第一章从科研大数据时代临床医学研究的特点和现状出发,系统论述了医院科研大数据平台的建设背景。第二章到第四章围绕科研大数据平台的整体设计、湖仓一体科研数据中心的建设和多模态科研大数据的治理等内容,介绍了大型综合医院科研大数据平台的建设过程及其实践,全面阐述了如何搭建具备良好可拓展性、易用性和灵活高效的科研大数据平台的底层逻辑。通过对医院科研大数据采集、存储、处理、分析和应用等方面的系统研究,揭示了大数据在医疗科研领域的巨大潜力和应用价值;通过深入探讨大数据平台的架构、技术实现、数据治理、安全防护等方面问题,为医院科研大数据平台的建设提供了有力的理论支持和实践指导。第五章到第七章通过阐明医院科研大数据平台架构、功能、模型等设计及人工智能平台的性能优势,对医疗大数据在临床中的应用进行了归纳介绍,提出了一系列具有前瞻性的观点和方法。例如,在数据处理方面,采用先进的机器学习算法和人工智能技术,实现对医疗数据的智能分析与预测;在应用方面,将大数据平台与临床诊疗、疾病防控、健康管理等多个领域相结合,形成了一系列创新性的应用模式。第八章和第九章,从科研大数据平台的安全风险入手,对平台的安全体系建设和运营管理进行了系统介绍,并提出医院科研大数据平台的发展愿景。

　　本书由互联网医疗系统与应用国家工程实验室组织编写,编写过程中得到了科技创新 2030—"新一代人工智能"重大项目(2022ZD0160704)、国家超级计算郑州中心创新生态系统建设科技专项(201400210400)、河南省科技攻关项目(232102311057、242102311021、242102311012、252102310148)、河南省医学科技攻关计划省部共建重点项目(SBGJ202402097)、河南省自然科学基金项目(242300420386)、郑州市基础研究与应用基础研究(2024ZZJCYJ017)以及河南省医学科学院智能医学研究所、上海人工智能实验室的支持,在此一并致谢!

　　本书可为医疗卫生行业从业者及高等院校医疗信息化、生物信息分析、智能科学与技术等相关专业的高年级本科生和研究生等相关人员提供参考。此外,医疗大数据技术、产业正处于快速发展变革的阶段,编者将持续关注行业动态,与时俱进,不断总结完善。如有不足之处,敬请业界同仁和广大读者不吝指正。

本书编者

2025 年 1 月

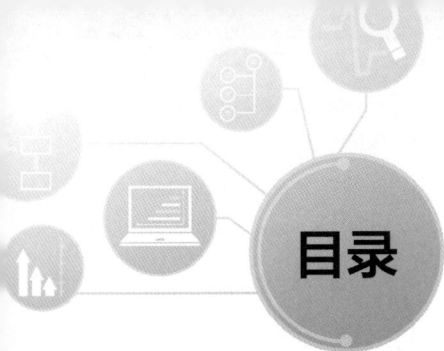

目录

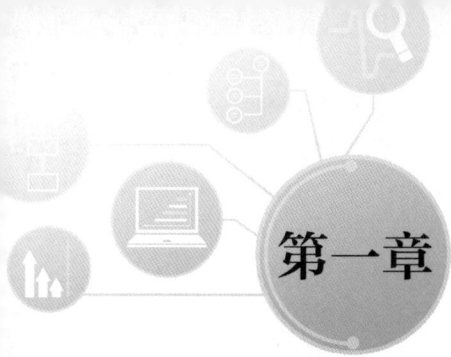

第一章 大数据时代的临床医学研究

第一节 医疗大数据概述

一、大数据的概念、特征与关键技术

(一)大数据的概念

大数据产生于人们对于数量庞杂的数据信息的集束化、高效化处理。"大数据"一词最早是在1997年美国电气电子工程师学会举办的第八届可视化会议上被提出,由迈克尔·考克斯和大卫·埃尔斯沃思两位研究员在会议论文集中发表了题为《为外存模型可视化而应用控制程序请求页面调度》的文章,文章以"可视化对计算机系统提出了一个有趣的挑战:通常情况下数据集相当大,耗尽了主存储器、本地磁盘甚至是远程磁盘的存储容量。我们将这个问题称为大数据"作为开头,首次提出了"大数据",并对其内涵进行了初步界定。2008年,*Nature*杂志刊登了大数据专题 *Big data:How do your data grow?*,自此揭开了大数据发展与应用的序幕。

尽管大数据自提出至今受到了各界的高度关注,但关于大数据的定义尚未达成共识。

在政府文件中,《国务院关于印发促进大数据发展行动纲要的通知》(国发〔2015〕50号)指出"大数据是以容量大、类型多、存取速度快、应用价值高为主要特征的数据集合,正快速发展为对数量巨大、来源分散、格式多样的数据进行采集、存储和关联分析,从中发现新知识、创造新价值、提升新能力的新一代信息技术和服务业态。"

专家学者的观点方面,中国科学院院士徐宗本在第462次香山科学会议的报告中,将大数据定义为"不能集中存储、难以在可接受时间内分析处理、个体或部分数据呈现低价值而数据整体呈现高价值的海量复杂数据集。"著名信息管理专家涂子沛在其著作《数据之巅:大数据革命,历史、现实与未来》中,将大数据定义为"大数据是指人类有前所未有的能力来使用海量的数据,在其中发现新知识、创造新价值,从而为社会带来大知识、大科技、大利润和大智能等发展机遇。"

行业咨询企业报告中,某管理咨询公司发布了《大数据:创新、竞争和生产力的下一个前沿》报告,将大数据定义为"规模已经超出典型数据库软件所能获取、存储、管理和分析能力之外的数据集"。某IT研究咨询公司将大数据定义为:"大数据是需要新处理模式才能具有更强的决策力、洞察发现力和流程优化能力来适应海量、高增长率和多样化的信息资产。"

以上文件、专家学者观点、行业报告中,关于大数据定义的角度以及侧重点有所不同,但其所传递的信息基本一致,即大数据归根结底是由数量巨大、结构复杂、类型众多的数据构成的数据集合,其特性是无法使用传统的数据管理以及处理技术,其本质是信息爆炸时代对数据核心价值的再挖掘。

（二）大数据的特征

2001 年 2 月，分析师道格·莱尼发布了一份题为《3D 数据管理：控制数据容量、处理速度及数据种类》的研究报告，提出了大数据具有高速性（velocity）、多样性（variety）和规模性（volume）等基本特点，即"3V"特征。"3V"作为定义大数据的三个维度被广泛接受。国际数据公司在此基础上又提出了大数据具有巨大的数据价值（value）特性，将"3V"扩充为"4V"，如图 1-1 所示。此外，相继有研究学者或企业组织提出了大数据的其他特征，如易变性（variability）、真实性（veracity）等。但当前来看，对于大数据基本特征认可度较高的仍是"4V"特征，其中 volume 指大数据数量级的特点；variety 指大数据多种类型来源、格式的特点；velocity 指大数据处理速度的特点；value 指大数据所具有的价值性特点。

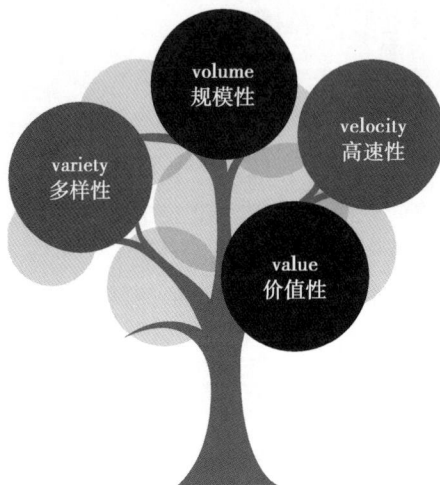

图 1-1　大数据的基础"4V"特征

1. **规模性（volume）**　指数据量极大，以至于常规的数据管理和处理技术无法胜任。虽然没有一个绝对的容量标准，但一般数据量都在数十个 TB 以上，并从 TB 跃升到 PB、EB、ZB，甚至 YB 和 BB。当今是信息经济时代，随着物联网、云计算、区块链等信息技术的快速发展，以及各种电脑、手机和微博、微信等软硬件设施的更新换代，几乎所有的人、事、物都可以成为数据并被记录下来，由此也就有大量的数据被生产出来。2011 年，马丁·希尔伯特和普里西利亚·洛佩兹在 *Science* 上发表了一篇文章，对 1986—2007 年人类所创造、存储和传播的一切信息数量进行了追踪计算，发现全球数据存储能力每年提高 23%，双向通信能力每年提高 28%，通用计算能力每年提高 58%。

2. **多样性（variety）**　指数据类型繁多，包括来源多样化、形态多样化、格式多样化以及表达多样化等特点。传统数据多是以文本形式统计出来的数据，比如 Excel 软件数据、问卷调查数据等，此类数据可称为结构化数据。大数据时代，随着网络信息技术和多媒体、自媒体等的发展和数据获得渠道的不断增多，图像、音视频、网络日志、交易记录、点击流量、搜索引擎、地理位置等各种形式的半结构化以及非结构化数据越来越多，数据比重也越来越大。

3. **高速性（velocity）**　即速度快，大数据高速产生和流通，需要实时或近实时地对数据进行处理和分析。①数据产生快。有的数据是爆发式产生，例如，欧洲核子研究中心的大型强子对撞机在工作状态下每秒产生 PB 级的数据；有的数据是涓涓细流式产生，但由于用户众多,短时间内产生的数据量依然非常庞大,例如,点击流量、网络日志、射频识别数据、位置信息等。②数据处理快。大数据有批处理和流处理两种范式,以实现快速的数据处理。谁处理大数据的速度和能力更强,很大程度上就在同业竞争中处于主动和优势地位。在数据处理速度方面,有一个著名的"1秒定律",即要在秒级时间范围内给出分析结果,超出这个时间,数据就失去价值了。例如,国际商业机器公司有一则广告,讲的是"1秒,能做什么?"1秒,能检测出中国台湾的铁道故障并发布预警;也能发现美国得克萨斯州的电力中断,避免电网瘫痪;还能帮助一家全球性金融公司锁定行业欺诈,保障临床科研人员利益。

4. 价值性(value) 指数据价值稀疏,数据虽然大,但价值密度非常低。以视频为例,连续不间断的监控过程中,可能有用的数据仅仅只有一两秒。虽然大数据的价值密度低,但价值高,这就像矿工在沙子里淘金一样,黄金的数量相比沙子数量来说微不足道,但是只要把巨量的沙子全部淘掉就一定能够得到珍贵的黄金。大数据中隐藏的价值性信息,需要通过机器学习与数据挖掘方法才可能提取到。通过大数据挖掘分析技术,一些看似"风马牛不相及"的"无关"数据实际上有着紧密的内在关联。有一个经典的案例,1969年,全球零售巨头沃尔玛利用计算机对消费者的购物行为进行数据分析,结果发现男性顾客在购买婴儿尿布时,常常会顺便"搭配"几瓶啤酒,于是推出了将啤酒与尿布捆绑销售的促销手段。

(三)大数据核心技术

大数据处理分析的是全体数据,而不是少量的样本数据,可处理结构化、半结构化和非结构化等多模态数据。大数据发展至今已形成了一套成熟的"技术树",不同的技术层面有着不同的技术架构,每年还会涌现出新的技术名词。面对如此庞杂的技术架构,想要知道大数据有哪些核心技术,围绕"取数据、算数据、用数据"即可剖析其本质。从大数据的生命周期来看,大数据采集、大数据预处理、大数据存储、大数据处理与分析、数据展示/数据可视化、大数据应用等,共同组成了大数据生命周期中最核心的技术,且数据质量贯穿整个大数据流程,每一个数据处理环节都会对大数据的质量产生影响。

1. 大数据采集技术 大数据采集技术可实现对各种来源结构化和非结构化等海量数据的采集。在数据库采集方面,最常用的为抽取-转换-加载(extract-transform-load,ETL)技术,常用的ETL工具包括Sqoop、DataX、Kettle、Canal、StreamSets等,可实现对传统的关系型数据库如MySQL、Oracle等数据的采集,亦可实现分布式文件系统(hadoop distributed file system,HDFS)、Hbase和主流Nosql数据库之间的数据同步和集成。在网络数据采集方面,可通过网络爬虫或网站公开应用程序编程接口(application programming interface,API),从网页获取非结构化或半结构化数据,并将其统一结构化为本地数据。在文件采集方面,包括实时文件采集和处理技术Flume、基于ELK(elasticsearch、logstash、kibana)的日志采集和增量采集等。

2. 大数据预处理技术 大数据采集过程中通常有一个或多个数据源,这些数据源包括同构或异构的数据库、文件系统、服务接口等,易受到噪声数据、数据值缺失、数据冲突等影响,因此需要首先对收集到的大数据集合进行预处理,以保证大数据分析与预测结果的准确性与价值性。大数据的预处理主要包括数据清洗、数据集成、数据归约与数据转换等。其中,数据清洗技术包括对数据的不一致检测、噪声数据的识别、数据过滤与修正等;数据集成则是将多个数据源的数据进行集成,从而形成集中、统一的数据库、数据立方体等;数据归约是在不影响分析结果准确性的前提下降低数据集规模,使之简化,包括维度归约、数据归约、数据抽样等技术,以提高大数据的价值密度;数据转换包括基于规则或元数据的转换、基于模型与学习的转换等技术,可通过转换实现数据统一,以提高大数据的一致性和可用性。

3. **大数据存储技术** 大数据存储技术是指用存储器把采集到的数据存储起来,建立相应的数据库,并进行管理和调用。重点解决复杂结构化、半结构化和非结构化大数据管理与处理技术。大数据一般通过分布式系统、NoSQL数据库、云数据库等方式进行存储。代表性存储技术包括 Hadoop 生态的 HDFS 和 Hbase,Apache Kudu,基于大规模并行处理(massively parallel processing,MPP)架构的新型数据库集群等。HDFS 针对传统关系型数据库难以处理的数据和场景,利用 Hadoop 开源优势及善于处理非结构化数据、半结构化数据、复杂的 ETL 流程、复杂的数据挖掘和计算模型等,可存储多种类型的静态数据。HBase 则满足大数据随机读写场景,实现动态数据存储。Kudu 拥有可以同时提供低延迟的随机读写和高效的数据分析能力,是一个融合 HDFS 和 HBase 功能的新组件,具备介于两者之间的新存储组件。而 MPP 是面向结构化数据分析设计开发的,能够有效处理 PB 级别的数据,通过列存储、粗粒度索引等多项大数据处理技术,重点面向行业大数据所展开的数据存储方式。

4. **大数据处理与分析技术** 大数据的核心在于对这些有意义的数据进行专业化处理,通过数据挖掘实现数据价值最大化。针对大数据处理的主要计算模型有 MapReduce 分布式计算框架、分布式内存计算系统、分布式流计算系统等。MapReduce 是一个批处理的分布式计算框架,可对海量数据进行并行分析与处理,适合对各种结构化、非结构化数据进行处理。分布式内存计算系统可有效减少数据读写和移动的消耗,提高大数据处理性能。分布式流计算系统则是对数据流进行实时处理,以保障大数据的时效性和价值性。数据分析就是从大量的实际应用数据中,挖掘隐藏在其中的有价值信息的过程。一般而言,数据分析技术包括分类、聚类、估计、相关性分组或关联规则、预测等。

5. **大数据可视化与应用** 数据可视化是指将大数据分析与预测结果以计算机图形或图像的直观方式展示给用户的过程,并可与用户进行交互式处理。利用人类对形状、颜色的敏感性,有效地传递信息,从而直观展现大量业务数据中隐含的关系、规律和趋势,以支持管理决策。数据可视化技术包括 2D/3D 法、时间可视化、多维法和层次法等。常用的数据可视化图表有柱状图、条形图、饼图、雷达图、折线图、堆积图、散点图、标签云、关系图等。大数据应用是指将经过分析处理后挖掘得到的大数据结果应用于管理决策、战略规划等的过程,体现了大数据分析处理结果的价值性和可用性。

二、医疗大数据的来源、特点与处理流程

(一)医疗大数据的来源

随着大数据时代的到来,医疗与信息技术的结合越来越紧密,各类医疗信息系统、影像检查设备在医疗机构普及应用,医疗行业快速积累了大规模的临床诊疗数据;同时,生命体征监测设备的小型化、便携化与集成化,积累了大规模的个人健康数据;精准医学技术的发展与应用,更是产生了海量的多组学数据,包括基因组学、蛋白质组学、表观遗传组学、代谢组学、转录组学等数据;此外,医院与医保的结算与费用数据、医学研究数据、医院药物采购与使用监管数据、人口与公共卫生数据等也在快速积累。这些数据涵盖了个人的全生命周期,且规模巨大、动态性强、复杂性高、种类繁多,为临床医学研究提供了海量数据基础。

1. **临床诊疗数据** 医疗机构的临床诊疗数据是医疗大数据的重要组成部分。经过多年的信息化建设,我国医疗机构基本都有了各自的医疗信息系统,患者从预约挂号到出院随访的全流程数据均在医疗系统中详细记录,为临床医学研究积累了大规模、准确可靠的真实

世界数据。有研究报道,医疗机构一般每年会产生 1~20TB 的相关数据,个别大医院的年数据量甚至达到了 300TB~1PB。常用的医疗信息系统及其采集的数据内容见表 1-1。

表 1-1　医疗机构常用的信息系统

系统名称	主要用途	数据内容
医院信息系统 (hospital information system,HIS)	对医院及各部门的人流、物流、财流进行综合管理	门急诊挂号、医嘱、药品、费用结算等
电子病历系统 (electronic medical record,EMR)	支持电子病历信息的采集、存储、访问和在线帮助	病案首页、入院记录、病程记录、出院记录、会诊记录等
实验室信息系统 (laboratory information system,LIS)	检验信息管理系统,可自动接收检验数据、打印检验报告,并保存检验信息	血液、尿液等各种体液及粪便等人体分泌物的检测结果
影像归档和通信系统 (picture archiving and communication system,PACS)	应用在医院影像科室的系统,可将各种医学影像通过接口以数字化的方式海量保存	X 线、MRI、CT、CTA、Pet-CT、超声、病理等多种检查结果
放射学信息系统 (radiology information system,RIS)	与 PACS 系统共同构成医学影像学信息化环境,对影像科室整体工作流程进行管理、控制和操作	登记预约、就诊、产生影像、出片、报告、审核、发片等全流程数据
护理信息系统/移动护理系统	主要用于支持护士完成日常护理记录、护理操作、患者问题识别及相应护理措施等	医嘱执行、体温单等患者生命体征、护理单、患者一般情况、病情评估单等
手术麻醉信息系统	用于处理患者的手术、麻醉信息、术中监护仪数据及患者具体情况数据的采集等	麻醉方式、麻醉药物、麻醉时间、术中患者生命体征、患者意识状态等
体检管理系统	对医院体检中心进行系统化和规范化的管理	体检项目、体检套餐、检验检查结果、总检建议等

2. **多组学数据**　包含基因组学、蛋白质组学、代谢组学、脂质组学和转录组学等数据,主要来源于第三方检测机构。以基因组学为例,人的基因组约有 30 亿个碱基对,即 3G,如果考虑到人基因组的多态性,数据量将非常庞大。随着高通量测序和多组学的快速发展,以及检测成本的降低,无论是基因组学、表观遗传组学、转录组学、宏基因组学还是蛋白质组学、代谢组学,都已经积累了非常庞大的数据。

3. **个人健康数据**　随着移动互联网的飞速发展和可穿戴设备的普及,各种健康设备,包括运动手环、运动手表、手机、可穿戴芯片等,可通过"云 + 端"的方式收集用户的生命体征信息,比如心电数据、血氧浓度、呼吸、血压、血糖、体温、脉搏、运动量等。

4. **药物研发数据**　随着化学合成和生物筛选技术的发展,药物研发领域产生了数百万个小分子的生物学数据,成为医疗大数据的又一重要来源。药物研发是一个相当复杂的过程,需要进行大量的临床试验,一般的中小型企业也有 TB 级的数据,大型药企的数据可达到 PB 级。

5. **公共卫生数据**　公共卫生是大数据在医疗行业应用的一个重要领域,通过公共卫生的监测、干预、服务等活动所产生的业务数据,形成了公共卫生大数据。以传染病网络直报系统为例,根据国家疾病预防控制局局长王贺胜在 2024 年 3 月 9 日民生主题记者会上的发言,我国已建成全球规模最大的传染病网络直报系统,平均报告时间从 5 天缩短到了 4 小时。从国家层面来说,建立了 72 小时内快速鉴定 300 种病原体的技术体系,所有省级和 90% 的市级疾病预防控制机构都具备了核酸检测和病毒分离能力。此外,还建立了全国电话流行病学调查系统,启用"95120"专用流调号码。

6. **医疗保险数据** 社会医疗保险、商业医疗保险等医保全过程管理的每个环节均可产生大量数据,为实现医保领域的智能监管、科学决策、高效服务提供了大规模数据基础。医保领域相关数据不仅包括医疗费用、财务数据和支出明细,还包括预防保健、临床治疗、康复随访等多个环节产生的数据,以及姓名、年龄、性别、证件号码、手机号码、家庭住址、成员关系等用户信息,各种医保数据存储于管理系统中并形成累积数据。

(二)医疗大数据的特点

医疗大数据除了具备大数据"4V"的基础特征,即 volume(规模性)、variety(多样性)、velocity(高速性)、value(价值性),还具有真实性(veracity)的特征。volume、variety、velocity、value、veracity 共同组成了医疗大数据的"5V"特征,如图 1-2 所示。此外,医疗大数据根据其自身特点,还包括了时效性、不完整性、冗余性、隐私性等医疗领域特有的特征。

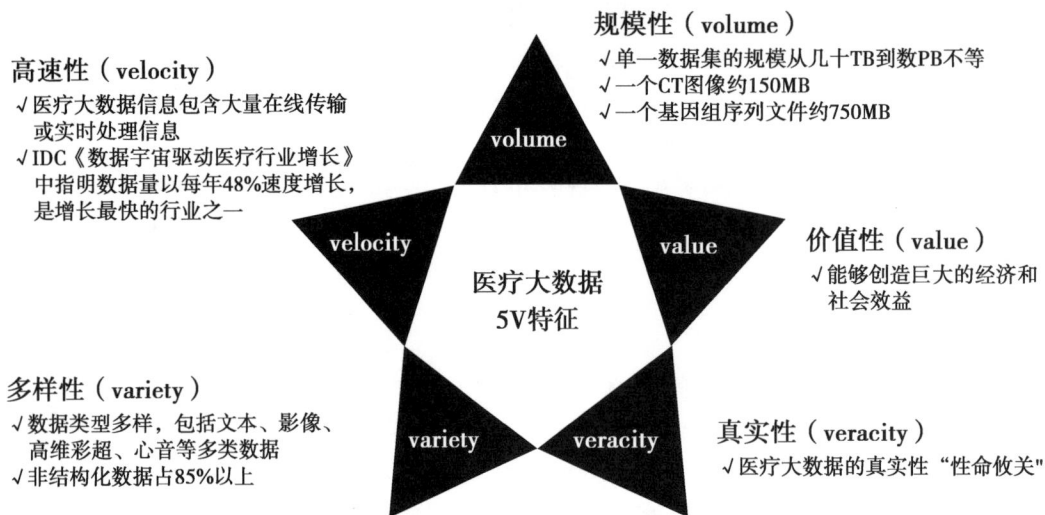

规模性(volume)
✓单一数据集的规模从几十TB到数PB不等
✓一个CT图像约150MB
✓一个基因组序列文件约750MB

高速性(velocity)
✓医疗大数据信息包含大量在线传输或实时处理信息
✓IDC《数据宇宙驱动医疗行业增长》中指明数据量以每年48%速度增长,是增长最快的行业之一

价值性(value)
✓能够创造巨大的经济和社会效益

多样性(variety)
✓数据类型多样,包括文本、影像、高维彩超、心音等多类数据
✓非结构化数据占85%以上

真实性(veracity)
✓医疗大数据的真实性"性命攸关"

医疗大数据 5V特征

图 1-2 医疗大数据的"5V"特征

1. **时效性** 时效性是指信息仅在一定时间段内对决策具有价值的属性,医疗健康数据的时效性反映在数据的快速产生及变更频率上。患者的就诊、发病过程、疾病传播等在时间上有一个进度,比如心电图的记录,普通的心电图无法检出阵发性的心脏疾病信号,必须依靠长期实时监测心脏状态。医学监测的波形信号属于时间函数,具有时效性。

2. **不完整性** 医疗健康数据存在缺失或者删失情况,患者转诊、提前出院等导致整个治疗过程的数据没有被完整记录下来。同时由于疾病的复杂性和医疗水平的有限性,使得疾病不可能完全通过数据记录下来。

3. **冗余性** 医疗健康数据既有不完整性,也有冗余性。冗余性指相同或相似的数据被重复记录,比如对某个疾病的多次检查、有关疾病的基本描述情况等。医疗健康数据中与疾病无关的其他信息都会被多次记录,且包含大量重复、与医生无关甚至是相互矛盾的就诊记录。

4. **隐私性** 医疗健康数据具有高度的隐私性。电子病历、电子健康档案包含患者的多项信息,这些信息的泄露会对患者的生活造成困扰及危害,特别是一些敏感性疾病、患者的基因测序信息等。尤其是在基于互联网的健康体系中,医疗大数据通过网络与移动健康监测相结合,隐私数据泄露将会带来更加严重的危害。隐私保护在医疗健康大数据分析时至关重要,目前国际和国内都在讨论如何在有效分析医疗健康大数据而不造成患者隐私泄露的问题。

（三）医疗大数据的处理流程

数据处理是对纷繁复杂的海量数据价值的提炼,健康医疗大数据分析遵循大数据处理的三个原则,即针对的是全体数据,而非随机数据;关注的是相关关系,而非因果关系;处理的是混杂性,而非精确性。基于数据采集、数据预处理、数据分析、数据可视化和应用等大数据核心技术,通过数据采集、清洗、分析挖掘、结果解释和可视化等流程,将多维度的海量数据整合分析,并对结果进行可视化呈现,如图 1-3 所示。每一个数据处理环节都会对医疗大数据质量产生影响,通过对医疗大数据的分析和挖掘,可以更加精确有效地探索疾病发生发展过程、识别病变靶点和人体敏感性反应指标、预测患病风险、辅助临床诊断决策和精准靶向治疗,从而提升医疗服务质量、服务效率和管理水平等。

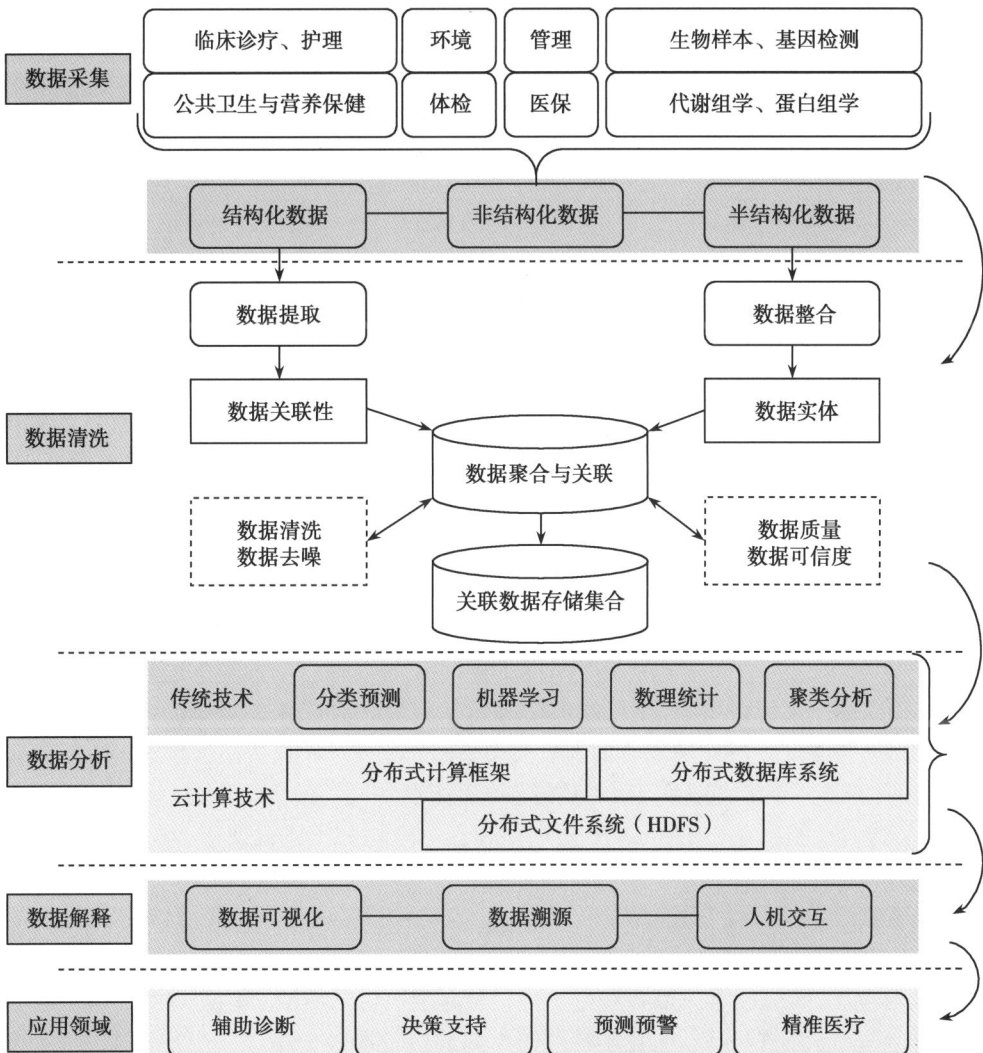

图 1-3　医疗大数据的处理流程

第二节　医疗大数据在临床医学研究中的应用及挑战

一、大数据时代对临床医学研究的影响

临床医学研究是指以疾病的诊断、治疗、预后和病因为主要研究内容,以患者为主要研究对象,以医疗服务机构为主要研究基地,由多学科人员共同参与、组织、实施的科学研究活动。临床医学研究是医学发展的核心驱动力,开展临床医学研究是提高医疗质量和水平、拓新临床理念的主要路径,也是临床医学人才培养和学科建设的重要手段。我国临床医学研究正面临新的机遇,尤其是多组学与信息技术的飞速发展,为我国临床医学研究提供了宝贵的数据资源,助力临床医学研究内容的持续创新,催化临床诊疗模式的不断变革。医学研究和其他领域一样,在经历了仅依赖经验、理论、假设和价值观去发现未知世界规律的"无数据时代",以及通过有意识地收集数据,依赖抽样数据、局部数据和片面数据支持相关判断和决策的"样本数据时代"后,开启了一次重大的时代转型——"大数据时代"。

(一)大数据时代为临床医学研究带来多模态、多中心、大样本的数据

大数据时代的来临,推动了医疗信息化的快速发展。面向医疗领域的数据采集设备、采集技术、采集系统等的研发与应用,为临床医学研究积累了全面、多维、海量的医疗大数据。如何充分认识、挖掘和利用医学大数据,从中发现有价值的信息,为临床实践和决策服务,是当前值得深入探讨的课题。

1. **临床诊疗数据快速积累**　近年来,国家高度重视医院信息化建设,2021 年国家卫生健康委员会、国家中医药管理局联合发布《关于印发公立医院高质量发展促进行动(2021—2025 年)的通知》(国卫医发〔2021〕27 号),强调将信息化作为医院基本建设的优先领域,建设电子病历、智慧服务、智慧管理"三位一体"的智慧医院信息系统,并鼓励有条件的公立医院加快应用智能可穿戴设备、人工智能辅助诊断和治疗系统等智慧服务软硬件。在国家政策的推动以及医疗服务需求的驱动下,医疗信息化迅速发展,使得医疗数据呈指数型增长,医院临床业务信息系统每天都在源源不断地产生宝贵的医疗数据。同时,随着国家临床医学中心、全省卫生信息平台、区域医联体等的建设和发展,跨院的区域医疗信息平台正在快速建设,为临床医学研究积累了多中心的真实世界数据。

2. **多组学数据迅猛增长**　1986 年美国遗传学家 Thomas H.Roderick 首次提出基因组学概念,2003 年人类基因组计划的完成宣告基因组时代的来临。基因组学的发展带动了表观遗传组学、转录组学、蛋白质组学、代谢组学等后基因组学时代相关组学的蓬勃发展。随着多组学技术的飞速发展与检测成本的大幅降低,基因组、转录组、蛋白质组、表观遗传组、代谢组等海量生命组学数据快速增长,为精准医学的研究积累了大规模数据,从而能够有效支撑研究人员对大量的患者 DNA、RNA、蛋白质和其他生物分子进行快速、经济、高效分析,并进行跨人群和跨条件的多组学数据整合。

3. **健康监测数据日益增长**　人体健康的精确监测和疾病的早期筛查诊断,很多都是通过运用电生理和化学传感器检测人体内的物理和化学信息来实现的,如电生理传感器可监测心电图、肌电图、脑电图等人体各种电生理信号;生物体液(血液、眼泪、唾液、汗液、尿液等)通常含有电解质、代谢物和激素,化学传感器可以通过检测和分析这些生物标志物来提供重要的生理信息。传感器、物联网等技术在医疗领域的应用,催生了多类型的智能可穿戴设备,

运用各种辅助传感器件和监测设备可以监测各种生命体征数据。特别是可穿戴设备与手表、手机等常用移动终端的集成，促进了个人健康数据的快速积累。

信息技术的革新将社会活动和医疗活动的过程数字化，医疗卫生服务平台数据、公共卫生普查数据、临床医学研究数据等各类医疗数据被越来越多地收集和存储。这些数据容量庞大、种类繁多、产生和更新速度快，蕴藏着涉及人类健康的多层次、高维度信息，具有重要的科学价值。当前我们已经进入了具备相当深度和广度的医学大数据时代，这将极大地推动基于大数据的临床医学研究发展。

（二）大数据时代促进临床医学研究从 RCT 到真实世界研究的拓展

临床医学研究的发展经历了传统临床研究、循证医学研究和转化医学研究等不同阶段。现阶段，临床研究的主要类型包括前瞻性研究、回顾性研究、转化研究和循证研究，而前瞻性随机对照试验（randomized controlled trail，RCT）仍是主导研究类型。目前，国际公认 RCT 和据此开展的循证医学研究是评价临床干预有效性和安全性最可靠的依据。RCT 严格控制入组条件并进行随机分组，能够最大限度减少混杂因素对疗效评估的影响。然而，RCT 的局限性也日益明显，其研究样本通常具有高度选择性，且存在样本量较小、研究对象代表性不足、研究环境过于理想化、随访时间有限、成本较高等问题，依靠这样的小样本研究结果指导大样本人群的临床诊疗，其外部真实性常受质疑。

《关于印发公立医院高质量发展促进行动（2021—2025 年）的通知》指出：坚持临床研究和临床诊疗协同，科研成果服务临床和疾病防控一线。临床诊疗中病历档案记录凝结着临床诊治思维、用药规律等临床专家的智慧与经验。随着医疗大数据的积累，大数据处理和分析技术的进步，利用真实世界证据支持医药和医疗产品开发逐步成为监管部门、药械产业界和学术界共同关注的热点，真实世界研究（real world study，RWS）成为临床干预的重要证据来源。

RWS 是基于临床真实情况采取的一种非随机、开放性、不使用安慰剂的研究，其得出的结果具有很高的外部有效性。与 RCT 研究不同，RWS 不基于特定的患者群体和研究环境，而是依据真实的医疗过程，在真实的临床、社区或家庭环境下获取多种类型的真实世界数据，从而评价真实医疗环境下某种治疗措施对患者健康的安全有效性，与"药品上市再评价""注册登记研究""观察性研究""横断面研究"等概念存在交叉与联系。尽管不同专家学者对 RWS 的理解和表述有差异，但真实世界数据的特点却是一致的：不再是精准的小样本研究数据，而是混杂的医疗大数据（图 1-4）。大数据时代促进了临床医学研究向 RWS 拓展，为疾病的诊疗带来真实诊疗世界的证据支持，促进形成新的诊断标准和治疗方法等，反哺临床实践。

（三）大数据时代推动基于医疗大数据挖掘的临床医学研究快速发展

近年来，大数据采集、处理、分析技术及以深度学习为代表的人工智能技术快速发展，在医疗领域得以广泛应用，为 RWS 中数据的处理分析提供了有力的技术支撑，推动了 RWS 的快速发展，形成了以大数据挖掘为基石的临床医学研究新范式。

1. **推动形成高质量临床医学研究数据**　在患者病历档案中，记录症状、病史、病程、手术等重要信息的非结构化文本数据占据了重要位置。目前通过医学自然语言处理技术已经可以在很大程度上提取出所需的结构化特征，为 RWS 中数据的规范化整理提供有力支持。基因组学测序数据作为内容及结构特殊的一类大数据，其拼接、比对、变异检测以及其他多组学数据的处理分析技术日臻成熟，为精准医学研究的开展奠定了基础。此外，光学字符识别（optical character recognition，OCR）技术为各医院积累的纸质档案、院外的纸质检查结果等的电子化提供了技术支撑，促进形成了长历史跨度、资料完善的诊疗数据。

随机对照试验 RCT		真实世界研究 RWS
采用随机分配方法,将符合临床试验要求的受试者分配到试验组和对照组,并给予相对应的干预措施,评价疗效和安全性的一种临床试验方法	**VS**	基于临床真实情况而采取的一种非随机、开放性、不使用安慰剂的研究,得出的结果具有很高的外部有效性
传统临床试验		真实世界研究
研究机构:临床试验机构		研究机构:所有医疗机构
性质:基于随机对照的干预性研究		性质:观察性研究&干预性试验
数据:临床试验数据		数据:真实世界数据
↓		↓
临床试验证据		真实世界证据

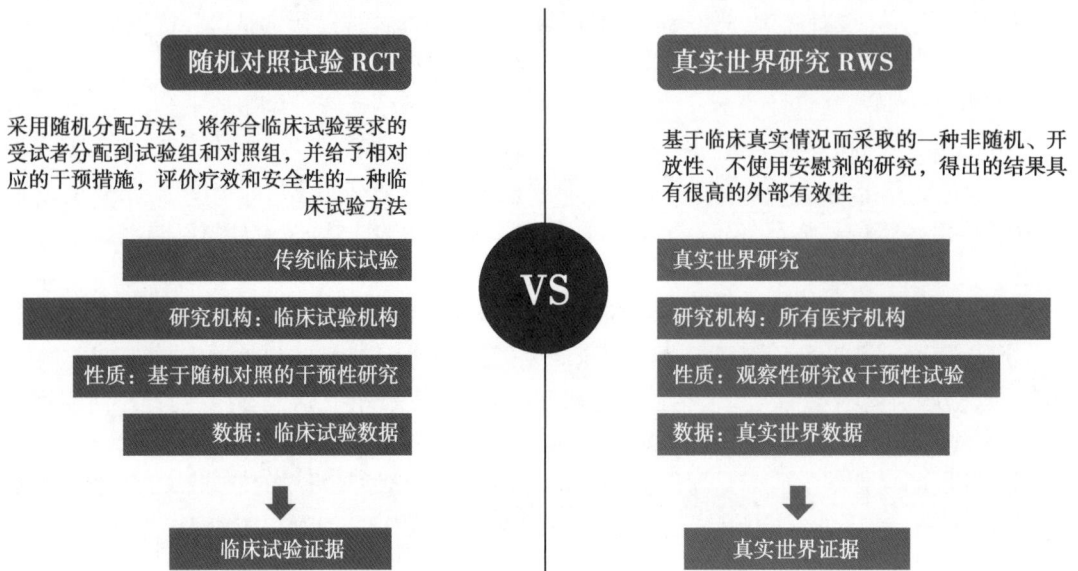

图 1-4 RCT 与 RWS 对比

2. 推动 RWS 中大数据的挖掘与分析 医疗大数据价值的核心在于数据的挖掘和分析。按照数据分析的目的和分析的深度层级,把大数据分析划分为描述型分析、诊断型分析、预测型分析和指导型分析四种类型。在既往的医学研究中,对病例数据的分析主要集中在描述型分析和诊断型分析两个层面,典型应用包括病例分布、疗效比较、生存分析、疾病相关因素分析等,所采用的分析技术主要是聚合统计、数理统计、假设检验、回归分析等。随着大数据和数据挖掘技术的发展,机器学习算法获得了充分开发和广泛应用,决策树、随机森林、支持向量机、k-最近邻、神经网络、逻辑回归、k-均值等分类、回归、聚类算法把数据分析方法推进到预测型分析层次。特别是由神经网络进一步发展而来的深度学习算法,依赖高性能的计算能力,为大样本临床数据、组学数据、影像数据的挖掘分析提供了有力的方法支撑。通过原始数据的训练,可以不再依赖特征的人工选择分析,能够在弱相关的特征中发现和掌握数据的内在规律,高效开展基于大数据的预测型分析和指导型分析。

综上所述,大数据采集及处理技术的发展及其在医疗大数据中的应用,为 RWS 积累了高质量、标准化的真实世界大数据。机器学习、深度学习等大数据挖掘技术,为 RWS 中大样本数据的分析提供了便捷高效的方法。此外,自动化的数据标注方法及工具,也为大样本医学图像数据挖掘中靶区的标准提供了便捷手段,缩短了研究周期。因此,大数据及人工智能技术在临床医学研究中的应用为 RWS 的广泛开展提供了强大助推力,从而把基于数据的医学创新带入更广阔的领域。

二、医疗大数据在临床医学研究中的应用场景

在政策和技术的双重驱动下,深入推进医疗大数据在临床医学研究中的应用,能够充分挖掘医疗数据价值,从海量数据中发现与疾病风险相关的预测指标、与疾病诊断相关的因素特征、与疾病治疗相关的个体化方案等,可以充分发挥真实世界数据在临床研究中的应用价值,拓展科研思路、提高科研效率,以数据赋能临床科研。医疗大数据在临床医学研究中的应用场景不断丰富,如图 1-5 所示。

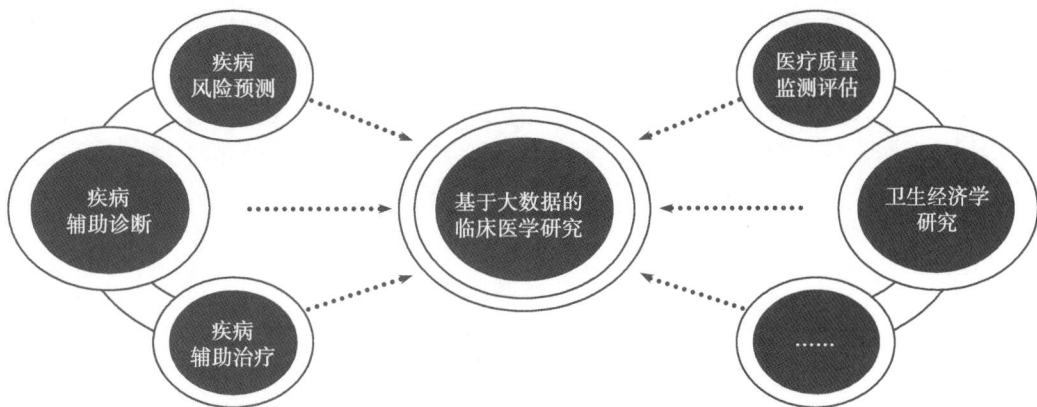

图 1-5 医疗大数据在临床医学研究中的应用场景

（一）疾病风险预测相关研究

医疗大数据的优势在于有大量的真实世界数据用于模型建立及临床预测。在临床医学研究中，基于对医院积累的长历史周期的临床诊疗数据的回顾性分析，利用真实的患者数据进行疾病发病风险相关的危险因素筛选、预测模型构建等，并可通过多中心的验证，提高模型的适用性、外推性。例如，通过分析临床实际病例大数据，可以预测疾病发生风险、预测慢性病急性发作风险、预测肿瘤复发及转移风险、预测疾病并发症发生风险、预测疾病预后及转归等。此外，从群体层面来看，大数据可用于分析某一疾病或表型在不同人群中的患病率及发病趋势，从而预测传染性疾病的暴发、流行，预测慢性病等的区域发病趋势等，辅助疾病预防策略的制定。

（二）疾病辅助诊断相关研究

人类对疾病机制的阐释长期以来受到样本量不足、混杂因素过多、随访体系不完善等的困扰。而医学大数据在这些方面具有显著的优势。一方面，基于医疗大数据可快速定位到既往在医院就诊的某一疾病患者，通过大样本中同一疾病患者的症状、病史、检验检查结果等，可以构建该疾病的诊断模型。同时，大数据时代使多中心的研究更加便捷，可以更好地构建高质量的疾病诊断模型，从而辅助疾病诊断，特别是罕见疾病患者。另一方面，通过基于大数据的多组学数据挖掘，有利于深入分子层面揭示疾病的发生发展机制，形成疾病精准诊疗体系，发挥医疗大数据在辅助疾病诊断方面的作用。

（三）疾病辅助治疗相关研究

多学科、多维度数据是患者医疗信息的主要特点。基于大数据采集、处理和分析技术，将离散的数据进行整合与规范化，对大量存在关联性的疾病数据进行分析整理，建立疾病、症状、诊断、用药、手术、检查、检验之间的相关关系，形成知识图谱，探索疾病的关联关系，从而进行诊疗效果比较、合并用药研究、疾病特征和患者分析，有利于加深对疾病的了解，拓展科研发现。同时，利用机器学习、深度学习等方法，整合挖掘多维度数据，根据不同患者的遗传背景、环境因素、生活方式、临床表现和组学特征对疾病进行重新"分类"，在此基础上实施"对症用药"，实现"量体裁衣"式的个性化医疗模式。还可构建临床决策支持等软件系统，推动数字疗法在疾病诊疗和患者康复中的应用。

（四）医疗质量监测评估相关研究

对医院临床和运营数据的综合挖掘和分析，有助于发现医疗质量问题的真相，准确定位原因并指导改进。通过关联患者历史健康数据、检查检验数据、治疗结局数据，对诊疗过程进行全流程、闭环管理；通过对比不同疾病症状的用药、治疗效果，为进行临床诊疗效果比较、精细化治疗提供科学依据。此外，在运营管理方面，通过对患者等待时长等运营相关数据的挖掘，可减少候诊时间、简化就诊流程；通过急诊数据的监测和共享，可以节约大量抢救时间、提高急诊和 ICU 救治效率等。伴随着医疗数据的积累、各大医院临床、运营、科研等数据中心的建设以及人工智能技术的应用，基于大数据的医疗质量相关研究将得以广泛开展。

（五）卫生经济学相关研究

2022 年 5 月在美国华盛顿召开的国际药物经济学和结果研究大会组织了专题研讨会，介绍了基于大数据和人工智能技术的卫生经济和结果研究。美国食品药品监督管理局发布指南，允许在医疗卫生经济学评价中使用真实世界数据研究，在增量成本效益比研究中，约 1/3 的模型输入来自真实世界数据。我国也发布了《真实世界证据支持药物研发与审评的指导原则(试行)》《用于产生真实世界证据的真实世界数据指导原则(试行)》等多项指导原则，为真实世界数据研究在医疗卫生经济学的应用提供了支撑。利用卫生经济学评价的方法分析出成本 - 效果比，可以为改进临床路径提供优化建议，从而提高临床诊疗过程的服务质量、促进临床路径应用于医保的精细化管理。

三、医疗大数据在临床医学研究应用中面临的挑战

（一）数据分散在不同信息系统、不同医疗机构，信息孤岛普遍存在

患者在一家医院就诊的信息，会储存于 HIS、EMR、LIS、PACS 等不同的信息系统，如挂号、医嘱、费用结算等数据在 HIS 系统；生化检验、微生物检验等结果数据在 LIS 系统；影像、超声等结果数据在 PACS 系统；住院电子病历及诊疗过程记录在 EMR 系统。此外，还有心电信息系统、病理信息系统、护理系统、体检系统、医保系统、病案管理系统等。每个医院存在大量的信息系统，各系统由不同厂家开发，数据标准不统一，血缘关系模糊，部分诊疗数据存在信息匹配不一致的问题，上下无法关联，导致信息孤岛普遍存在，且同一医疗机构还存储大量重复信息。此外，不同医疗机构之间信息系统差异大。据不完全统计，当前国内 HIS 系统厂商超过 500 家，PACS 系统厂商超过 200 家，而同一厂商又会为不同医院单独设计业务系统，且不同系统会出现不同版本。通常聚合一家医院的系统需耗时 2~6 个月，对医院数据的采集和聚合耗时费力。在临床医学研究中，大量专科临床数据平台的建设，亦导致大量重复信息与信息壁垒。以上现象加剧了医疗大数据的整合和利用难度，不利于多中心临床医学研究的开展。

（二）数据质量参差不齐，且存在大量非结构化数据

医疗大数据多源异构的特点，使得数据质量问题在医疗行业表现得尤为突出。在数据一致性方面，由于数据分散在不同的医疗业务系统，且各系统建设时间、主题和厂家不同，采用的平台、架构、数据库、网络结构和接口等都不尽相同，导致不同系统中数据的形态差异较大，存在大量数据不一致的问题。在数据结构化方面，高质量的结构化数据是临床医学研究的数据基础，但大约 80% 的医疗数据是自由文本构成的非结构化数据，包括大段的文字描述、包含非统一文字的表格字段等。临床科研工作中由于数据需求的特殊性，对数据准确率提出了高度要求，将电子病历等系统中的非结构化数据转化为机器可以识别的结构化数据，是临床医学研究中发挥大数据分析效能的基础。在数据完整性方面，由于医疗业务的复杂

多样性,信息系统覆盖不完善或集成度不够,会导致一些对临床研究非常重要的专科数据缺失,例如眼科检查数据、肺功能检查数据等。此外,还有大量医疗数据来源于手工记录,导致数据记录经常出现偏差和残缺,数据完整性和准确性难以保证。

(三)医疗大数据应用中数据安全和隐私保护挑战持续存在

医疗大数据的迅速积累将产生不可估量的科研价值,但个人医疗数据中有详细真实的个人信息,甚至包括基因、个人健康状况及病情等信息,相对于其他数据来说对隐私保护的要求更高,且医疗大数据的应用场景繁多,如不采取充分的隐私保护措施,将会带来诸多潜在风险,如数据的非法流通、信息丢失、患者歧视等,可能会使患者的日常生活遭到不可预料的侵扰。临床医学研究中,大样本数据的集中存储、传输、共享、交换和利用等增加了敏感信息和隐私数据泄露的风险。医疗信息比较特殊,涉及个人隐私和敏感信息比较多,信息泄露造成的影响比较大。另外,集中汇集的巨大量信息还涉及公众利益和国家安全。因此,信息安全和保护患者隐私是医疗大数据应用中面临的关键问题。但目前,在政策和标准方面,个人医疗数据尚未引起重视,个人医疗数据的所有权及使用权尚无定论,存在个人医疗数据滥用、数据买卖等情况,同时存在患者信息暴露等方面的安全隐患;在技术方面,去标识化可能是保护患者隐私的一个有效技术手段,但由于缺乏识别信息,数据可能无法大范围整合,不能进行人群大范围的研究。此外,过多限制匿名数据的使用和获取假名化的数据受限,使大范围的数据都被排除在研究之外,导致科学研究无法实现大数据的价值。如何在保证安全与隐私伦理的前提下开展高质量的医疗大数据研究仍需持续探索。

(四)医疗大数据共享范围有限,权属未定

在临床医学研究中,数据的共享有助于增加研究价值、减少研究浪费、验证研究结果、促进研究的透明度,通过对共享数据的再分析取得新发现。从范围上来看,广义的数据共享包括跨部门、跨机构、跨区域甚至跨国家的数据共享。但由于不同区域、不同医疗集团间医疗信息化发展程度不同,我国大部分数据共享还仅限于单一区域、单一医疗集团内,在国家层面上形成医疗数据共享的案例仍较为少见。从主导方式来看,数据共享包括由政府主导的公益性模式、由科研机构或医疗机构主导的联盟模式、由市场主导的商业化模式。主流的方式由各种数据共享场景需求驱动,建设区域医疗数据平台,将分散在各医院、各医疗信息系统的数据集中汇聚、集中治理、集中共享,但实际运行过程中存在数据确权难、数据融合难、流通共享难、合规监管难等问题。在数据权属确立方面,医疗数据因其生产流程及个人隐私的属性,权属比较模糊。有的观点认为,医院和患者均参与医疗数据的形成,应共同所有;还有的观点认为,医疗数据所有权属于患者、持有权属于医院、管理权属于政府。在共享流通方面,虽然医疗数据要素作为资源和资产的概念已经得到广泛认可,但其流通的定价和收益分配机制仍无章可循。数据生产和治理过程的成本也难以定性和明确,因此不好评估高质量数据的创造成本,再加上数据可以无限复制,意味着通过交易获得用户的一方,存在对数据进行二次售卖的可能性,无法保障数据提供方的交易权益。

(五)医疗大数据复合型人才不足

传统的手工数据录入与统计软件结合的数据分析方法,对数据的关联性研究、预测研究能力有限,严重制约了医疗大数据在临床医学研究中的价值体现。在医疗大数据处理分析方面,大多医疗机构存在复合型人才不足的问题。医疗大数据的复杂性决定了相关领域人

才的专业性和复合性,需要既懂信息技术又深入了解医疗业务的跨领域复合型人才。医学是专业属性很强的一门学科,仅靠技术人员是无法判断的。因此,研究医疗大数据需要一个优秀的团队协同工作,既要有统计、数据库、机器学习、图像处理等医疗信息化方向的人才,也需要医学人才。然而,目前大多数医院缺乏医疗信息化相关的专业人才,特别是高素质的医疗大数据处理分析综合型人才。其原因一方面是国内人才不足,很多高校才刚刚开始培养大数据人才;另一方面,尽管国家政策推动医院信息化建设,但整体上医院信息化部门的薪资待遇相比其他行业并不具有明显优势,吸引力相对不足。因此,临床医学研究亟须医疗大数据复合型人才的汇聚与培养。

第三节 医院科研大数据平台建设的重要意义和现状

一、医院科研大数据平台建设的重要意义

(一) 为临床医学研究提供高质量、便捷获取的数据,提高研究效率

医疗大数据来源广泛复杂,数据质量参差不齐,传统的人工处理手段难以满足科研需求且成本高昂,导致传统临床医学研究模式下的数据采集、处理、分析、结果验证等,要耗费大量的人力、财力和时间,严重制约临床科研成果的产出效率。医院科研大数据平台的建设,依托大数据的框架体系,通过制定规范的数据字典、统一医学术语规范标准、规范数据生产等,将分散在不同系统的数据集中存储和加工,形成高质量的科研数据中心,让临床医学研究人员在一个平台,通过便捷的检索,即可快速获取研究所需的数据,并支持临床研究人员直接设计并导出标准化的病例报告表单(case report form,CRF),通过简单的配置就能使数据入组,极大缩短数据获取周期。此外,科研大数据平台支持从业务系统实时或者定期进行数据抽取,确保数据时效性,智能化的数据收集模式亦提高了数据准确率。同时,基于大数据框架体系,医院科研大数据平台可以满足"多用户、高并发",可同时支撑多名临床研究人员进行数据检索、抽取和分析,极大地提高了医院的科研服务效率(图1-6)。

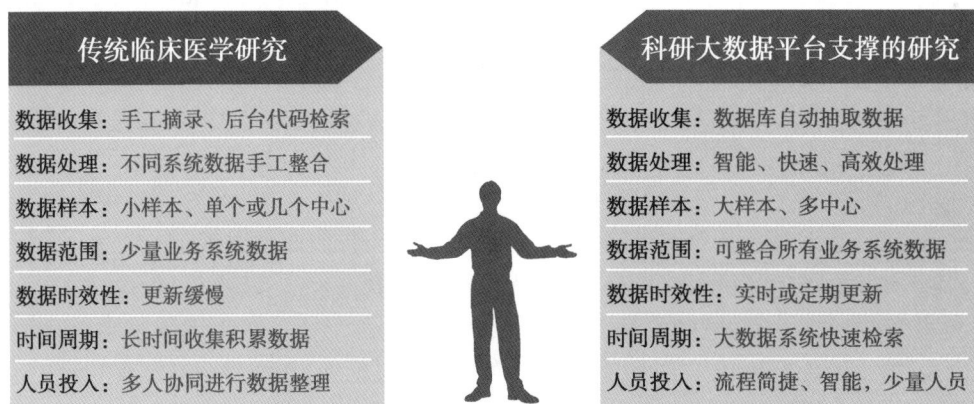

传统临床医学研究	科研大数据平台支撑的研究
数据收集: 手工摘录、后台代码检索	**数据收集:** 数据库自动抽取数据
数据处理: 不同系统数据手工整合	**数据处理:** 智能、快速、高效处理
数据样本: 小样本、单个或几个中心	**数据样本:** 大样本、多中心
数据范围: 少量业务系统数据	**数据范围:** 可整合所有业务系统数据
数据时效性: 更新缓慢	**数据时效性:** 实时或定期更新
时间周期: 长时间收集积累数据	**时间周期:** 大数据系统快速检索
人员投入: 多人协同进行数据整理	**人员投入:** 流程简捷、智能,少量人员

图1-6 传统临床医学研究与科研大数据平台支撑的研究对比

(二) 促进智能诊疗算法的研发,反哺临床应用

科研大数据平台将分散在不同系统、甚至不同机构的数据进行抽取和集成,通过标准化

的治理,形成可供科研应用的高质量、多模态研究数据,为临床医学研究中模型算法的构建提供了数据保障。临床决策方面,通过对海量真实世界数据进行统计、挖掘和分析,可推进疾病预测、诊断、治疗、用药监测等相关算法的研发和临床转化,辅助临床决策。特别是在面对具有多重慢性疾病的临床病例时,即便医疗人员获得了其所有相关数据和证据,整理这些数据并从中获得一个相对可行的治疗方案也是极为复杂的,在大数据的帮助下,医生通过相似病例推荐,可进行精准诊疗。专科疾病诊疗方面,在科研大数据平台基础上,搭建专科疾病数据库,能够帮助专科疾病的科研设计、数据收集、既往成果查询、跨科室跨医院协作等科研流程的实现,使专科疾病相关数据得到快速收集和高效利用,有利于研究专科疾病的诊疗方法,帮助医生确定最佳治疗方案,推动专科疾病医疗服务水平的提升。此外,利用自然语义、知识图谱等技术对疾病发病人群、人群发病特点和患者结局进行预测和管理,有助于从群体角度进行疾病管理和精准诊疗。

(三)推动医院管理主题研究,提升医疗服务水平

医疗大数据已成为信息化时代医疗服务的核心基石和重要的战略资源,不仅对医院高水平科技攻关、科研效率提升意义重大,对辅助制定发展战略、建立医院发展思路、降低医疗风险、提高服务质量等亦有重要价值。通过对海量医疗服务数据进行深入挖掘,可产生更具针对性和建议性的数据资源,为医院运营管理工作的开展提供高质量的数据分析指导,为医院决策提供数据分析支持。科研大数据平台实现了门诊、急诊、住院、转诊、医保等相关业务数据的集成,为医院管理类研究提供大样本、高质量、长周期的数据基础,可满足运营监测、成本收益、医疗质量、内控合规、医保控费、绩效评价等主题的研究,形成了大数据驱动的医院管理主题研究,真正实现医院运营分析与决策辅助,为医院的各项决策提供科学、合理的依据,管理部门的管理效益持续改进,提升医院业务全面管理能力,促进医院的良性持续运行和医疗服务水平的持续提升,增强医院在医疗规范化管理中的领头作用,形成良好的社会效益与经济效益。

二、医院科研大数据平台建设现状

(一)大型综合医院科研大数据平台建设情况

为促进医疗大数据在临床研究中的应用,国内各大医院着手建设了科研数据中心及科研应用平台,促进真实世界临床诊疗数据在医学研究中的有效利用。根据文献、医院官网、行业学会报告、网络公开资料等,复旦版"2022 年度中国医院综合排行榜"前 30 及 2023 年研究型医院(综合医院)前 30 的医院科研大数据平台建设情况如下。

1. 全国综合医院排行榜前 30 家医院科研大数据平台建设情况 "2022 年度中国医院综合排行榜"前 30 家医院科研大数据平台建设情况,其中 12 家医院公开报道其院级科研大数据平台建设情况,见表 1-2。中国人民解放军总医院于 2016 年建成科研大数据平台;北京大学第三医院、中南大学湘雅医院、北京大学人民医院 3 家医院于 2019 年建成科研大数据平台;中国医学科学院北京协和医院和四川大学华西医院于 2020 年建成科研大数据平台;华中科技大学同济医学院附属同济医院和南方医科大学南方医院于 2021 年建成科研大数据平台;陆军军医大学第一附属医院分于 2022 年建成科研大数据平台;复旦大学附属中山医院、郑州大学第一附属医院、江苏省人民医院于 2023 年建成科研大数据平台。

表 1-2　2022 年度中国医院综合排名榜前 30 家医院的院级科研大数据平台建设情况

序号	医院名称	是否建设	建成时间
1	中国医学科学院北京协和医院	是	2020 年
2	四川大学华西医院	是	2020 年
3	中国人民解放军总医院	是	2016 年
4	上海交通大学医学院附属瑞金医院	/	/
5	复旦大学附属中山医院	是	2023 年
6	华中科技大学同济医学院附属同济医院	是	2021 年
7	复旦大学附属华山医院	/	/
8	浙江大学医学院附属第二医院	/	/
9	华中科技大学同济医学院附属协和医院	/	/
10	浙江大学医学院附属第一医院	/	/
11	北京大学第一医院	/	/
12	北京大学第三医院	是	2019 年
13	中南大学湘雅医院	是	2019 年
14	空军军医大学第一附属医院(西京医院)	/	/
15	中山大学附属第一医院	/	/
16	上海交通大学医学院附属仁济医院	/	/
17	南方医科大学南方医院	是	2021 年
18	中国医科大学附属第一医院	/	/
19	郑州大学第一附属医院	是	2023 年
20	中南大学湘雅第二医院	/	/
21	北京大学人民医院	是	2019 年
22	上海交通大学医学院附属第九人民医院	/	/
23	山东大学齐鲁医院	/	/
24	江苏省人民医院	是	2023 年
25	南京大学医学院附属鼓楼医院	/	/
26	中国医学科学院肿瘤医院	/	/
27	陆军军医大学第一附属医院	是	2022 年
28	上海市第六人民医院	/	/
29	中日友好医院	/	/
30	复旦大学附属肿瘤医院	/	/

注:/表示未在公开报道中查询到医院科研大数据平台建设情况。

2. 全国研究型医院前 30 家医院科研大数据平台建设情况　2023 年度研究型医院(综合医院)前 30 家医院中有 16 家建设了院级科研大数据平台,见表 1-3。除与综合排行榜中重合的 18 家医院外(其中 9 家医院建设了科研大数据平台),其余 12 家医院中有 7 家建设了院级科研大数据平台,其中建设最早的为广东省中医院,于 2010 年建成了院级临床科研一体化系统;中国医科大学附属盛京医院于 2020 年建成科研大数据平台;中国科学技术大学附属第一医院(安徽省立医院)、南方医科大学珠江医院、武汉大学中南医院于 2021 年建成科研大数据平台;吉林大学第一医院、中山大学附属第三医院于 2023 年建成科研大数据平台。

表 1-3　2023 年研究型医院(综合医院)前 30 家医院的科研大数据平台建设情况

序号	医院名称	是否建设	建成时间
1	四川大学华西医院	是	2020 年
2	中国人民解放军总医院	是	2016 年
3	复旦大学附属中山医院	是	2023 年
4	中国医学科学院北京协和医院	是	2020 年
5	浙江大学医学院附属第一医院	/	/
6	中南大学湘雅医院	是	2019 年
7	浙江大学医学院附属第二医院	/	/
8	上海交通大学医学院附属仁济医院	/	/
9	北京大学第一医院	/	/
10	中山大学附属第一医院	/	/
11	北京大学人民医院	是	2019 年
12	山东大学齐鲁医院	/	/
13	中国科学技术大学附属第一医院(安徽省立医院)	是	2021 年
14	浙江大学医学院附属邵逸夫医院	/	/
15	华中科技大学同济医学院附属协和医院	/	/
16	首都医科大学宣武医院	/	/
17	华中科技大学同济医学院附属同济医院	是	2021 年
18	江苏省人民医院	是	2023 年
19	广东省中医院	是	2010 年
20	上海市第六人民医院	/	/
21	南方医科大学珠江医院	是	2021 年
22	空军军医大学第一附属医院(西京医院)	/	/
23	中山大学孙逸仙纪念医院	/	/
24	郑州大学第一附属医院	是	2023 年
25	南京大学医学院附属鼓楼医院	/	/
26	中国人民解放军东部战区总医院	/	/
27	武汉大学中南医院	是	2021 年
28	吉林大学第一医院	是	2023 年
29	中国医科大学附属盛京医院	是	2020 年
30	中山大学附属第三医院	是	2023 年

注:/ 表示未在公开报道中查询到医院科研大数据平台建设情况。

（二）大型综合医院科研大数据平台建设案例

中国人民解放军总医院于 2016 年成立了医疗大数据中心,通过整合医院信息系统中各类数据资源,形成了包含 300 多万名住院患者、4 000 多万名门诊患者医疗记录的临床数据资源库。面向临床研究开发建设了系列化医疗大数据利用工具,包括医疗大数据检索系统、临床科研数据库系统、病历文本结构化系统等。围绕临床问题,开展了多项临床科学研究,包括住院患者肿瘤疾病谱、老年共病等病例描述性分析研究;糖尿病患者视网膜病变风险预测分析、经皮冠状动脉介入治疗术后不良事件风险预测分析等疾病与不良事件风险的预测研究;糖尿病患者用药推荐、乳腺癌患者手术方式选择等辅助治疗方案研究;肝癌影像辅助诊断及手术评估系统研发、皮肤黑色素瘤辅助诊断系统研发等医学影像人工智能研究;急性髓细胞性白血病不良预后相关基因、冠心病导致心力衰竭发生过程的分子机制、消化道微生物菌群的年龄特征等精准医学研究。依托临床科研数据资源开展的多项临床研究均取得了很好的分析成果,并有部分项目研究成果成功转化到临床应用,提高了信息系统的智能化程度,实现了大数据研究从临床中来到临床中去的闭环。

四川大学华西医院于 2017 年启动了院内科研大数据平台的建设,基于"Hadoop+MPP"的架构,实现了 27 个业务系统多源异构海量数据的实时集成,构建异构特征数据存储和计算过程分离的环境,并基于业务的元数据模型进行数据质量控制,建立了标准化的医疗健康数据治理体系和数据闭环安全生态。经过 3 年的设计、开发和测试,四川大学华西医院科研大数据平台于 2020 年 11 月正式上线,建成了海量、多维度的资源数据库,患者超过 1 249 万人次,就诊 7 567 万人次,数据变量 8 475 个。平台每月检索达 8 561 次,支持了多个重大科研项目,为众多科研团队提供了数据服务、存储和算力支持,促进了数据支持模式的转变。

北京大学第三医院基于实时全量医院数据中心建立了面向科研应用的资源数据中心,存储空间达 50TB,并在此基础上打造了科研大数据平台,平台采用分层架构模式,包括数据层、存储计算层、接口服务层、应用层,实现了资源概览、人群检索、事件检索、描述分析、统计建模、数据导出等一站式应用,全面支持临床科研。平台共有病例 4 700 余万例,其中门诊病例 4 600 余万例,住院病例 100 余万例;提供了 6 890 个可用变量,其中结构化变量 5 809 个,后结构化变量 1 081 个;支持了妇产科、运动医学科、肾内科、泌尿外科、心血管内科、神经内科等临床科室多项科研课题的研究,提高了科研产出的速度和质量。

北京大学人民医院采集了 HIS、LIS、EMR、PACS、手术麻醉、移动护理、病理、超声、重症、微生物等系统 2004 年以来的全量数据,并每隔一个月进行增量数据采集,将散落在各系统中的患者数据汇聚到统一的平台,通过数据清洗、结构化和模型转换等方式,串联患者的完整诊疗信息。其核心服务层具备全文检索、数据可视化及事件检索等能力,应用层涵盖病历检索、数据表展示、科研项目管理、研究方案评估、队列构建和患者全病程视图浏览等功能模块。自 2019 年平台建成,共积累了 1 342 万余名患者的 5 000 万余次就诊数据,为医院药剂科、风湿免疫科、血液科、创伤救治中心及护理部等多个科室的科研课题提供了数据检索、在线初步分析和脱敏导出等服务,在保障数据合法合规利用的同时,大幅提升了数据获取效率,缩短科研周期。

中国科学技术大学附属第一医院于 2019 年依照"多数据源获取、数据整合、数据治理、数据结构化、数据应用"的建设思路,构建医院科研数据中心,并开发科研应用平台。科研大数据平台设计了数据检索、专病库管理、CRF 表单灵活配置与半自动填写、定义访视计划以及科研结果分析与统计等功能,于 2021 年 12 月正式上线并运行。平台共有病例 3 480 余万例,其中门诊病例 3 320 余万例、住院病例 160 余万例,支持了血液科、综合神经内科等多项专病研究。

西安交通大学第一附属医院基于数据接入层、数据库层、业务层和表示层的四层总体系统架构,采用以 ETL 与人工智能技术、知识图谱技术相结合的方法,对已存在的多源临床数据进行采集、标准化与整合,运用分布式技术提高检索效率;采用语义标签化查询方式、交互式可视化技术等实现了便捷检索和丰富的统计结果展示形式。构建形成涵盖科研数据快速检索、数据个性化管理、数据统计分析多元化的医院临床科研大数据平台。

中山大学附属第七医院建立了临床研究大数据治理平台,以临床研究数据仓库作为数据中台,以"专科、专病、课题"三级数据库体系作为应用出口,实现临床研究数据的集成与应用。大数据平台设计了临床数据集成转换接口、临床研究数据仓库、医疗数据搜索引擎、专科 / 专病 / 课题数据库群、数据质量控制、安全审计、人员及项目配置中心、医学自然语言处理、随访、在线统计共 10 个应用模块。通过直接对接医院数据集成平台把当日新增临床数据自动集成到平台中,实现了消化医学中心、神经医学中心、儿科、内分泌科、皮肤科 5 个示范性专科和胃癌、肠癌、胃肠道间质瘤、腹股沟疝、脑卒中、癫痫、儿童再生障碍性贫血、糖尿病、甲状腺疾病 9 个专病数据的标准化,并形成了相应的专病队列。

福建省立医院以 HANA 内存数据库为支持,采用包括"基础数据层、数据采集 / 交互层、数据支撑层、数据应用层、标准和制度保障体系"等的总体架构,通过标准化、归一化及数据治理,整合了 27 个临床业务系统数据,构建了全院医疗科研大数据平台,实现了快速智能检索、数据初步分析、研究对象全景视图和个性化订阅等多项功能。

参 考 文 献

[1] LYNCH C.Big data:how do your data grow？[J].Nature,2008,455(7209):28-29.

[2] 罗旭,刘友江.医疗大数据研究现状及其临床应用[J].医学信息学杂志,2015,36(05):10-14.

[3] 姚琴.面向医疗大数据处理的医疗云关键技术研究[D].杭州:浙江大学,2015.

[4] 仇小强.大数据和精准医学时代临床研究思维的转变[J].中国癌症防治杂志,2017,9(02):85-89.

[5] 沈洪兵.大数据时代的临床医学研究:机遇和挑战[J].南京医科大学学报(自然科学版),2020,40(03): 303-305.

[6] 薛万国,应俊.大数据时代的医学创新与现实挑战[J].解放军医学院学报,2019,40(08):705-708.

[7] 秦文哲,陈进,董力.大数据背景下医学数据挖掘的研究进展及应用[J].中国胸心血管外科临床杂志, 2016,23(01):55-60.

[8] 王海星,张靓,杨志清,等.医疗大数据在临床科研中的应用探讨[J].中国医院,2020,24(07):63-64.

[9] National Research Council,Division on Earth and Life Studies,Board on Life Sciences,et al.Toward precision medicine:building a knowledge network for biomedical research and a new taxonomy of disease [R].Washington,DC:The National Academies Press,2011.

[10] 周方方,刘文娜.大数据时代个人医疗数据共享与隐私保护的思考与探讨[J].中华医学科研管理杂志,2022,35(3):237-240.

[11] 徐雪枫.公立医院医疗数据共享研究[D].杭州:浙江工业大学,2020.

[12] 石晶金,于广军.健康医疗大数据共享关键问题及对策[J].中国卫生资源,2021,24(03):223-227.

[13] WANG M,LI S,ZHENG T,et al.Big data health care platform with multisource heterogeneous data integration and massive high-dimensional data governance for large hospitals:design,development,and

application［J］.JMIR Med Inform,2022,10(4):e36481.

［14］席韩旭,张晨,张欣,等.基于临床大数据的科研平台建设与应用探讨[J].医院管理论坛,2020,37(09):
67-68.

［15］吴燕秋,黎美秀,丁元杰,等.面向临床科研的全院级医疗大数据平台建设与数据治理实践探索[J].
中华医学科研管理杂志,2021,34(2):81-86.

［16］张文龙.医院科研大数据平台建设与应用[J].安徽科技,2022(4):37-39.

［17］卫荣,陆亮,钱步月,等.基于大数据的院级临床科研平台建设与实践[J].中国数字医学,2019,14
(11):91-93.

［18］潘逸航,郑子龙,张国庆,等.临床研究大数据治理平台的建设与实践[J].中国卫生信息管理杂志,
2022,19(06):918-924.

［19］林兰.医院科研大数据平台的应用与实践[J].福建电脑,2021,37(10):104-106.

第二章 科研大数据平台整体设计

第一节 建 设 目 标

临床科研是促进医学发展的重要推动力。通过收集患者临床信息,对疾病的病因、发病机制、诊断和治疗、不良反应等进行深入研究,为医学发展提供大量新知识、新技术和新方法。这些成果不仅丰富了医学理论,也为临床实践提供了有力支撑。临床科研是实现"健康中国"战略目标的重要支撑。党的十八大以来,以习近平同志为核心的党中央坚持把人民健康放在优先发展的战略位置,将"健康中国"上升为国家战略。通过加强临床科研,不断提升医疗服务的质量和效率,满足人民群众日益增长的健康需求,推动健康中国战略的顺利实施。

随着全球加速迈进数字化发展的快车道,以数字化、网络化、智能化为特征的网络通信技术加速融入并改变了人们的生产、生活方式,驱动传统医疗卫生服务向数字健康转变。这种转变也为临床科研的发展插上了数字化、网络化、智能化的翅膀。应时代变化,习近平总书记在中央全面深化改革委员会第十四次会议上明确提出,要高度重视新一代信息技术在医药卫生领域的应用,重塑医药卫生管理和服务模式,优化资源配置、提升服务效率。为全面落实习近平总书记关于网络强国战略、大数据战略、数字经济的重要指示精神,同时规范各医疗机构大数据建设方向,国家相继出台《关于促进和规范健康医疗大数据应用发展的指导意见》《国家健康医疗大数据标准、安全和服务管理办法(试行)》等文件,指导各级医疗机构的大数据能力建设。完善行业标准规范体系,强化关键信息基础设施保障,完善行业安全管控机制,确保网络信息和数据安全。"十四五"时期是数字健康创新引领卫生健康高质量发展的重要机遇期,也是以数字化转型重塑医药卫生管理和服务模式的关键窗口期。我们必须深刻认识数字化变革带来的机遇和挑战,准确识变、科学应变、主动求变,打造数字健康新优势,促进卫生健康事业实现更高质量、更有效率、更加公平、更可持续、更为安全的发展。

虽然我国各大型综合医院均有庞大的患者群体和丰富的临床病例,但由于医疗数据分散在各个不同的业务系统,信息标准化程度不高,形成了一个个信息孤岛,缺乏临床数据共享平台,科研协作效率不高,从而制约了我国医疗机构临床科研的整体发展。在科研场景中,医生还面临如下困难:①科研思路发现困难;②诸多病历的非结构化字段处理需要大量人力;③处理完的数据仍需要转换和处理才能进行分析;④截至 2021 年,我国临床试验的平均患者样本量仅为 150 人,远低于欧美国家的平均样本量;⑤超过 50% 的论文存在缺失数据问题。如果能从临床科研链路的全流程(科研灵感的发现、初步调研验证、科研立项、圈定目标人群、观测指标的建立、数据收集等)给予医生帮助,可以有效提升科研效率。

科研大数据平台建设以解决上述问题为目标,旨在实现医疗数据的深度整合和标准化,使平台能够采集、融合来自不同业务系统、不同数据格式的医疗数据,通过数据融合和标准化处理,消除数据孤岛,提高数据的可用性,为科研提供更为全面、准确的数据支持。在此基础上,拓展面向临床科研、专病研究、临床业务服务等方面的数据应用,提升医生科研效率;提升医院重点专科的科研水平和科研转化能力;提升重点专科临床质量控制水平;提升重点专科的诊疗服务综合能力,以达到"惠及群众、惠在民生、惠享健康"的目的。

具体建设目标如下。

一、建设湖仓一体科研数据中心

基于大数据处理技术,采用 Hadoop 与 MPP 数据库混搭的湖仓一体架构,为数据汇聚存储、开发治理、分析挖掘等场景提供底层存储与计算引擎。湖仓一体整体采用分布式架构,实现对医院多源异构医疗数据采集、存储、治理、开发、交换、备份、销毁、资源可视化、分析和应用等全生命周期的管理。

二、构建多模态科研数据治理工程体系

以国家卫生信息标准为前提,创新医疗数据标准体系。构建多模态科研数据自动化治理体系,涵盖结构化及非结构化数据,具备数据采集、数据标准管理、数据映射整合、患者主索引管理、标准值码转换、数据质控、医疗术语智能编码、电子病历结构化、医学影像索引、数据质控等治理能力,支持对治理工作的全流程管理和监控,为科研场景提供标准化、高质量数据。

三、研发医院科研大数据平台

充分利用"一切从海量数据出发"这一根本特点,规划设计科研大数据平台,让广大使用者通过平台以丰富的视角和方式来观察和利用数据。全面围绕数据,提供科研数据驾驶舱、智能科研检索与可视化、患者 360 视图、科研队列管理、专病库管理、数据统计分析与挖掘、科研随访管理、数据安全与质控等功能服务,进一步支撑数据管理、科研洞察、人群纳入与排除、挖掘分析等上层数据服务与应用。

四、构建人工智能计算平台

构建人工智能计算平台,人工智能技术底座是强调资源整合、能力沉淀的体系。其可根据上层的医学 AI 模型生产、医学统计分析需求,底层直接对接数据湖,实现数据的快速获取、随时标注,提供简单一致、易于使用的模型推理、数据分析服务以协助医疗应用的业务开展,打造"数据提取 - 数据标注 - 模型训练 - 场景应用"一条龙服务,真正实现数据随取随用、数据集与模型即产即用。

五、构建基于医疗大数据的临床应用

基于提取并处理的真实世界临床数据,从临床科研的具体项目需求和应用转化出发,建设临床科研专病库;利用自然语言处理技术、深度学习算法和机器学习算法有针对性地开发典型病种的智能辅助诊疗算法模型及系统,完成智能辅助诊断和辅助决策的临床应用;基于大数据基础平台的数据规范体系,结合临床、管理与科研数据需求,协助业务人员挖掘更多数据使用场景,拓宽数据创新规划思路。

六、建设科研大数据平台安全体系

建设覆盖科研数据汇聚、存储、治理、开发、共享和回收全生命周期的数据安全管控中心，形成全方位的数据库加密、数据脱敏、数据库防护墙等防护体系。建设数据安全评估系统，提供资产梳理、数据库漏洞扫描等功能；规划数据安全运营体系，统筹数据安全日常运营和运营监管，形成数据资产可管理、风险可感知、事件可处置、策略可优化的数据安全管控体系。

第二节　建设原则

一、数据标准建设原则

（一）遵循相关国家、行业标准原则

遵循数据标准领域中相关国家标准以及卫生信息行业标准。例如《卫生健康信息数据元目录》（WS/T 363—2023）、《卫生健康信息数据元值域代码》（WS/T 364—2023）、《卫生健康信息基本数据集编制规范》（WS 370—2020）、《卫生健康信息数据元标准化规则》（WS/T 303—2023）、《卫生健康信息数据集元数据标准》（WS/T 305—2023）、《卫生健康信息数据集分类与编码规则》（WS/T 306—2023）、《电子病历基本数据集》（WS 445—2014）等相关标准文件与资料。

（二）实践经验与业务分析相结合原则

在数据标准体系建设过程中，对于国家、行业标准范围外的数据资源建设，需采用实践经验与业务分析相结合原则，一方面基于双方已有的实践经验，自上而下定义数据元，构建数据模型；另一方面采用业务流程分析法，自下而上分析提取各信息化系统中的数据元，构建数据模型。

（三）急用先行、持续迭代原则

制定数据体系标准是一系列持续推进、不断优化的动态过程，需要一定的建设周期。应结合业务开展，根据各应用系统对数据元需求的紧迫程度，采用"急用先行"的数据标准化思路，分阶段有序推进。

二、数据汇聚治理原则

数据汇聚治理应站在长远发展角度，从标准规范、来源可靠、生产效率、质量控制、机制安全、可维护性等维度完善流程。

（一）标准规范

统一的数据规范和标准能够提升数据的可读性、可理解性和可维护性，包括数据格式、命名规则、数据字典等方面。通过遵循一致的规范和标准，可以确保不同系统之间的数据交互。

（二）来源可靠

数据汇聚治理需要确保数据的来源可靠，避免数据丢失或损坏。建立数据审计和追溯机制帮助追踪数据的变更和使用情况，进一步增强数据的可信度。

（三）生产效率

优化数据采集、处理和传输过程，避免冗余操作和资源浪费，可以更高效地生成所需要

的数据。利用自动化工具和流程进一步提高数据生产的效率,防止人为错误的发生。

（四）质量控制

在数据汇聚治理过程中,应从数据的准确性、完整性和一致性等角度保证数据的质量。严格控制数据采集、处理和存储的流程,采用数据验证、校对和清洗等方法,确保数据的准确性和可靠性。

（五）可维护性

采用标准化的数据结构和元数据管理,同时建立文档和知识库记录数据生产过程和相关规范,为后续的数据维护和知识传承提供支持。

三、软件系统设计原则

（一）先进性原则

软件系统的设计要采用先进技术,如构架/构件技术、数据交换中间件技术、海量数据管理技术、多种数据引擎、数据标准及规范化技术、面向对象的数据仓库和联机分析技术、软件开发和建成平台技术、先进开发工具的选择等。

（二）安全可靠性原则

为保证系统运行和数据传输,在软件的组织和设计方法的选择、数据的安全性和完整性以及系统的运行和管理等方面需采取必要的措施,并防止和能够恢复由内在因素和危机环境造成的错误和灾难性故障,以保证系统的可靠性。

（三）开放性和标准化原则

考虑平台要与各系统互联、数据共享和交换,将使用开放性技术,系统的建设应在符合国家和行业相关标准的基础上,采用业界主流的软硬件、操作系统、数据库以及标准协议,保证系统的开放兼容性。

（四）易用性原则

采用模块化、组件化设计原则,保证系统具有较强的并发处理能力及开放性、灵活性、可重构性、可伸缩性和可维护性。

（五）扩展和维护性原则

平台的硬件、软件、数据库承载能力、业务环节和分布、数据指标和信息量、功能设置等环节必须可扩展,应用系统可二次开发。考虑平台分布面广,涉及的系统技术环境、业务环境复杂,系统必须具备足够的兼容性和可升级性,使管理人员可轻松地完成对整个系统的配置、管理和维护。

第三节 建 设 依 据

平台以国家政策指导文件、医疗信息和信息安全相关标准规范为建设依据,建设大数据相关的数据采集标准、数据存储标准、数据共享交换标准、数据接口标准以及管理标准等标准规范体系,为后续的智能医疗共享服务平台管理和大数据的开发利用打好基础。

一、政策指导文件

1. 国家卫生健康委员会、国家中医药管理局、国家疾病预防控制局《"十四五"全民健康信息化规划》(国卫规划发〔2022〕30号)

2. 河南省深化医药卫生体制改革领导小组《河南省公立医院高质量发展实施方案》(豫医改〔2022〕1 号)

3. 河南省卫生健康委员会《河南省三级医院评审标准实施细则(2022 年版)》

4. 中共中央办公厅、国务院办公厅《国家信息化发展战略纲要》

5. 国家发展改革委办公厅《国家发展改革委办公厅关于组织实施促进大数据发展重大工程的通知》(发改办高技〔2016〕42 号)

6. 国务院办公厅《关于促进和规范健康医疗大数据应用发展的指导意见》(国办发〔2016〕47 号)

7. 国务院办公厅印发的《"健康中国 2030"规划纲要》(国发〔2016〕78 号)

8. 国家卫生健康委员会《国家健康医疗大数据标准、安全和服务管理办法》(国卫规划发〔2018〕23 号)

9. 原卫生部办公厅《关于印发〈基于电子病历的医院信息平台建设技术解决方案(1.0 版)〉的通知》(卫办综发〔2011〕39 号)

10. 原国家卫生计生委办公厅《关于印发医院信息化建设应用技术指引(2017 年版)的通知》(国卫办规划函〔2017〕1232 号)

11. 原国家卫生计生委办公厅《关于印发省统筹区域人口健康信息平台功能指引的通知》(国卫办规划函〔2016〕1036 号)

12. 国家发展和改革委员会办公厅《关于印发国家省统筹区域全民健康信息平台总体建设方案并开展项目申报工作的通知》(发改办社会〔2017〕1765 号)

13. 国家卫生健康委员会《关于印发全国医院信息化建设标准与规范(试行)的通知》(国卫办规划发〔2018〕4 号)

14.《国务院办公厅关于促进"互联网 + 医疗健康"发展的意见》(国办发〔2018〕26 号)

15. 国家卫生健康委办公厅《关于印发电子病历系统应用水平分级评价管理办法(试行)及评价标准(试行)的通知》(国卫办医函〔2018〕1079 号)

16. 国家卫生健康委员会《关于进一步推进以电子病历为核心的医疗机构信息化建设工作的通知》(国卫办医发〔2018〕20 号)

17. 国家卫生健康委员会《三级医院评审标准(2022 年版)》及其实施细则(国卫医政发〔2022〕31 号)

18. 国务院办公厅《关于推动公立医院高质量发展的意见》(国办发〔2021〕18 号)

19. 国家卫生健康委员会《关于印发公立医院高质量发展促进行动(2021—2025 年)的通知》(国卫医发〔2021〕27 号)

20. 国家发展和改革委员会、国家卫生健康委员会、国家中医药管理局《关于印发有序扩大国家区域医疗中心建设工作方案的通知》(发改社会〔2022〕527 号)

21. 国家卫生健康委员会《关于印发三级医院评审标准(2020 年版)实施细则的通知》(国卫医发〔2021〕19 号)

22. 国家卫生健康委员会发布《关于印发"十四五"卫生健康标准化工作规划的通知》(国卫法规发〔2022〕2 号)

23. 国家发展和改革委员会、国家卫生健康委员会、国家中医药管理局、国家疾病预防控制局《关于印发"十四五"优质高效医疗卫生服务体系建设实施方案的通知》(发改社会〔2021〕893 号)

24. 国务院医改领导小组秘书处《关于抓好推动公立医院高质量发展意见落实的通知》（国医改秘函〔2022〕6号）

25. 国家卫生健康委员会《关于印发全国基层医疗卫生机构信息化建设标准与规范（试行）的通知》（国卫规划函〔2019〕87号）

26. 国家卫生健康委员会、国家医疗保障局、国家中医药管理局《关于深入推进"互联网+医疗健康""五个一"服务行动的通知》（国卫规划发〔2020〕22号）

27. 公安部、国家保密局、国家密码管理局、国务院信息化工作办公室《信息安全等级保护管理办法》（公通字〔2007〕43号）

28. 《中华人民共和国计算机信息系统安全保护条例》（国务院147号令）

29. 《国务院办公厅关于推进医疗联合体建设和发展的指导意见》（国办发〔2017〕32号）

30. 国家卫生计生委《关于开展医疗联合体建设试点工作的指导意见》（国卫医发〔2016〕75号）

31. 国家卫生健康委员会《"十四五"国家临床专科能力建设规划》（国卫医发〔2021〕31号）

32. 中央网络安全和信息化委员会《"十四五"国家信息化规划》

33. 国家卫生健康委员会统计信息中心《互联网医疗健康信息安全管理规范（征求意见稿）》

34. 《中华人民共和国数据安全法》

35. 《中华人民共和国网络安全法》

36. 河南省人民政府《关于印发河南省"十四五"公共卫生体系和全民健康规划的通知》（豫政〔2021〕63号）

37. 河南省人民政府办公厅《关于加快医学科技创新全面提升卫生健康服务能力的实施意见》（豫政办〔2022〕74号）

38. 河南省人民政府办公厅《关于印发河南省推进新型基础设施建设行动计划（2021—2023年）的通知》（豫政办〔2021〕18号）

39. 河南省人民政府办公厅《关于印发河南省支持科技创新发展若干财政政策措施的通知》（豫政办〔2022〕9号）

40. 河南省人民政府《关于印发河南省"十四五"科技创新和一流创新生态建设规划的通知》（豫政〔2021〕41号）

41. 河南省人民政府《关于印发河南省推进国家大数据综合试验区建设实施方案的通知》（豫政〔2017〕11号）

42. 郑州市人民政府办公厅《关于印发郑州市"十四五"科技创新发展规划的通知》（郑政办〔2022〕79号）

43. 郑州市制造业高质量发展工作领导小组办公室《关于印发郑州市新一代人工智能产业发展规划（2021—2025年）的通知》（郑制高办〔2021〕19号）

二、医疗信息标准规范

1.《电子病历系统功能规范（试行）》（卫医政发〔2010〕114号）

2.《病历书写基本规范》（卫医政发〔2010〕11号）

3.《电子病历基本规范（试行）》（卫医政发〔2010〕24号）

4.《电子病历基本架构与数据标准(试行)》(卫办发〔2009〕130号)

5.《医院信息系统基本功能规范》(卫办发〔2002〕116号)

6.《医院信息化建设应用功能指引》(国卫办规划函〔2017〕1232号)

7.《基于电子病历的医院信息平台建设技术解决方案(1.0版)》

8.《医院信息互联互通标准化成熟度测评方案(2020年版)》(国卫统信便函〔2020〕30号)

9.《医疗机构病历管理规定》(卫医发〔2002〕193号)

10.《信息安全等级保护管理办法》(公通字〔2007〕43号)

11.《三级综合医院医疗质量管理与控制指标(2011年版)》(卫办医政函〔2011〕54号)

12.《处方管理办法》(卫生部令第53号)

13. *Health Level Seven Version 3.0 and the Reference Information Model*

14. *HL7 Clinical Document Architecture*, *Release 2.0*

15.《疾病分类与代码》(GB/T 14396—2016)

16.《手术操作分类代码国家临床版3.0》

17.《国际疾病分类肿瘤学专辑(第三版)》(ICD-O3)

18.《医学数字影像通信(DICOM)中文标准符合性测试规范》

19.《医学系统命名法——临床术语》

20.《观测指标标识符逻辑命名和编码系统》

21.《信息技术　元数据注册系统(MDR)　第2部分:分类》(GB/T 18391.2—2009)

22. 医学标准词典 WHODrug、MedDRA

23.《药品数据管理规范》

24.《解剖学治疗学及化学分类系统》

25.《医疗机构诊疗科目名录》

26.《卫生健康信息数据元值域代码》(WS/T 364—2023)

27.《电子病历基本数据集》(WS 445—2014)

28.《卫生健康信息基本数据集编制规范》(WS 370—2020)

29.《临床试验数据管理工作技术指南》

30.《中国人类遗传资源信息描述规范》(20076270-T-363)

31.《生物医学研究审查伦理委员会操作指南》

32.《涉及人的生物医学研究的国际伦理准则》

三、信息安全标准规范

1.《计算机信息系统　安全保护等级划分准则》(GB 17859—1999)

2.《信息安全等级保护管理办法》(公通字〔2007〕43号)

3.《卫生行业信息安全等级保护工作的指导意见》(卫办发〔2011〕85号)

4.《信息安全技术　网络安全等级保护实施指南》(GB/T 25058—2019)

5.《信息安全技术　网络安全等级保护基本要求》(GB/T 22239—2019)

6.《信息安全技术　网络安全等级保护安全设计技术要求》(GB/T 25070—2019)

7.《信息安全技术　网络安全等级保护测评要求》(GB/T 28448—2019)

8.《中华人民共和国计算机信息系统安全保护条例》(国务院令第147号)

9.《中华人民共和国人类遗传资源管理条例》(国务院令第717号)

10.《中华人民共和国生物安全法》

11.《中华人民共和国数据安全法》

12.《中华人民共和国个人信息保护法》

第四节　总 体 方 案

科研大数据平台提供覆盖数据采集、存储、治理服务能力和服务工具,形成支撑业务应用的数据基础能力;在此基础上,通过大数据技术、人工智能技术、数据安全共享技术,结合海量医学数据和医学知识体系,构建临床科研、临床诊疗辅助决策等典型数据应用场景下的服务能力,以数据为驱动,以提升医院诊疗、管理、科研等方面效率为目标,推进医疗大数据应用创新。科研大数据平台总体架构设计见图2-1。

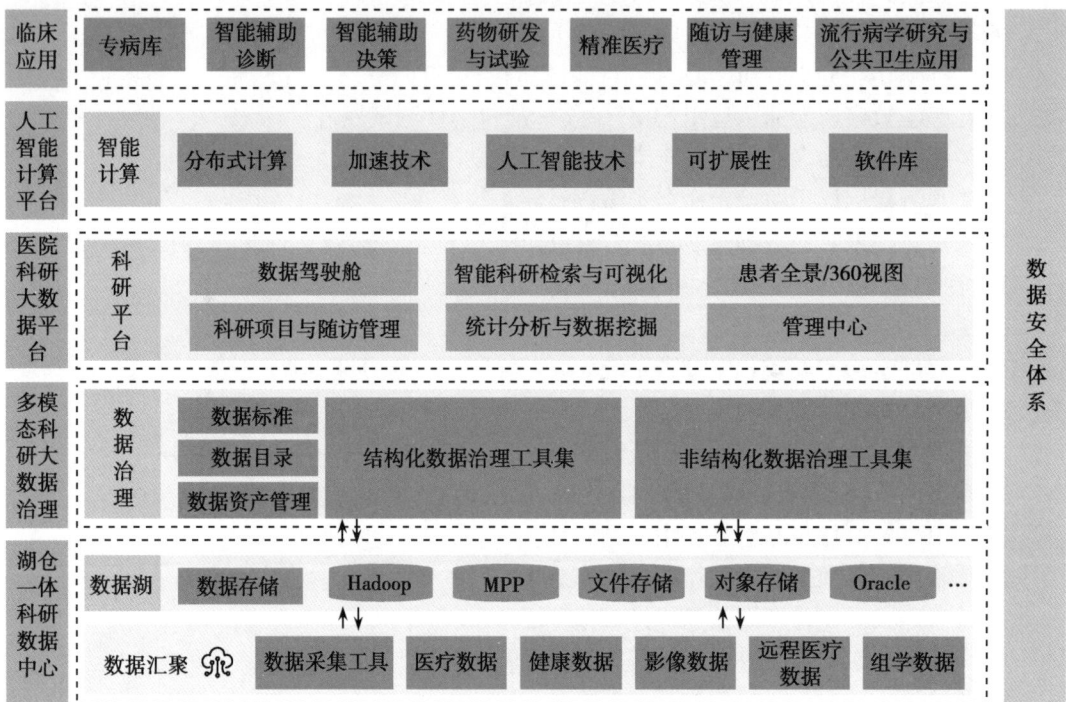

图2-1　科研大数据平台总体架构设计图

以大型综合医院历年临床诊疗数据、健康体检数据、远程医疗服务数据及多组学数据为基础,建设多模态医疗大数据治理中台,通过跨系统的多模态数据关联融合和标准化治理,实现高质量真实世界医疗数据的汇聚、融合、标准化、可视化,形成以患者为中心的完整时间序列研究资源库,并利用数据挖掘算法,进行多模态医疗大数据的深度解析与可视化,建设临床科研大数据平台和专病标准数据库,支持多模态诊疗模型及典型病种的辅助诊疗,促进智能医疗等新型医疗服务模式的构建与应用。

一、湖仓一体科研数据中心

为应对传统数据存储分散、数据结构多元、难以应用的问题,科研大数据平台采用

Hadoop 与 MPP 数据库混搭的湖仓一体架构,打破数据孤岛,构建统一数据分布,多模态数据结构存储,结合上层数据应用,构建湖仓一体、流批一体的大数据存储计算引擎。采集汇聚多源异构的多模态数据,包括医院临床数据、影像数据、远程会诊系统数据、基因组学系统数据、健康体检数据,整体采用分布式架构,通过水平扩展的方式满足业务发展,涉及分布式调度、分布式存储、分布式监控等多项分布式技术并通过统一的运营维护平台实现统一的监控、运维管理。

二、多模态科研大数据治理

结合医院源数据特点及数据使用需求,以国家卫生信息标准为前提,遵循共享性、唯一性、稳定性、可扩展性、可行性和前瞻性等基本原则,创新医疗数据资产理论体系和标准体系,制定涵盖数据元、分类代码与编码、医学术语、数据集等维度的医疗数据标准体系。紧密围绕医疗数据的行业属性和业务特点,提供包括数据采集、数据标准管理、数据映射整合、患者主索引管理、标准值码转换、数据质控、医疗术语智能编码、电子病历结构化、医学影像索引、数据资源管理等在内的平台功能。提供数据治理工具集和数据资产管理的能力,主要包括结构化和非结构化治理工具集(数据标准管理、患者索引构建、电子病历结构化、数据映射整合、数据质控等功能)的规划、设计和产品开发。

三、医院科研大数据平台

基于数据治理形成的高质量数据,构建智能高效的可视化科研应用平台,全面支撑医学科学研究全流程的智能化、精准化转型。平台建设可以实时帮助科研人员全面掌握科研数据动态的科研数据驾驶舱;建设快速检索并展示科研数据的智能科研检索与可视化模块;建设整合患者多维数据,提供全面患者健康状况和治疗历史数据的患者 360 视图;建设管理和追踪研究队列的科研队列管理。同时建设特定疾病的专业数据库,支持专病研究和数据挖掘,搭建强大的统计分析和数据挖掘工具,实现科研随访过程管理,确保数据的持续更新和质量控制。在数据安全方面,实施严格的数据安全措施和质量控制机制,进一步支持数据管理、科研洞察、人群纳排、挖掘分析等上层数据服务。利用平台汇聚的真实世界数据和通用数据模型,结合国内外疾病诊疗指南和跨学科专家智慧,为多模态医疗科研提供高质量的数据基础。

四、人工智能计算平台

利用自然语言处理、智能搜索技术、数据挖掘技术、语义建模等多种人工智能技术,构建人工智能计算平台。其中,自然语言处理可通过对文本中医学语义的解析,对非结构化的文本数据进行数据治理,并利用智能搜索技术实现对病历数据的深度搜索,除此之外,利用文本挖掘技术实现对医疗数据更充分的挖掘和研究。根据上层的医学 AI 模型生产、医学统计分析需求,从底层直接对接数据湖,实现数据的快速获取、随时标注,提供简单一致、易于使用的模型推理、数据分析服务以协助医疗应用的业务开展。

五、临床应用

基于提取及处理的真实世界临床数据,从临床科研的具体项目需求和应用转化出发,建设临床科研专病库;利用自然语言处理技术、深度学习算法和机器学习算法有针对性地开发典型病种的智能辅助诊疗算法模型及系统,完成智能辅助诊断和辅助决策的临床应用;基于大数据基础平台的数据规范体系,结合临床、管理与科研数据需求,协助业务人员挖掘更多的数据使用场景,拓宽数据创新规划思路。

六、数据安全体系

大数据平台的数据安全管控中心以保护用户隐私并满足合规性监管为目标,以数据安全管理制度和规范为指导,以覆盖加密、脱敏、防火墙、审计等场景的数据安全技术能力为抓手,以常态化、可持续的数据安全运营体系为保障,最终形成数据资产可管理、安全风险可感知、安全事件可处置、安全策略可优化、安全态势可视化的数据安全管控体系。数据安全管控中心提供覆盖数据汇聚、存储、治理、开发、共享开放和回收全生命周期的安全防护能力,保障数据主体隐私数据的安全。

第五节 技 术 架 构

根据综合项目业务需求、技术发展趋势与成本等多方面因素,借鉴主流互联网平台的成熟技术,形成技术架构设计原则。基于总体方案设计,完成科研大数据平台的技术架构设计,其中主要包含以 DataX 为主的多模态数据采集、湖仓一体的数据中心、数据治理、人工智能平台与临床应用,并建立运维保障体系和安全管控体系,为科研大数据平台提供运行保障与安全保障,技术架构见图 2-2。

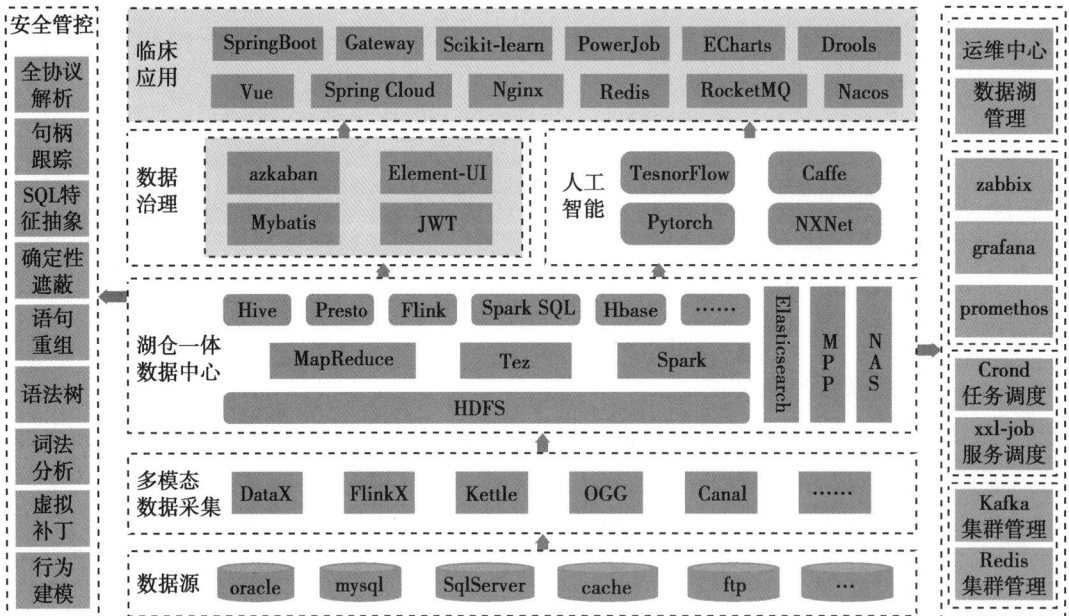

图 2-2 技术架构图

在科研大数据平台各子系统技术选型方面,充分考虑了业务需求、技术先进性及后续的业务扩展等因素,围绕海量医疗数据的采集、存储、治理加工与临床应用设计了一套先进的技术支撑架构。

一、多模态数据采集

数据采集工具主要提供对基础数据的采集功能,是主要基于数据同步工具 DataX 和任务流程调度工具 Azakaban 开发的一套完整采集工具 data-integration。此工具支持灵活的数据源配置,支持定时任务的设置,支持实时汇聚、实时监控,完善详细的日志追踪,可快速对接各类数据源进行数据采集上报。

DataX 主要用于离线数据采集,实现包括关系型数据库(MySQL、Oracle 等)、HDFS、Hive、ODPS、HBase、FTP 等各种异构数据源之间稳定高效的数据同步功能。DataX 本身作为数据同步框架,将不同数据源的同步抽象为从源头数据源读取数据的 Reader 插件,以及向目标端写入数据的 Writer 插件,理论上 DataX 框架可以支持任意数据源类型的数据同步工作。同时 DataX 插件体系作为一套生态系统,每接入一套新数据源,新加入的数据源即可实现和现有的数据源互通(图 2-3)。

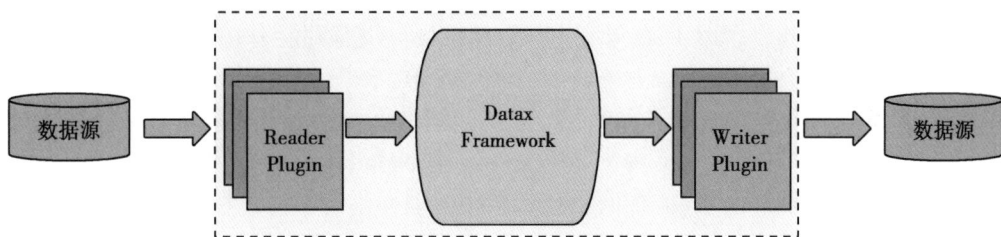

图 2-3　DataX 架构设计

DataX 作为离线数据同步框架,采用 Framework+plugin 架构构建。将数据源读取和写入抽象为 Reader/Writer 插件,纳入整个同步框架中。DataX 主要的组件包含 Reader、Writer 与 Framework 三部分。Reader 为数据采集模块,负责采集数据源的数据,将数据发送给 Framework。Writer 为数据写入模块,负责不断向 Framework 获取数据,并将数据写入到目的端。Framework 用于连接 Reader 和 Writer,作为两者的数据传输通道,处理缓冲、流控、并发、数据转换等核心技术问题。

DataX 作为一个异构数据源离线同步工具,速度快、多源多目标支持、全面的插件体系、先进的设计理念、灵活的框架与插件架构、高效的调度决策思路以及强大的优化能力等特点,使其在数据同步领域具有显著的技术优势。这些优势使得 DataX 在处理大规模数据同步任务时表现出色,能够满足多模态海量异构数据的采集。

1. **速度快**　DataX 处理大数据量的表时,速度通常比 Sqoop 与 Kettle 等常用 ETL 工具更快。特别是当表没有自增的整型主键时,DataX 表现出更明显的性能优势。

2. **多源多目标支持**　DataX 能够从多种数据源(如关系型数据库、NoSQL 数据库、文件等)读取数据,并将数据传输到多种目标存储系统中,这为异构数据源之间的数据同步提供了极大的便利。

3. **插件体系全面**　DataX 拥有一个全面的插件体系,主流的 RDBMS 数据库、NoSQL 数据库、大数据计算系统等都已经接入,使得 DataX 能够支持多种数据源的数据同步。

4. **设计理念先进**　DataX 采用星型数据链路的设计理念,将复杂的网状同步链路简化,使得新数据源的接入变得更加容易和无缝。

5. **框架与插件架构** DataX 采用 Framework+plugin 的架构设计,将数据源的读取和写入抽象成 Reader/Writer 插件,这样的设计使得 DataX 能够灵活地扩展新的数据源接入能力。

6. **调度决策思路** DataX 运行流程中包含了调度决策的思路,这有助于提高数据处理的效率和稳定性。

7. **优化能力强** DataX 提供了速度控制等多种优化手段,以适应不同的数据处理需求。

二、湖仓一体数据中心

随着业务的发展和信息化建设的不断深入,数据规模越来越大,需处理的数据种类繁杂且对数据处理的时效性要求越来越高,基于传统数据存储处理技术构建的数据平台逐渐凸显其功能的局限性和性能瓶颈,难以满足海量数据存储、分析和管理等应用的需求。在当前海量数据存储分析的背景下,融合 Hadoop 大数据处理技术与分布式并行数据库技术构建湖仓一体的数据存储体系,提供海量结构化、半结构化和非结构化数据的统一存储,打破信息竖井,全面实现数据融合,为上层业务应用和数据挖掘提供基础能力支撑。

数据存储融合的架构可实现业务应用场景的全覆盖,并可使用最适合的技术架构满足上层服务的需求,做到各尽所能、协同高效,如面向结构化海量数据复杂运算的 MPP 大规模分布式架构;面向半结构化、非结构化离线并行处理的 Hadoop 架构。通过数据资产的统一管理,实现数据资源统一管理,屏蔽底层技术架构的差异性,对外提供统一的数据目录。数据存储架构支持灵活线性扩展,支撑不断增长的数据量,满足未来规划。

科研大数据平台需要对各类型业务进行统一存储管理并支撑数据的治理与分析挖掘,基于数据存储、数据分析效率、数据治理效率等多方面需求综合考虑,采用分布式并行数据库结合大数据平台的架构,可以有效支撑以上场景的需求。在数据存储方面,需多维数据分析与治理的结构化数据在分布式数据库中进行高效的列式压缩存储,影像类非结构化数据与冷数据在 Hadoop 平台中进行存储,支持多元的数据分析方式;在数据分析方面,由于数据治理过程需要频繁对数据进行分析,如数据类型、关键 ID、异常数据等,此过程要求底层数据库可以支撑快速的数据分析,即简单 SQL 的快速执行,分布式并行数据库 MPP 比传统的数据库效率更高;在数据治理方面,分布式并行数据库可以提供更高的数据加工效率、更精准的数据类型与灵活易用的自定义函数等功能,提升数据加工效率的同时还可以避免异构数据库转换带来的精确度相差较大问题,另外通过灵活的自定义函数还可快速实现复杂的业务逻辑,提升整体治理效率。

湖仓一体架构方案的优点在于它将数据湖和数据仓库结合起来,充分利用了数据湖的存储能力和数据仓库的分析能力,同时也解决了数据湖中数据质量和数据一致性的问题。湖仓一体架构方案还具有灵活性和可扩展性,可以根据需求进行灵活调整和扩展。

数据湖作为存储引擎,提供:医疗结构化数据,如 HIS、LIS、PACS 等信息化系统存储的数据;半结构化数据,如电子病例文档、XML 结构数据等;非结构化数据,如影像数据,心电数据等非结构化数据等。

数据湖技术基于分布式文件系统,管理大型分析数据集,以降低入库延时,并支持对列式存储格式的数据进行快速索引、更新和删除。数据湖技术增量拉取表变更以进行增量查询、记录级别并更改处理,对数据进行事务提交、回滚和并发控制,具有回滚支持的原子式发布数据。数据湖技术集成多个计算引擎,能够进行 SQL 化读 / 写操作。数据湖技术对小文件进行管理,对数据进行聚簇处理、压缩行和列数据以进行异步压缩和清理,使用统计信息管理文件大小和布局,利用聚类优化数据湖中的数据布局。数据湖技术对流式数据进行流式写入,运用流式数据采集工具对接流式数据,运用时间轴功能对元数据跟踪。数据湖技术的向后兼容模式,实现表结构演化变更。数据湖技术运用写入器和查询之间的快照隔离,对数据读写并发控制。

三、多模态科研数据治理

多模态大数据治理与开发平台的建设对提高医疗服务质量、推动医疗技术创新以及实现医疗健康大数据的深度应用具有重要意义。多模态大数据治理平台主要包含结构化数据治理与非结构化数据治理两部分。

数据治理工具的技术选型主要以微服务架构为基础,支持高并发与高可用,具体技术选型如下。

该系统采用前后端分离的架构,前端使用 Vue、React、Node.js、Element-UI 等技术,后端使用 Spring Boot 微服务架构,并结合 Spring Security、JWT、Mybatis、Druid 等组件进行构建。后端使用 Spring Boot 微服务架构可以实现高效、可扩展的后端服务,Spring Security 和 JWT 可以提供安全的身份验证和授权机制,Mybatis 和 Druid 可以提供高效的数据访问和管理功能。

系统的部署和运维依托容器编排引擎 Kubernetes,通过其自动化部署、扩展和管理容器化应用程序的能力,在已有资源的基础上,最大化满足系统高性能、高可用、易扩展等要求。通过 Kubernetes 快速部署和管理系统的各个组件,可实现高效、可靠的系统运行。

系统支持多数据源配置,可以集成多种主流存储和数据库,例如 Hive、MySQL、PostgreSQL、ClickHouse 等。通过配置数据源和连接信息,实现对不同数据源的访问和操作。通过支持多数据源配置,可以满足不同的数据处理需求。

系统灵活适配多种通信协议或通信方式,如 http、tcp、ftp、mq、web service,可以满足不同的数据交互和通信需求。

此外,非结构化数据治理基于预训练 BERT 模型在业务数据上进行模型微调,获得性能较好的算法,并采用 NVIDIA TensorRT 进行推理加速,提升数据处理速度,直接对接 MySQL、PostgreSQL 数据库,完成数据治理。

四、人工智能平台

人工智能技术在业务场景中落地,通常面临各团队重复造轮子、AI 服务部署难、昂贵的 AI 计算资源不能充分利用等问题。为解决以上问题,人工智能平台聚焦企业人工智能训练业务场景,提供多元算力统一管理与智能调度、从数据导入到模型发布的 AI 训练业务全流程能力、团队协作与 AI 资产共享、低代码建模等核心功能。

人工智能平台在架构设计与技术选型上的主要目标:①丰富的功能:异构计算资源管理、容器管理、便捷的业务流程以及高效智能监控等。②优秀的框架兼容性:支持 TensorFlow、PyTorch、MXNet、Caffe、PaddlePaddle 等主流模型服务框架。③高性能深度学习训练作业调度系统:根据深度学习训练作业特性和容器的特点,自主研发深度学习调度系统和分布式训练策略。④快速部署和迭代:支持应用服务的快速部署和迭代,利用容器技术,实现服务的快速启动和响应,同时提供在线滚动发布、AB 测试功能,可以使服务在不下线的情况下进行升级或测试。⑤高可用:深度学习训练容错技术、业务连续可用、平台服务不中断。⑥安全:一整套的安全体系,租户隔离以及安全访问控制等。

五、临床科研应用

临床科研应用采用微服务的架构设计,并使用 Redis 与 Kafka 等中间件的分布式方式部署。数据库采用主从复制、读写分离以及分库分表的方式,进行索引设计以提升数据库性能。搭配前端缓存技术以及后端 Caffine+Redis 的二级缓存,最大限度提高响应速度。应用的负载均衡主要考虑支撑应用的访问和模块间调用的负载,使用 Nginx、Keepalived 及容器编排引擎组件等技术;中间件在选取上,优先选取原生支持负载均衡的组件。平台基于容器编排引擎 Kubernetes 及其生态组件,实现资源指标的监控和展示,并以此为基础,设置扩缩容策略,随系统的负载,按照预定配置进行扩容与缩容,达到系统处理扩缩容与优化资源利用效率的平衡。临床科研应用技术架构见图 2-4。

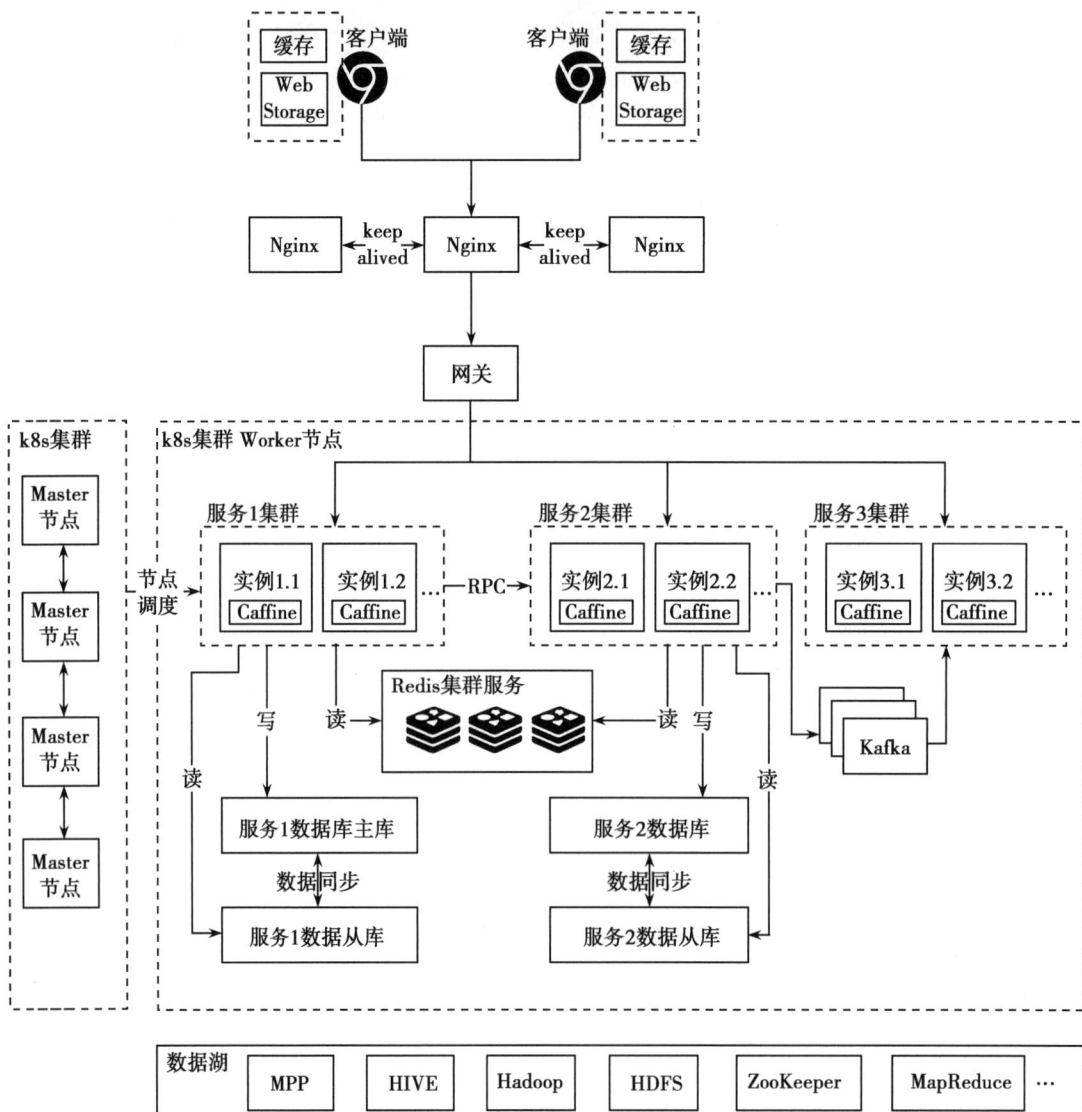

图 2-4　临床科研应用技术架构

六、运维中心

基于 zabbix、promethus 等监控技术,通过定制化 agent 预制服务器监控模板、中间件监控模板以及数据库监控模板等,支持实时采集、实时上报,实现了对服务器、中间件、数据库和业务系统的监控,并通过 grafana 提供的各类监控报表模板,展示各类系统监控的可视化能力与数据报表。

七、安全管控

1. **全协议解析**　提供对如长 SQL 语句、参数化语句、参数值、字符集、语句句柄(游标)跟踪、返回字段描述、应答结果、查询语句结果集、结果集压缩等的升级,保证协议解析准确性。

2. **SQL 特征抽象**　通过 SQL 语句解析,识别 SQL 语句攻击行为,在不改变原 SQL 语句语义的情况下重写 SQL 语句,有效捕获 SQL 语句的特征,快速对 SQL 语句进行策略判定,以实现高效处理。

3. **虚拟补丁**　通过虚拟补丁技术对协议解析,捕捉外部系统利用数据库漏洞进行的网络攻击行为并对其进行管控,从而防止通过已知漏洞对数据库的攻击。

4. **行为建模**　采集应用账户、应用登录 IP 地址、URL 模块、临床科研人员端 IP、数据库用户、访问工具、SQL 操作、影响对象、执行时长、应答信息等多种审计要素,建立唯一且关联的数据库行为模型,从而预定义数据库风险规则。

参 考 文 献

[1] 衡反修,王力华. 医疗机构医疗大数据平台建设指南[M]. 北京:电子工业出版社,2019.

[2] 李文,张华. 中国临床试验样本量分析[J]. 中国医学科学院学报,2021,43(1):1-5.

[3] 王丽,陈曦. 中国医学论文中缺失数据问题的现状与应对策略[J]. 中华流行病学杂志,2020,41(12):1201-1205.

第三章 湖仓一体科研数据中心建设

第一节　湖仓一体科研数据中心整体架构

一、数据湖

数据湖是指使用大型二进制对象或文件的自然格式储存数据的系统。它通常将所有的企业数据统一存储,既包括源系统中的原始副本,也包括转换后的数据,比如那些用于报表、可视化分析、数据分析和机器学习的数据。数据湖包括关系数据库的结构化数据(行与列)、半结构化数据(CSV、日志、XML、JSON),非结构化数据(电子邮件、文件、PDF)和二进制数据(图像、音频、视频)。储存数据湖的方式包括 Apache Hadoop 分布式文件系统、Azure 数据湖或亚马逊 Lake Formation 云存储服务,以及诸如 Alluxio 虚拟数据湖等。数据沼泽是指一个劣化的数据湖,用户无法访问,或其本身没什么价值。

数据湖是一种用于存储大规模数据的架构和概念,旨在为数据科学家、分析师和业务用户提供一个统一的数据存储和访问平台。与传统的数据仓库相比,数据湖更加灵活,可以适应各种类型和格式的数据,包括结构化数据、半结构化数据和非结构化数据。数据湖的设计理念是将数据收集、存储和分析过程分离,使数据可以按原始形式存储,并在需要时进行分析和处理。

在数据湖中,数据以原始格式存储在分布式文件系统(如 Hadoop HDFS)或云存储平台(如 AWS S3、Azure Data Lake Storage)中。这些数据不需要预定义的结构或模式,因此可以轻松扩展和变化,适应不断增长和变化的数据需求。数据湖采用"存储前处理(schema on read)"方式,即在数据被读取时才应用特定的模式和结构,这使得数据湖更加灵活,能够容纳各种数据类型和数据源。

二、数据仓库

数据仓库的概念最早来源于数据库领域,主要处理面向数据的复杂查询和分析场景。随着大数据技术的发展,大量借鉴数据库的技术,例如 SQL 语言、查询优化器等,形成了大数据的数据仓库,并因其强大的分析能力成为主流。

近几年,数据仓库和云原生技术相结合,又衍生出云数据仓库,解决了企业部署数据仓库的资源供给问题。云数据仓库作为大数据的高阶(企业级)平台,因其开箱即用、无限扩展、简易运维等能力,越来越受到大众的瞩目。

综上所述,数据仓库和数据湖代表了大数据架构中两种不同的设计取向。它们在根本设计理念上存在明显的区别,涉及存储系统访问、权限管理和数据建模等方面的控制。

数据湖优先的设计注重于开放的底层文件存储,为数据入湖提供了极大的灵活性。然而,直接访问文件系统使得许多高级功能难以实现,比如细粒度的权限管理(小于文件级别)、统一的文件管理以及读写接口的升级都变得十分困难(需要每个访问文件的引擎都进行升级才算完成升级)。

相反,数据仓库优先的设计更关注数据的使用效率、大规模数据管理以及企业级成长性需求中的安全和合规性。数据经过统一但开放的服务接口进入数据仓库,通常需要预先定义"schema",用户可以通过数据服务接口或计算引擎访问分布式存储系统中的文件。

数据仓库优先的设计通过抽象数据访问接口、权限管理以及数据本身,以换取更高的性能(无论是存储还是计算)、封闭的安全体系以及数据治理的能力。这些能力对企业长期使用大数据至关重要,被视为支撑企业发展的关键因素。

经过对数据湖和数据仓库的深入阐述和比较认为,数据湖和数据仓库代表了大数据系统的两种不同演进路线,各具特定的优势和局限性。

三、湖仓一体架构

数据湖和数据仓库各有其面向初创用户友好和成长性更佳的特点。然而,对企业而言,不必在数据湖和数据仓库之间二选一。存在一种方案可以兼顾数据湖的灵活性和云数据仓库的成长性,从而有效降低总体拥有成本。近年来,将数据仓库与数据湖融合在一起的方案成为业界的趋势,许多产品和项目都进行了相应的尝试。

湖仓一体大数据平台的优点包括:统一数据管理,灵活性和扩展性,实时数据处理能力,多样化的数据分析工具,数据安全和权限管理,数据价值挖掘,降低成本,支持多种应用场景,云原生部署,以及数据治理和元数据管理功能。这些优点使得湖仓一体平台能够集成多种数据类型,处理大规模数据存储和分析需求,支持实时数据处理和复杂数据分析,同时确保数据安全和权限管理,降低数据处理和分析的成本,提供全面的数据支持和服务。湖仓一体平台的综合优势能够为企业带来高效的数据管理和应用解决方案,助力业务发展和创新。

四、医院湖仓一体数据中心建设

医院湖仓一体科研数据中心的整体架构需要综合考虑数据湖层、数据仓库层、数据处理与分析层、安全与合规性层以及科研应用与服务层。数据湖层负责数据的采集、接入和存储,包括医院信息系统、影像系统、实验室信息系统等数据源的集成,以及元数据管理和数据质量控制。数据仓库层用于数据的整合、加工和存储,以支持高性能的数据查询和分析,包括设计维度模型和事实表。数据处理与分析层部署数据处理引擎和分析工具,支持医学研究人员进行统计分析、机器学习建模和数据可视化。安全与合规性层实施数据安全措施和合规性管理,保护医疗数据的隐私和机密性,遵循相关法规和政策。科研应用与服务层提供科研支持和用户接口,开发科研应用程序和工具,促进医学研究成果的转化和应用。整体架构旨在提高数据的可用性、可靠性和安全性,促进医学科研和临床实践的创新与发展。

医院湖仓一体科研数据中心的整体架构是为了满足医疗科研数据管理和应用需求而设计的复杂系统,旨在整合数据湖和数据仓库的优势,支持临床研究、医学数据分析、科学探索以及决策制定。主要分为数据采集与接入层、数据湖层、数据仓库层、数据处理与分析层以及安全与合规性层(可参考图 3-1 所示的郑大一附院科研大数据平台总体架构图)。

数据服务	精确查询	智能检索	数据存储	统计分析	患者全景	交互式分析

统一计算引擎
流式引擎: Flink | SparkStreaming | Kafka | Storm
离线引擎: Spark | Hive | MapReduce | Presto

仓: 科研数据库 | 临床数据库 | 管理数据库 | 其他数据库

湖:
结构化数据（数据库）: 患者 | 挂号 | 收费 | 就诊 | 处方 | 检验 | 入院 | 出院 | 病程
非结构化数据（存储）: DICOM | 图片
半结构化数据（存储）: 组学数据
实时数据区（数据库）: IOT数据

数据存储: MPP | GPFS | HDFS | ES | HBase | Redis | DRDS | …
统一资源管理

数据采集	文件采集	接口采集	实时采集	任务监控	作业调度

数据源: LIS | LIS | PACS | EMR | 远程 | 分院1 | 分院2 | 分院3 | …

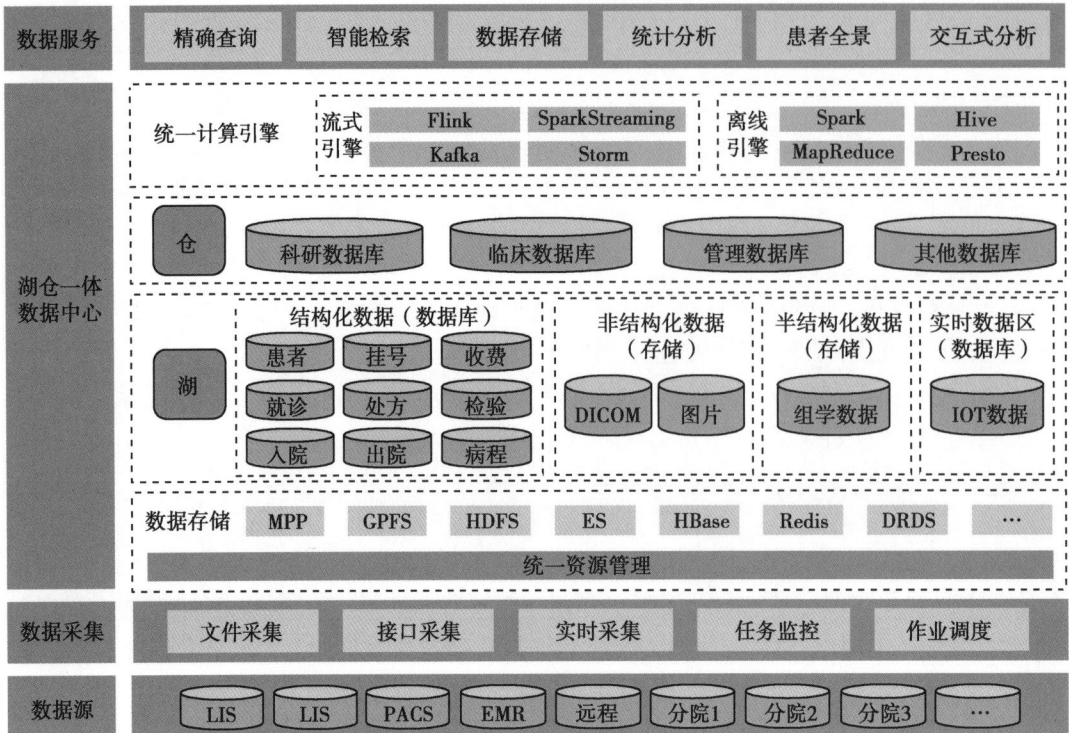

图 3-1　郑大一附院科研大数据平台总体架构图

数据采集与接入层是医院湖仓一体科研数据中心的基础,负责从各种数据源中收集数据并整合到数据湖中。数据源包括但不限于 HIS、PACS、LIS、生物信息系统、科研文献数据库等。这些数据可以是结构化、半结构化或非结构化的数据,涵盖临床数据、实验数据、基因组学数据、生物样本数据、影像数据等。数据采集与接入层需要确保数据的完整性、准确性和及时性,同时要考虑数据格式的兼容性和数据传输的安全性。

数据湖层是数据中心的核心组成部分,用于存储各种类型的原始数据,无论其结构如何。数据湖采用分布式文件系统或云存储技术构建,能够扩展以处理大规模数据,并支持多种数据处理和分析工作负载。数据湖层需要具备高度可扩展性和灵活性,以容纳不断增长和变化的医疗科研数据。数据湖(data lake)是一个存储医院各种各样原始数据的大型仓库,其中的数据可供存取、处理、分析及传输,是以自然格式存储数据的系统或存储库。数据湖通常是医院所有数据的统一存储平台,包括源系统数据的原始副本,以及用于报告、可视化、分析等任务的转换数据。

通过整合医院医疗业务数据,为医院构建集合全域数据湖,完成对全院级医疗数据的汇聚,从而打破"数据孤岛",实现对数据的全生命周期管理,提升数据可用性和完整性,为基于数据的科研建设提供科学、准确、完整的数据支撑。

数据仓库层负责将数据湖中的数据进行清洗、整合和加工,形成适合分析和查询的结构化数据集。数据仓库通常采用关系型数据库或数据仓库技术,支持复杂的查询和报表生成。医院湖仓一体科研数据中心中,数据仓库层可以存储经过清洗和整理的临床数据、实验数据以及其他重要数据,为医学研究和数据分析提供高效的数据访问接口。

数据处理与分析层提供数据分析工具和处理引擎,支持医学研究人员对数据进行统计分析、机器学习建模、数据挖掘等操作。常用的工具和技术包括 SQL 查询引擎、Apache Spark、Python 数据科学库等。数据处理与分析层还负责数据可视化和报表生成，帮助研究人员更好地理解数据，从而支持医学科研和临床决策。

安全与合规性层是医院湖仓一体科研数据中心不可或缺的组成部分，确保医疗数据的安全、隐私和合规性，包括数据加密、访问控制、身份认证、数据审计等安全措施，以及遵循相关的医疗法规和隐私保护政策，如健康保险携带和责任法案（health insurance portability and accountability act，HIPAA）、一般数据保护条例（general data protection regulation，GDPR）等。安全与合规性层需要与数据采集、存储、处理和分析的各个环节无缝集成，为医院湖仓一体科研数据中心提供全面的数据保护和合规性管理。

科研应用与服务层为医学研究人员和临床医生提供直观、易用的数据访问界面和工具，支持科学研究和临床实践，包括开发科研应用程序、数据分析工具、数据可视化平台等，以促进医学研究成果的转化和应用。科研应用与服务层还扮演着与外部系统和应用集成的角色，通过 API 和数据交换标准实现系统间的互操作性。

在全域数据湖之上，各个应用可直接读取数据并经过数据治理构建形成医院各类数据中心，也可利用大数据平台的数据采集、数据治理等各类工具，构建各类数据中心。全域数据湖的建设除了分析型数据库之外，还需要建设数据管理工具，主要包括数据集成、消息集成来集成数据，并支持一套可视化的数据开发环境。

第二节　多模态数据采集

一、医疗多模态数据采集技术

医疗多模态数据采集技术是一种综合利用多种数据源，从不同角度获取患者生理和临床信息的技术。这种技术的发展为医疗诊断、治疗和健康管理带来了革命性的变化。本节将探讨医疗多模态数据采集技术的定义、应用、优势、挑战以及未来发展方向。

医疗多模态数据采集技术是指利用多种传感器和数据源（如生物传感器、成像设备、移动设备等）采集不同类型的医疗信息，包括但不限于生理信号、影像数据、临床数据、行为数据等。这些数据可以同时或连续采集，用于分析、诊断、预测和治疗。多模态数据采集技术可以帮助医疗机构和医生获取更全面、准确的患者信息，促进个性化医疗和精准医学的发展，提高诊断的准确性和治疗效果。

（一）医疗多模态数据来源

医疗数据采集技术涵盖了多种方法和工具，旨在收集和管理患者的健康信息。以下是一些主要的医疗数据采集技术。

1. **电子健康记录（electronic health record，EHR）**　EHR 系统用于数字化存储患者的病史、诊断、治疗和其他医疗信息，可以自动收集并整合来自不同医疗服务提供者的数据。

2. **移动健康（mobile health，mHealth）应用**　移动健康应用和可穿戴设备如智能手表和健康追踪器等可以实时收集用户的健康数据，如心率、血压、步数等。应用程序可以帮助患者监测病情、记录症状并与医生分享数据。

3. **远程医疗技术**　医生通过视频会议、电话或短信进行远程诊断和治疗。设备如远程听诊器、心电图监测器和血压计等可以将数据直接传输给医生。

4. **生物传感器**　植入式或非侵入式传感器可以持续监测患者的生理参数,如血糖、心电图和血氧饱和度。数据可以无线传输到监测系统进行实时分析。

5. **实验室信息管理系统**(laboratory information management system,LIMS)　LIMS用于管理实验室的样本数据,包括血液、尿液和组织样本的分析结果。系统可以自动化样本跟踪和数据输入,确保数据的准确性和可追溯性。

6. **影像学数据采集**　X线、CT、MRI和超声波等影像学设备可以生成并存储高分辨率的医学图像。这些图像可以通过PACS(图像存档和通信系统)进行管理和分享。

7. **基因组学和分子数据采集**　基因测序技术可以分析患者的DNA,提供个性化医疗信息。分子诊断工具可以检测特定疾病标志物,帮助早期诊断和治疗。

8. **手术及床旁监护设备**　手术过程中和术后护理期间,监护设备可以实时收集患者的生命体征数据。这些数据可以帮助医护人员及时调整治疗决策。

(二)医疗多模态数据采集流程

数据采集是一个多步骤的过程,涵盖了从数据源识别到数据存储和管理的各个方面。首先,明确需要采集的数据类型和目的,确定哪些数据对研究或业务有用,例如患者的病史、实时监测数据等。随后,选择合适的数据源,如EHR、可穿戴设备、实验室结果、影像学数据等,确保数据源的可靠性和准确性。

数据采集方法可分为手动采集和自动采集。手动采集通过问卷、访谈或纸质记录进行数据收集,适用于小规模或特定类型的数据采集;自动采集则使用传感器、医疗设备、移动应用等自动收集数据,适用于大规模和实时数据采集。

数据传输过程中,采用安全的传输协议(如HTTPS、FTP)将数据从采集点传输到存储系统,确保数据在传输过程中不被篡改或泄露。将数据存储在合适的数据库或数据湖中,考虑数据的安全性、可扩展性和访问控制,可以选择结构化数据库(如SQL)、非结构化数据库(如NoSQL)或混合存储解决方案。

数据清洗和预处理是为了删除重复、错误或不完整的数据记录,进行数据转换和标准化,确保数据格式一致,便于后续分析。数据整合则是将来自不同源的数据进行整合,形成一个统一的数据视图,使用ETL工具将数据从多个源抽取、转换并加载到目标数据库中。数据验证通过校验规则和一致性检查,确保数据的准确性和完整性,定期进行数据质量审计和监控。

在数据保护和隐私方面,实施数据加密和访问控制,保护敏感数据不被未授权访问,遵循相关法律法规,如GDPR、HIPAA,确保数据隐私和合规性。在数据管理和维护方面,定期备份数据,防止数据丢失,维护数据存储系统,确保其稳定性和性能。

通过上述步骤,可以建立一个系统化、有效的数据采集流程,确保数据的高质量和可靠性,为后续的数据分析和应用奠定基础。

(三)医疗多模态数据采集技术的优势

1. **全面性和准确性**　综合多种数据源可以提供更全面、准确的患者信息,有助于全面评估患者的健康状况。

2. **个性化医疗**　根据患者的个体特征和数据,制定个性化的诊疗方案,提高治疗效果和患者满意度。

3. **实时监测和远程管理**　利用移动设备和互联网技术,实现对患者的实时监测和远程管理,方便患者和医生之间的信息交流和沟通。

4. **科学研究和数据驱动**　医疗多模态数据采集技术为医学科研提供大量的数据资源,

支持数据驱动的医学研究和发现。

（四）医疗多模态数据采集技术的挑战

1. 数据整合和标准化　不同数据源的格式、标准和质量不一,需要统一的数据整合和标准化方法。数据整合和标准化在实际应用中面临着多重挑战。首先,数据整合涉及不同数据源之间数据格式、数据结构和数据质量的差异。不同系统和组织中的数据可能采用不同的标准和约定,导致数据集成时出现格式不匹配、字段冲突或重复的情况,增加了数据整合的复杂性。

其次,数据标准化受限于行业标准的缺失或不统一。不同行业或组织内部可能存在不同的数据标准和规范,甚至同一行业中也可能存在多种数据标准。缺乏统一的行业标准使得数据标准化变得困难,需要耗费大量的精力和时间来协调和制定标准。

再次,数据整合和标准化还存在数据质量问题。数据质量不佳可能包括缺失值、错误值、不一致性等,影响数据的准确性和可信度,使得数据整合和标准化的过程更加复杂和耗时。

最后,随着数据量的增长和数据类型的多样化,数据整合和标准化的挑战更加严峻。大规模数据集成需要强大的计算和存储能力,多样化的数据类型(如结构化数据、半结构化数据和非结构化数据)需要采用不同的分析和管理方法,为数据整合和标准化带来了更高的技术门槛和复杂性。

2. 隐私和安全　医疗多模态数据采集技术涉及多种数据类型的收集和整合,因此在隐私和安全方面面临着重要的挑战。

隐私泄露是主要的问题。多模态数据可能包含个人身份信息、生物特征、健康数据等敏感信息,数据泄露可能导致个人隐私权被侵犯,甚至会被用于身份盗窃或其他恶意活动。

数据整合和关联也带来隐私风险。将不同数据源的信息进行整合可能会暴露更多的隐私内容。通过关联多模态数据,攻击者可能得到更全面的个人画像,进而进行精准定位和识别。

数据的存储和传输安全也至关重要。多模态数据的存储和传输需要采取安全措施,包括加密、访问控制、数据脱敏等,以防止未经授权的访问和数据泄露。

在数据使用和共享方面,需要建立有效的权限管理和访问控制机制,确保数据仅出于合法和授权的目的被使用,避免数据被滥用或泄露。

对多模态数据进行匿名化和去标识化处理是保护隐私的重要手段。然而,匿名化的效果有时难以保证,特别是在数据关联和分析时可能导致隐私泄露。

最后,建立健全的伦理和法律合规框架是保护数据隐私和安全的重要措施。严格遵守相关的法律法规和隐私政策,建立合法、透明和公正的数据处理流程。

综合来看,保护多模态数据的隐私和安全是数据采集、处理和应用过程中的关键问题。相关的技术、政策和法规需要不断完善,以确保在充分利用多模态数据的同时,保护个人隐私和数据安全。

3. 临床验证和实际应用　临床验证和实际应用是多模态数据采集技术在医疗领域推广和应用的关键环节。这个过程需要投入大量的时间和资源,以确保技术的有效性、可靠性和安全性。

临床验证是指将多模态数据采集技术在实际临床环境中进行验证和评估,包括设计和执行临床试验或研究,收集临床数据,评估技术的准确性、灵敏度、特异性等指标。临床验证需要遵循科学严谨的研究方法,确保数据的可靠性和结果的科学性。

实际应用是将经过临床验证的多模态数据采集技术应用到临床实践中,为医疗诊断、治疗和健康管理提供支持。在实际应用阶段,需要解决技术转化、操作流程、数据隐私和安全等问题,确保技术能够在真实的临床场景中稳定可靠地运行。

(五)医疗多模态数据采集技术的未来发展方向

1. 智能化和自动化 结合人工智能和机器学习技术,实现对多模态数据的智能化分析和处理,提高诊断和治疗的效率和准确性。

2. 跨学科合作 促进医学、工程学、计算机科学等领域的跨学科合作,推动多模态数据采集技术在医疗领域的创新和应用。

3. 可穿戴设备和远程监测 随着可穿戴设备和远程监测技术的发展,医疗多模态数据采集技术将更加普及和实用,服务于更多患者。

4. 临床验证和推广 加强对多模态数据采集技术在临床实践中的验证和推广,推动其从科研领域向临床应用转化。

医疗多模态数据采集技术是医疗信息化和智能医疗发展的重要方向,为实现个性化、精准化和智能化的医疗服务提供了关键支持。随着传感器技术、人工智能和数据分析技术的不断进步,医疗多模态数据采集技术将在未来发挥更加重要的作用,带来更大的社会和健康效益。

二、数据入湖方案

湖仓一体科研数据中心的建设是当今科技领域中的重要任务之一。随着科学研究的不断深入和数据规模的不断增长,科研机构和企业需要有效地管理和利用各种类型和来源的数据,以支撑科研项目的开展和决策的制定。而数据入湖方案作为科研数据中心建设的关键环节,直接影响数据的收集、存储、管理和分析,其设计和实施至关重要。

数据入湖方案的核心目标是将各类数据源整合到数据湖中,方便后续的数据处理和分析。该方案的设计需要考虑到数据的多样性和复杂性,包括结构化数据、半结构化数据和非结构化数据等不同形式的数据,以及来自不同系统和平台的数据源。

在实施数据入湖方案时,首先需要进行数据源的识别和分类,明确各类数据的特点和来源,为后续的数据采集和处理奠定基础。

随后,针对不同类型的数据源,需要设计相应的数据采集和提取方案。对于结构化数据,可以采用 ETL(抽取、转换、加载)流程或批处理方式进行数据提取和处理;对于实时数据,则需要考虑实时数据流处理技术,确保数据的及时性和时效性。同时,数据的质量和一致性也是数据入湖方案设计的重要考量因素,需要在数据采集和处理过程中进行数据清洗、去重、标准化等操作,以确保数据的准确性和可信度。

另外,数据入湖方案的实施还需要选择合适的数据存储技术和架构。常见的数据存储方案包括云存储、分布式文件系统、列存储数据库等,需要根据数据量、访问频率、安全性等因素进行选择。同时,建立合适的数据管理机制和权限控制策略也是确保数据安全合规的重要手段。

除了数据采集、存储和管理,数据入湖方案还需要考虑数据的检索和分析。科研数据中心中的数据通常具有复杂的结构和关联关系,需要设计合适的数据查询和分析接口,以支持用户对数据的查询、统计、分析和挖掘。同时,还需要提供相应的数据可视化工具和报表系统,帮助用户更直观地理解和利用数据。

在技术实现方面,数据入湖方案可以利用各种开源工具和技术,如 Apache Kafka、Apache NiFi、Apache Hadoop、Apache Spark 等,以及商业化的数据集成和分析平台,如 AWS Glue、Google Dataflow 等。同时,还可以结合机器学习和人工智能等技术,实现对数据的智能分析和挖掘,为科研工作提供更深层次的支持和指导(图 3-2)。

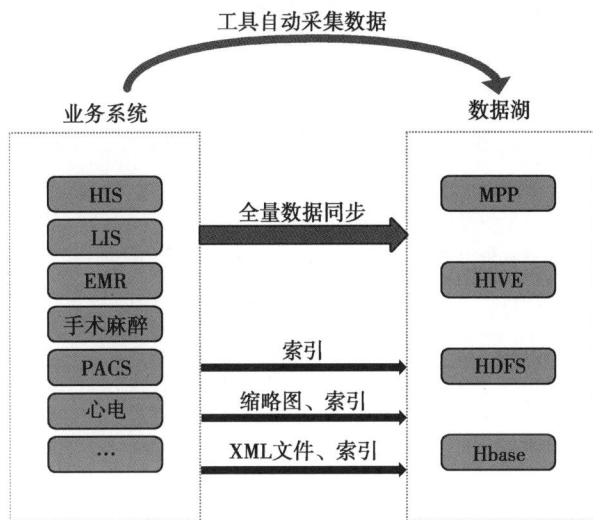

图 3-2　郑大一附院数据采集入湖方案

医院存量历史数据从原有 Oracle、SQLServer 等业务数据备库,首先基于数据湖平台整库迁移工具,将历史数据迁移至贴源数据湖中,数据湖整库迁移工具会依据源数据的数据结构自动化建表,免去人工操作。

历史数据完成迁移后,开启增量数据实时同步,配置变更数据捕获(change data capture,CDC)任务,数据源为主湖同步库,对数据打时间标签(例如 AM6.00),设置 CDC 开始时间,例如 AM8.00(历史数导出时间)以及任务启动时间(业务低峰期完成导入时间)。此时数据湖会进入几个小时的数据校对期,以保障数据湖内数据与原始数据的一致性。

在数据抽取期间,对每条数据自动增加数据读入时间、首次入湖落盘时间、最近更新时间三个时间标签。这三个时间标签是通用型需求,可大大减轻数据应用的复杂度,并降低脏数据的存在,降低对业务库容量、性能的占用。

可选择直接从数据湖提取数据。数据湖完全兼容 MySQL 技术架构,支持 Oracle 及 SQL Server 语法体系(如 SQL 92/99),极大地保留软件开发人员的使用习惯,降低学习成本。

可选择使用数据湖提供的可视化数据开发工具进行数据仓库建设,治理后的数据可零代码快速生成数据 API 并沉淀到资产市场。数据应用商可选择自己需要的数据 API 并经过审批流程及鉴权后访问数据 API。

三、存量数据采集

(一)存量数据采集步骤

存量数据采集是科研数据中心建设的重要任务之一,涉及收集和整合已经存在于系统中的各种类型和格式的数据,包括历史数据、现有数据库中的数据、文件系统中的数据等。这些数据可能来源于不同部门、系统或业务流程,因此在进行存量数据采集时,需要综合考虑各种因素,确保数据的准确性、完整性和一致性。存量数据采集通常包括以下步骤。

首先,需要对数据进行全面调查和分析,了解数据的来源、类型、格式、结构以及存储位置等信息。这一步是存量数据采集工作的基础,只有充分了解数据的情况,才能制定合适的采集方案和策略。

其次,根据数据的情况和业务需求,制定相应的数据采集方案,包括确定采集的范围和目标、选择采集的方式和工具、设计数据采集的流程和步骤等。对于不同类型和格式的数据，可能需要采用不同的采集技术和方法，比如针对结构化数据可以使用 SQL 查询或 ETL 工具进行采集，而对于非结构化数据则采用文件传输或爬虫技术进行采集。

再次，根据制定的采集方案实施数据采集工作，包括配置和启动数据采集工具、编写采集脚本或程序、监控和管理数据采集过程等。在实施过程中，需要不断检查和调整采集方案，确保数据能够被准确采集并且符合预期结果。

此外，为了保证采集的数据质量，需要进行数据清洗和处理，包括去除重复数据、填补缺失值、统一数据格式、解决数据不一致等。数据清洗和处理是存量数据采集工作的重要环节，直接影响后续数据分析和应用的结果。

最后，将采集到的数据存储到数据中心的数据湖或数据仓库中，以便进行后续的数据分析和挖掘。在存储过程中，需要考虑数据的安全性、可用性和扩展性等问题，选择合适的存储技术和架构，并建立相应的数据管理和权限控制机制。

（二）郑大一附院存量数据采集流程

图 3-3 为郑大一附院增量数据采集流程，主要分为 5 个步骤。

1. 分析各业务数据库的数据规模以及数据表特点，设计数据入湖策略。根据数据特点分为三类（大数据量表、大字段表、小数据量表）入湖任务。大数据量表（大于 1 000 万条）：使用 DataX 分片、并发入库，速率不低于 20 万条 /s；大字段表（数据容量大于 50G 且含 Clob、Blob 等大字段）：使用 DataX 分片、并发入库，速率不低于 100M/s；小数据量表（小于 1 000 万条）：采用 ETL 工具批量处理小数据量以及复杂类型数据表。

2. 在数据湖上借助整库迁移工具，自动化批量建库、建表。

3. 根据入湖策略下发入湖任务给执行器，执行器进行抽取动作。

4. 数据写入数据湖。

5. 入湖后数据验证（整表数量、容量，关键业务字段如按科室、病种等进行数量校验）。

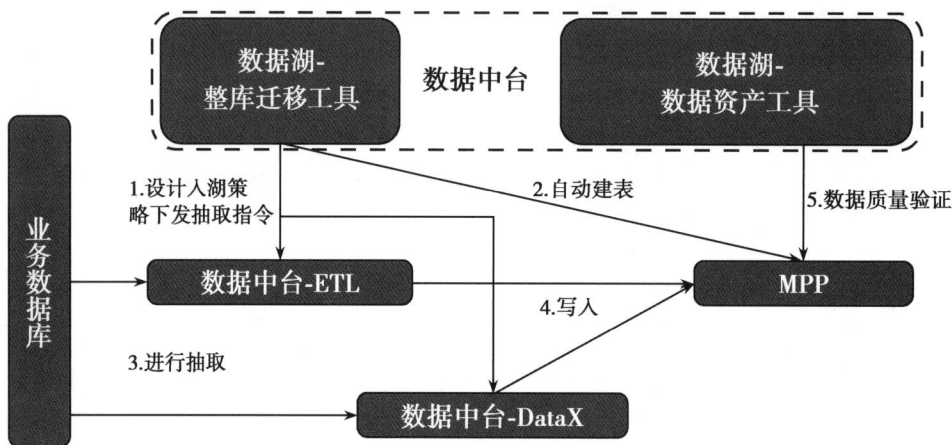

图 3-3 郑大一附院存量数据采集流程

四、增量数据采集

（一）增量数据采集步骤

增量数据采集是科研数据中心建设的重要环节，持续不断地从各种数据源中获取新产生的数据,并将新数据实时或定期加入数据湖或数据仓库中。与存量数据采集不同,增量数据采集需要建立稳定可靠的数据采集管道,以保证数据的及时性、完整性和一致性。增量数据采集通常包括以下关键步骤。

首先,需要识别和分析数据源的变化情况,包括监控数据源的新增、修改和删除等操作,了解数据的更新频率、变化规律和影响因素等信息。只有充分了解数据源情况,才能制定合适的增量数据采集策略和方案。

其次,根据数据源的变化情况,设计相应的增量数据采集方案,包括选择合适的增量采集方式和技术、确定数据采集的频率和时间点、设计数据同步和更新策略等。对于实时数据源,可能需要采用数据流处理技术进行增量数据采集;而对于定期更新的数据源,则可以采用定时任务或者批量处理的方式进行增量数据采集。

再次,根据设计的增量数据采集方案,实施数据采集工作,包括配置和启动增量数据采集工具、编写增量数据采集脚本或程序、监控和管理数据采集过程等。在实施过程中,需要不断检查和调整采集方案,确保数据能够被及时地采集并且符合预期结果。

此外,为了保证采集的数据质量,需要进行数据同步和更新,包括识别和处理数据变化的方式和机制、解决数据冲突和重复等问题,确保数据的一致性和完整性。数据同步和更新是增量数据采集工作的关键环节,直接影响后续数据分析和应用的结果。

最后,将采集到的增量数据存储到数据中心的数据湖或数据仓库中,以便进行后续的数据分析和挖掘。在存储过程中,需要考虑数据的安全性、可用性和扩展性等问题,选择合适的存储技术和架构,并建立相应的数据管理和权限控制机制。

(二)郑大一附院增量数据采集流程

图 3-4 为郑大一附院增量数据采集流程,主要分为 4 个步骤。

1. 数据湖平台下发 CDC 任务。
2. 业务库开启数据变更日志(包括新增、修改、删除等),CDC 读取。
3. CDC 工具抽取过程中打时间标签(读入时间、入湖时间、最后更新时间),并实时入湖。
4. 数据湖进行数据资产核查比对校验(整表的数量、容量,按照关键业务字段如科室、病种等进行数量校验)。

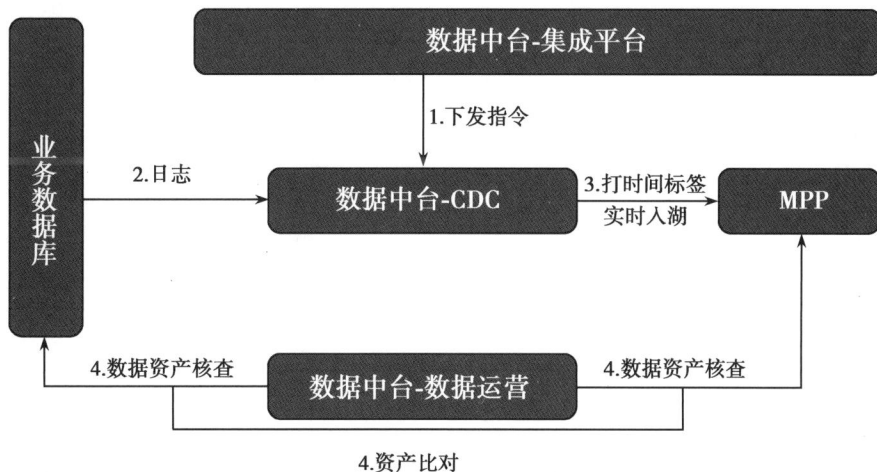

图 3-4　郑大一附院增量数据采集流程

第三节 数据存储引擎建设

一、多模态数据存储架构设计

随着医疗科研数据量的不断增加和多样化,传统的存储技术已经无法满足对大规模、多模态数据的高效管理和分析需求。因此,设计一种能够有效存储和管理多模态数据的存储引擎对于医疗科研大数据平台的建设至关重要。

在构建医疗科研大数据平台的存储引擎时,需要综合考虑多种因素,包括数据类型、数据访问模式、存储架构、性能要求、安全性等。以下将从这些方面对多模态数据存储引擎的建设进行探讨。

首先,医疗科研数据的多模态特性需要存储引擎具备对不同类型数据的支持能力。医疗数据包括临床数据、影像数据、基因数据、生理信号数据等多种类型。因此,存储引擎需要能够灵活处理各种不同格式和特点的数据,包括结构化数据、半结构化数据和非结构化数据。

其次,针对医疗科研数据的存储架构设计,应考虑数据的访问模式和性能要求。一种可能的存储架构是分层存储结构,即将数据按照访问频率和重要性分为不同层次,包括热存储、温存储和冷存储等。热存储用于存储访问频率高、对实时性要求高的数据,如临床实时监测数据;温存储用于存储访问频率适中的数据,如历史临床数据和影像数据;冷存储用于存储访问频率低、需长期保存的数据,如基因数据和生理信号数据。

此外,医疗科研大数据平台的存储引擎还需要考虑数据的安全性和隐私保护。医疗数据涉及患者的隐私信息,因此存储引擎需要提供多层次的安全保障机制,包括数据加密、权限控制、身份认证等,以保护患者数据不被未授权访问和篡改。

数据湖存储引擎是支持多种数据类型的大规模分布式存储系统(如 HDFS、S3),其生态中包含 Hive、HBase、ES 等工具,分别用于元数据管理、实时读写和查询加速,其功能架构见图 3-5。

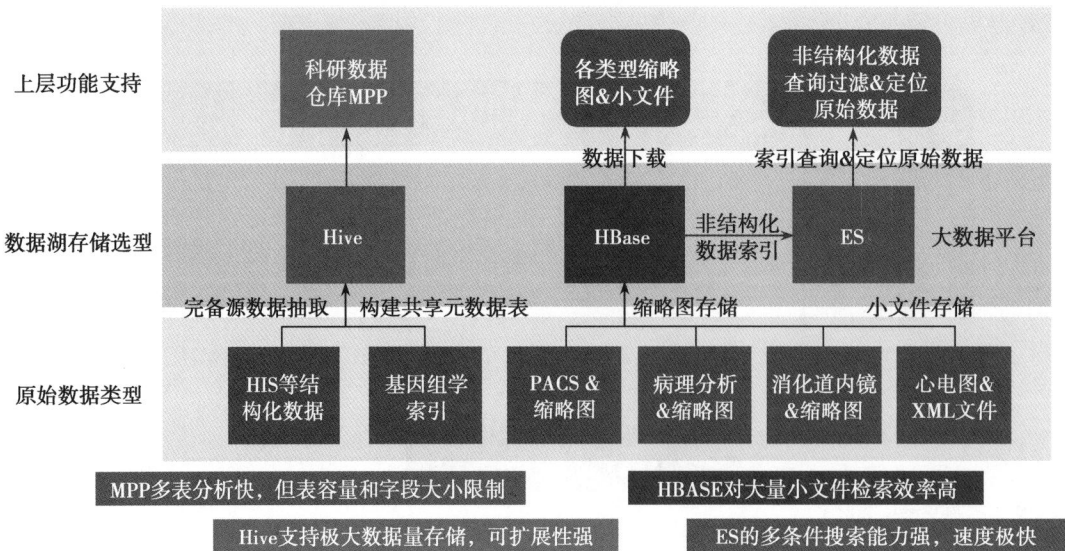

图 3-5 多模态数据存储架构设计

Hive 数据库:存储全量数据、提供海量数据离线计算。

MPP 数据库:高性能分布式分析型数据库,采用大规模分布式处理技术,通过将数据和任务分解到多个节点并行计算,可大幅提升数据处理与分析效率,为医院提供高性能的数据治理引擎。

HBase 数据库:存储海量非结构化小文件,并提供高效查询功能。

ES 全文检索:存储结构化以及非结构化数据索引,达到全文检索目标。

综上所述,医疗科研大数据平台的存储引擎建设是一项复杂而又具有挑战性的任务,需要综合考虑数据的多样性、访问模式、性能要求、安全性等因素,以实现对多模态医疗数据的高效存储、管理和分析。随着医疗科技的不断发展和数据技术的不断进步,相信医疗科研大数据平台的存储引擎将发挥越来越重要的作用,为医疗科研事业的发展和人类健康事业的进步提供有力支持。

二、数据备份与恢复策略

数据备份与恢复策略是任何组织或企业在数据管理方面重要的一环。特别是在医疗科研大数据平台环境下,数据备份与恢复策略更是必不可少,因为医疗数据的安全性和可靠性对于医疗工作的顺利开展至关重要。因此,建立有效的数据备份与恢复策略对于确保医疗科研大数据平台的运行稳定性和数据安全性具有重要意义。

首先,需要明确数据备份与恢复的概念。数据备份是指将数据从一个存储介质复制到另一个存储介质的过程,目的是在原始数据丢失或损坏时能够快速恢复数据。而数据恢复则是指发生数据丢失或损坏时,通过备份的数据来重新构建原始数据的过程。

建立数据备份与恢复策略时,有几个关键因素需要考虑。

1. **数据备份的频率**　数据备份的频率取决于数据的重要性和变化频率。对于医疗科研大数据平台中的重要数据,可能需要实时或定期备份,以确保数据的及时性和完整性。

2. **备份存储介质**　备份数据应存储在安全可靠的介质上,比如磁带、硬盘、云存储等。同时,为了防止单点故障,最好采用多种备份介质进行备份,确保数据的安全性和可靠性。

3. **备份策略**　数据备份策略包括完整备份、增量备份和差异备份等。完整备份是指将所有数据进行备份,适用于数据量较小或者需要全量恢复的情况;增量备份是指只备份自上次备份以来发生变化的数据;差异备份是指备份自上次完整备份以来发生变化的数据。根据数据的特点和需求,可以选择合适的备份策略或者结合多种备份策略使用。

4. **备份验证和监控**　建立完备的备份验证和监控机制非常重要,可以定期验证备份数据的完整性和可用性,及时发现并处理备份过程中的问题,确保备份数据的可靠性。

5. **数据恢复策略**　除了建立有效的备份策略,还需要制定完善的数据恢复策略,包括确定恢复数据的优先级、制定恢复流程和步骤、培训相关人员等。在发生数据丢失或损坏时,能够快速有效地恢复数据至关重要。

6. **灾难恢复计划**　除了单纯的数据备份与恢复,还需要建立完备的灾难恢复计划,包括在发生灾难性事件时(火灾、水灾等),如何保证数据的安全性和可用性,如何快速恢复业务的正常运行等。

在医疗科研大数据平台中,数据备份与恢复策略的建立是不可或缺的一项工作。只有建立了有效的备份与恢复策略,才能保证医疗数据的安全性和可靠性,确保医疗工作的正常运行。因此,组织或企业应高度重视数据备份与恢复策略的建立,并不断优化和完善备份与恢复机制,以应对不断变化的数据环境和安全威胁。

三、数据访问与质量管理

数据访问与权限管理在任何组织或企业的数据管理中都是至关重要的一环。尤其在医疗科研领域,涉及的数据类型和隐私要求更加敏感,因此数据访问与权限管理更是必不可少。本部分将探讨数据访问与权限管理的重要性、相关策略和技术及其在医疗科研领域中的应用。

首先需要明确数据访问与权限管理的概念。数据访问是指用户获取和查询数据的过程,而权限管理则指对数据访问进行控制和管理,确保只有授权用户能够访问相应的数据,从而保护数据的安全性和隐私性。

在医疗科研领域,数据访问与权限管理至关重要。医疗数据涉及患者的个人健康信息,包括诊断结果、治疗方案、病历资料等,这些数据的泄露或者被未授权访问将会对患者的隐私和权益造成严重影响。因此,建立有效的数据访问与权限管理机制对于保护医疗数据的安全性和隐私性具有重要意义。

在实践中,可以采取以下几种策略和技术实现数据访问与权限管理。

1. **身份认证和授权**　在用户访问数据之前,首先需要进行身份认证,确认用户的身份是否合法。一旦确认用户的身份,就需要根据用户的权限对数据进行授权,确保用户只能访问到其具有权限的数据。常见的身份认证方式包括用户名密码认证、双因素认证、指纹识别等。

2. **访问控制列表**(access control list,ACL)**和角色基础访问控制**(role-based access control,RBAC)　ACL 和 RBAC 是常用的访问控制策略。ACL 是指为每个数据资源定义一个访问控制列表,明确规定哪些用户或者组可以访问该资源;而 RBAC 是指将用户划分为不同的角色,然后为每个角色分配相应的权限,用户通过角色来访问数据资源。

3. **数据加密**　数据加密是一种保护数据安全的有效手段。可以采用数据加密技术对敏感数据进行加密存储,确保即使数据被盗取,也无法直接获取其中的内容。

4. **审计和日志记录**　审计和日志记录可以记录用户对数据的访问情况,包括谁访问了哪些数据、何时访问的、访问操作等信息。通过审计和日志记录可以追踪数据的访问历史,及时发现异常访问行为。

5. **动态访问控制**　动态访问控制是指根据实际情况对用户的访问权限进行动态调整。可以根据用户的角色、工作职责、工作时间等因素动态调整用户的访问权限,以确保数据的安全性和合规性。

6. **持续监控和改进**　数据访问与权限管理是一个持续改进的过程。组织或企业应该定期进行安全审查和风险评估,发现并解决潜在的安全风险和漏洞,不断完善和优化数据访问与权限管理机制。

综上所述,数据访问与权限管理在医疗科研领域中具有重要意义。建立有效的数据访问与权限管理机制可以保护医疗数据的安全和隐私,确保医疗工作的正常进行。因此,组织或企业应该高度重视数据访问与权限管理,采取有效的策略和技术,确保数据的安全性和合规性。

第四节　多模态数据集成与隐私保护

一、数据整合与标准化

医疗多模态数据集成与隐私保护以及数据整合与标准化是医疗信息化领域中重要的议题。在医疗科研领域,数据集成与隐私保护旨在整合不同来源和不同形式的数据,以支持医疗研究和临床实践,并同时确保患者的隐私和数据安全。数据整合与标准化旨在解决医疗数据多样性、格式不一致等问题,使数据更易于共享、分析和利用。本部分将探讨医疗多模态数据集成与隐私保护以及数据整合与标准化的重要性、相关策略和技术及其在医疗科研领域中的应用。

医疗多模态数据集成与隐私保护的重要性不言而喻。随着医疗信息化的发展,医疗数据呈现多样性和复杂性,包括临床数据、影像数据、基因数据、生理信号数据等多种形式的数据,来自不同的数据源和系统。数据集成的目的是将这些多样性数据整合到一个统一的平台上,以支持医疗研究、临床决策和患者管理等工作。同时,由于医疗数据涉及患者的隐私和敏感信息,隐私保护成为医疗数据管理中的关键问题。在数据集成的过程中,必须确保患者的隐私得到充分保护,防止患者隐私信息的泄露和滥用。

在实践中,可以采取以下几种策略和技术来实现医疗多模态数据集成与隐私保护。

1. **数据脱敏和匿名化**　对于包含患者个人身份信息的数据,可以采用数据脱敏和匿名化技术,将患者身份信息进行处理,使之无法被直接识别,以保护患者的隐私。

2. **访问控制和权限管理**　建立严格的访问控制和权限管理机制,根据用户的身份和角色对数据进行访问控制,确保只有授权用户才能访问相应的数据,从而保护患者隐私。

3. **加密技术**　对于敏感数据,可以采用加密技术对数据进行加密存储和传输,确保即使数据被盗取,也无法直接获取其中的内容,从而保护数据的安全。

4. **数据审计和监控**　建立完备的数据审计和监控机制,记录用户对数据的访问行为,及时发现并处理异常访问行为,确保数据的安全性和合规性。

5. **技术和政策的结合**　在实现数据集成和隐私保护的过程中,需要综合考虑技术手段和政策法规的作用,制定相应的管理规定和操作流程,确保数据管理工作顺利进行。

数据整合与标准化是医疗科研领域中另一个重要议题。医疗数据的多样性和格式不一致性给数据的共享、分析和利用带来挑战。数据整合与标准化的目的是解决这些问题,将不同来源和不同格式的数据整合到一个统一的数据模型中,并确保数据的一致性和可用性,使数据更易于共享、分析和利用。

在实践中,可以采取以下几种策略和技术来实现医疗数据整合与标准化。

1. **制定数据标准和规范**　制定统一的数据标准和规范,包括数据格式、数据字段、数据命名规范等,以确保不同来源和不同格式的数据能够被统一整合和管理。

2. **数据清洗和转换**　对于数据格式不一致或存在错误的数据,可以采用数据清洗和转换技术进行处理,使其符合统一的数据标准,提高数据的质量和可用性。

3. **数据集成和集中存储**　将不同来源和不同格式的数据集成到一个统一的数据平台,进行集中存储和管理,以便统一管理和利用数据资源。

4. **元数据管理**　建立完备的元数据管理系统,记录数据的元数据信息,包括数据来源、数据格式、数据内容等,以帮助用户更好地理解和利用数据。

5. **数据共享和开放接口**　提供数据共享和开放接口,使不同系统和应用能够方便地访问和利用数据,促进数据的共享和交流。

综上所述,医疗多模态数据集成与隐私保护以及数据整合与标准化是医疗科研领域中的重要问题。建立有效的数据集成与隐私保护机制以及数据整合与标准化机制,可以促进医疗数据的共享、分析和利用,推动医疗科研工作的发展。因此,组织或企业应高度重视这些问题,采取有效的策略和技术,确保医疗数据的安全性、一致性和可用性。

二、数据清洗与质量监控

数据清洗与质量监控在数据管理和分析领域中扮演着重要角色。数据清洗是指对数据进行检查、校正和处理,以消除数据中的错误、不完整性、重复项等问题,确保数据的准确性和一致性。质量监控是指对数据质量进行实时监控和评估,及时发现并处理数据质量问题,确保数据的高质量和可靠性。本部分将探讨数据清洗与质量监控的重要性、相关策略和技术及其在数据管理和分析中的应用。

随着数据量的不断增加和数据来源的多样化,数据质量问题已经成为数据管理和分析中的一个重要挑战。数据中存在着各种各样的问题,比如数据缺失、错误、重复、格式不一致等,这些问题会影响数据的准确性和可靠性,进而影响数据分析和决策的结果。因此,进行数据清洗和质量监控是确保数据质量的关键步骤。

在实践中,可以采取以下策略和技术来实现数据清洗与质量监控。

1. **数据质量评估**　首先需要对数据质量进行评估,了解数据中存在的问题和不足。可以采用数据质量评估模型和指标来评估数据的准确性、完整性、一致性、可靠性等,从而确定数据清洗和质量监控的重点和方向。

2. **数据清洗规则和算法**　根据数据质量评估结果,制定相应的数据清洗规则和算法,对数据进行清洗和处理。常见的数据清洗技术包括数据去重、数据填充、数据转换、数据格式化等,可以通过编程或者工具来实现。

3. **自动化清洗工具**　为了提高数据清洗的效率和准确性,可以利用自动化清洗工具进行数据清洗和处理。这些工具可以根据预先设定的规则和算法,自动识别并处理数据中的问题,减少人工干预和错误。

4. **实时监控和报警**　建立实时监控和报警机制,对数据质量进行实时监控,及时发现并处理数据质量问题。可以通过设置阈值或规则来监控数据质量指标,一旦发现异常情况立即报警并处理。

5. **数据质量度量和报告**　定期对数据质量进行度量和报告,记录数据质量指标的变化趋势和问题处理情况,为决策和改进提供依据。可以采用数据质量仪表盘或报告来展示数据质量的情况,帮助用户更好地理解和管理数据。

数据质量在数据治理过程中,承担的是发现和分析问题的角色。数据质量问题可能发生在数据流转的各个环节:源头的数据、经过集成的数据、经过计算的数据,都有可能出现脏数据。对于数据管理者来说,保障数据的质量才能让数据发挥应有的价值。如果在使用数据时导致了错误才发现数据有问题,就已经陷入被动。

数据质量提供的是主动发现数据问题的能力,支持对各个环节的结果数据进行监控,监控的对象单元是数据表中的数据列。使用规则模型与数据列进行关联,定义质量监控指标,指标执行之后统计不符合指标规则的数据占比,以达到提前预警数据问题的作用。在指标执行结果数据的基础上,提供数据表质量报告和指标趋势报告,帮助数据管理者分析数据质量问题和质量变化趋势,数据清洗与质量监控流程如图 3-6 所示。

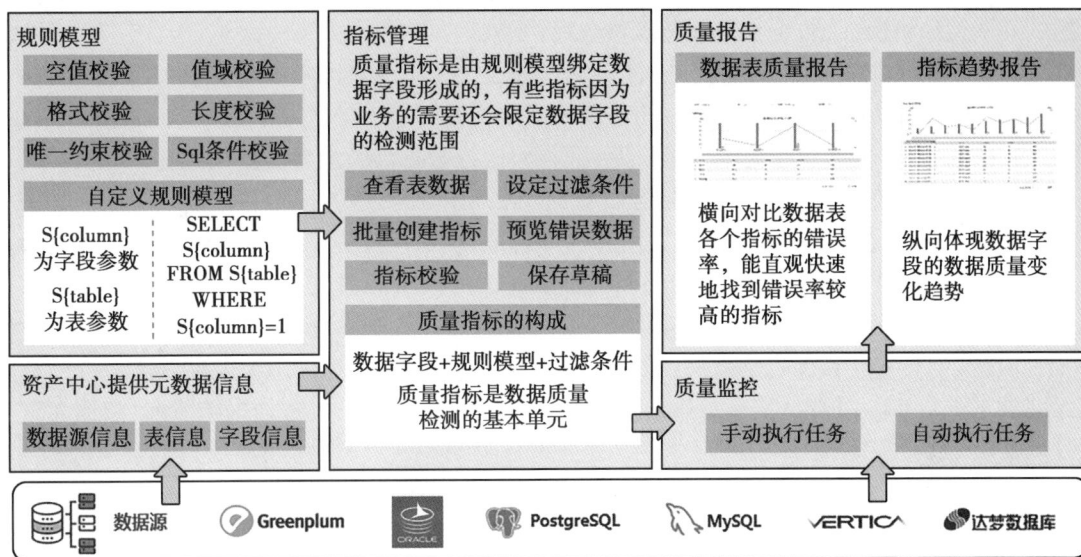

图 3-6　数据清洗与质量监控流程

在数据管理和分析中,数据清洗与质量监控是确保数据质量的重要步骤。只有通过数据清洗和质量监控,才能确保数据的准确性、完整性和可靠性,为数据分析和决策提供可靠的基础。因此,组织或企业应该高度重视数据清洗与质量监控,采取有效的策略和技术,不断提高数据质量管理水平,以满足日益增长的数据管理和分析需求。

三、数据隐私与伦理考量

在当今数字化时代,数据隐私与伦理考量日益受到重视。随着信息技术的迅速发展和大数据的广泛应用,个人数据的收集、存储、处理和共享变得更加便捷和普遍。然而,随之而来的是对数据隐私和伦理的关注,尤其是涉及敏感个人信息的医疗领域。本部分将探讨数据隐私与伦理考量的重要性、相关原则和实践及其在医疗领域中的应用。

首先需要明确数据隐私与伦理考量的概念。数据隐私是指个人对其个人信息享有的控制权和保护权,包括个人信息的收集、使用、披露和存储等方面的权利。伦理考量是指在数据处理和利用过程中需要考虑的道德和价值观念,包括对个人权利和社会利益的平衡考量。

在数字化时代,数据隐私与伦理考量至关重要。首先,个人信息的泄露和滥用可能会对个人的权利和利益造成严重影响,包括侵犯个人隐私、损害个人权益等。其次,数据滥用可能会导致社会信任的破坏和社会秩序的混乱,从而影响整个社会的稳定和发展。因此,建立有效的数据隐私保护和伦理规范,对于维护个人权利和社会秩序具有重要意义。

在实践中,可以采取以下策略和原则来保护数据隐私,考虑伦理问题。

1. 数据最小化原则　收集和使用个人信息时,应遵循数据最小化原则,即只收集和使用必要的信息,限制数据的收集范围和使用目的,避免收集和使用无关或过多的信息。

2. **透明度原则**　在数据处理和利用过程中,应保持透明,向个人清楚地说明数据的收集目的、使用方式、披露对象等信息,确保个人知情权得到尊重。

3. **目的限制原则**　个人数据的收集和使用应限于特定的合法目的,并且不得超出事先明确的范围,确保数据的合法性和合理性。

4. **安全保护原则**　建立完备的数据安全保护机制,采取合适的技术和措施保证个人数据的安全性和机密性,防止数据的泄露和滥用。

5. **用户控制原则**　个人对其个人信息享有控制权,应该允许个人对其个人信息进行访问、更正、删除等操作,保障个人数据的自主权和控制权。

在医疗领域,数据隐私与伦理考量尤为重要。医疗数据涉及患者的健康状况、疾病诊断、治疗方案等敏感信息,因此更需要加强对数据隐私和伦理问题的保护和考量。医疗机构和科研机构应该建立严格的数据管理制度和伦理规范,确保医疗数据的安全性、隐私性和合规性,保护患者的隐私权和个人权益。同时,加强对医疗人员和研究人员的伦理教育和培训,提高对数据隐私和伦理考量的认识和重视程度,促进医疗数据管理和利用工作的规范化。

依据《信息安全技术　健康医疗数据安全指南》(GB/T 39725—2020)分类分级标准,对入湖数据进行1~5级数据安全分级管理,并提供隐私数据保护、机密数据防泄漏、数据库审计以及防统方防护(图3-7)。

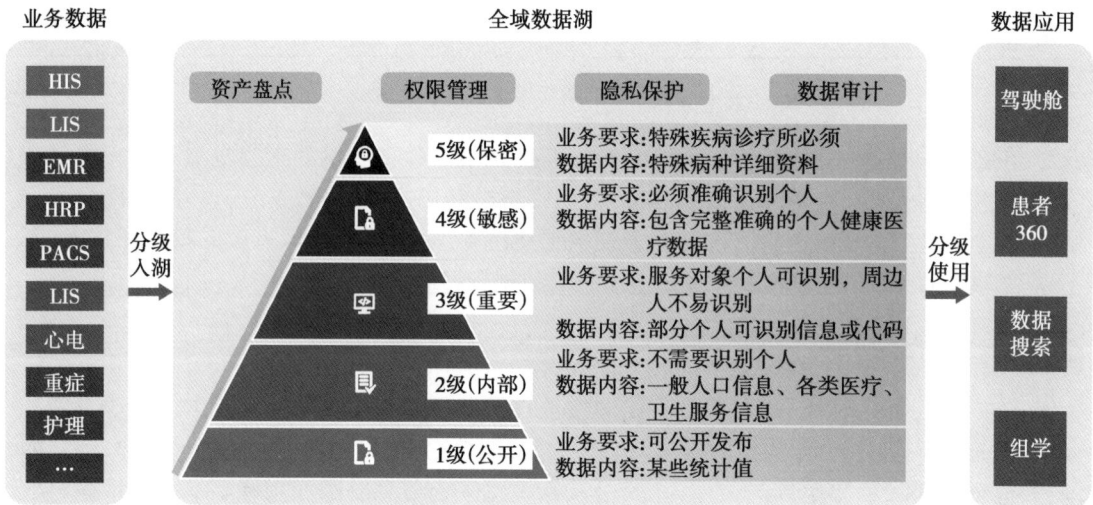

图 3-7　数据隐私等级流程

综上所述,数据隐私与伦理考量是数字化时代数据管理和利用中不可忽视的重要问题。建立有效的数据隐私保护和伦理规范,对于保护个人权利和维护社会秩序具有重要意义,尤其在医疗领域更是至关重要。只有充分重视数据隐私与伦理考量,才能确保数据的安全性、合规性和可靠性,促进数据管理和利用工作的持续发展。

四、审计与监控机制的建立

审计与监控机制的建立在当今信息化时代数据管理中具有重要意义。随着信息技术的快速发展和数据的广泛应用,组织和企业面临越来越复杂的数据环境和安全威胁,建立有效的审计与监控机制显得尤为重要。本部分将探讨审计与监控机制的重要性、相关策略和技术及其在数据管理中的应用。

首先需要明确审计与监控机制的概念。审计是指对数据操作和系统行为进行检查和评估的过程,旨在发现并阻止潜在的问题和风险,确保数据的安全性和合规性。监控是指对数据和系统的实时监测和跟踪,以便及时发现并处理异常情况,保障数据的可用性和完整性。审计与监控机制的建立旨在加强对数据操作和系统运行的监督和管理,提高数据管理的效率和安全性。

建立审计与监控机制时,可以采取以下策略和技术。

1. 制定审计与监控策略 首先需要制定审计与监控策略,明确审计与监控的范围、目标和方法。根据组织或企业的具体情况和需求,确定审计与监控的重点环节和领域,确保审计与监控的有效性和针对性。

2. 数据审计和日志记录 建立完备的数据审计和日志记录机制,记录数据操作和系统行为的关键信息,包括什么人、什么时间、做了什么样的操作等。通过审计和日志记录可以追踪数据操作的历史记录,及时发现并处理潜在的问题和风险。

3. 实时监控和报警 建立实时监控和报警机制,对数据和系统的运行状态进行实时监测和跟踪,及时发现并处理异常情况。可以通过设置阈值或者规则来监控数据的使用情况和系统的运行状态,一旦发现异常情况立即报警和处理。

4. 权限控制和访问审计 建立严格的权限控制和访问审计机制,根据用户的身份和角色对数据和系统进行访问控制,确保只有授权用户能够访问相应的数据和系统功能。同时,对用户的访问行为进行审计和记录,确保数据的安全性和合规性。

5. 技术工具和平台支持 借助现代化的技术工具和平台,实现审计与监控的自动化和智能化。可以利用数据分析和人工智能技术对数据进行分析和挖掘,发现潜在的问题和风险,提高审计与监控的效率和精度。

在数据管理中,建立审计与监控机制具有重要意义。通过审计与监控机制的建立,可以加强对数据操作和系统行为的监督和管理,及时发现并处理潜在的问题和风险,提高数据管理的效率和安全性。因此,组织和企业应该高度重视审计与监控机制的建立,采取有效的策略和技术,确保数据管理工作的顺利进行,保障数据的安全性和合规性。

参 考 文 献

［1］蔡珉官,王朋.数据湖技术研究综述［J］.计算机应用研究,2023,40(12):3529-3538.

［2］ORTEGA-CALVO,ALBERTO S,MORCILLO-JIMÉNEZ R,et al."AIMDP:an artificial intelligence modern data platform.Use case for Spanish national health service data silo."［J］.Future Gener.Comput. Syst,2023(143):248-264.

［3］WANG M,LI S,ZHENG T,et al.Big data health care platform with multisource heterogeneous data integration and massive high-dimensional data governance for large hospitals:design,development,and application［J］.JMIR Med Inform,2022,10(4):e36481.

［4］金昌晓,计虹,席韩旭,等.大数据科研分析平台在临床医学研究中的应用探讨［J］.中国数字医学, 2019,14(2):37-39.

［5］魏文定.云原生湖仓一体化大数据存储系统的设计与实现［D］.北京:北京邮电大学,2023.

［6］甘伟,徐明明,陈联忠,等.大数据临床科研平台的设计与实现［J］.中国数字医学,2019,14(2):40-43.

［7］王强,易应萍.临床医疗大数据治理和应用［J］.医学信息学杂志,2018,39(8):2-6.

［8］张灵,陶涛,李谨江,等.数据湖技术在智慧医院建设中的应用与发展[J].中国数字医学,2023,18(6):1-7.

［9］聂孝楠,尹娟,王浩源,等.医学影像类设备动态数据采集平台的构建和应用研究[J].中国医院建筑与装备,2024,25(2):54-58.

［10］侯娅.医疗大数据分析与人工智能在卫生系统中的应用[J].信息系统工程,2024(2):89-92.

［11］穆成欢.医院面临的信息安全问题与应对分析[J].医学信息,2024,37(1):41-44.

第四章 多模态科研大数据治理

第一节 数据治理体系建设

一、数据分层

数据分层是数据仓库建设中的重要概念,是基于数据处理和管理的需求,将数据仓库划分为不同的层级,在每个层级中进行不同的数据处理和管理活动。常见的数据仓库分层包括操作数据存储层(operation data store,ODS)、数据标准层(data warehouse detail,DWD)、数据主题层(data warehouse summary,DWS)和应用数据存储层(application data store,ADS)四个层次。

1. ODS 操作数据存储层是数据仓库的第一个层次,主要用于存储来自各种数据源的原始数据,包括结构化、半结构化和非结构化数据。ODS 层的数据通常是实时或近实时的,并且没有经过任何处理。

2. DWD 数据标准层是 ODS 层之上的数据处理层,主要对 ODS 层数据进行清洗、标准化、维度退化等处理,形成面向主题的数据明细表。虽然 DWD 层的数据是面向主题的,但仍然保留了较细的粒度,为后续的数据分析提供基础。

3. DWS 数据主题层是 DWD 层之上的数据处理层,主要对 DWD 层数据进行汇总、聚合、计算等处理,形成面向主题的汇总表。DWS 层的数据粒度通常比 DWD 层更粗,更适用于数据分析和报表展现。

4. ADS 应用数据存储层是一个专门为应用程序而设计的数据存储层,用于支持特定应用程序或服务的数据需求。ADS 层是最接近最终用户的数据层,直接支持各种数据应用,如报表系统、用户画像系统等。ADS 层通常包含高度汇总和模型化的数据,以满足不同业务场景的需求。

二、数据分析

数据分析是一种从大量数据中提取有价值信息的过程,旨在通过适当的统计分析方法对收集的大量数据进行分析,加以汇总、理解并消化,提取有用信息并形成结论,从而对数据进行详细研究和概括总结,以求最大化地开发数据的功能,发挥数据的作用。数据分析可以帮助我们更好地了解业务、做出更明智的决策并提升效率。在数据分析过程中,数据探索、模型建立、模型评估和结果解释是关键的步骤。

1. **数据探索** 在这一阶段,数据分析师通过可视化和统计方法来了解数据的特征和分布,包括发现数据潜在的模式和关联,以及识别异常或缺失的数据。

2. **模型建立** 在数据探索之后,分析师可以使用统计方法或机器学习算法建立预测或分类模型。这些模型可以根据数据的特征来预测未来趋势或进行分类。

3. **模型评估**　建立模型后,需要对其性能和准确性进行评估,通常使用各种指标来评估模型的预测能力或分类准确度。如果模型表现不佳,可能需要进行调整或改进。

4. **结果解释**　分析师需要将分析结果转化为可理解的信息,并为决策提供支持,可能包括将模型的输出解释为业务见解,以及将分析结果可视化为图表或报告,以便与利益相关者分享并使其理解。

三、数据标准

科研平台的数据标准建设是为了规范和统一科研数据的管理和使用,以提高数据的质量和可信度,促进科研成果的复用和共享,推动科学研究的进展。标准制定涉及数据格式和编码规范、元数据规范、数据安全和隐私保护以及数据质量控制等。标准制定的步骤一般包括需求分析、标准草案制定、专家评审、修订和完善。医院科研平台的数据标准建设是确保数据质量、促进科研合作的重要手段,通过制定合理的标准,可以提高数据的一致性和准确性,促进数据共享和交流,为医疗决策提供科学依据。

(一)标准的定义

标准是为了在一定的范围内获得最佳秩序,经协商一致制定并由公认机构批准,可以共同使用和重复使用的一种规范性文件。标准具有在一定范围内共同实施、由公认权威机构批准发布、以协商一致为制定原则、以科技成果和经验总结为内容、以重复性事务为对象和获得最佳秩序为最终目标的六大要义。卫生信息标准是为医学信息产生、信息处理和信息管理等信息工作制定的各类规范和行动准则,包括信息采集、传输、交换和利用,并遵从统筹规划、急用先行和有的放矢的卫生标准制定原则。

(二)科研平台标准制定依据

科研平台的标准制定依据主要包括国家相关法律法规、国家标准体系以及科技平台建设的实际需求,具体如下。

1. **国家相关法律法规**　包括《中华人民共和国药品管理法》《中华人民共和国传染病防治法》《中华人民共和国医师法》等。

2. **国家标准体系**　包括《卫生健康信息数据集元数据标准》《卫生信息数据元标准化规则》《卫生健康信息数据集分类与编码规则》《手术操作分类代码国家临床版3.0》等。

3. **科技平台建设的实际需求**　包括管理部门的需求、业务科室的需求以及监管部门的需求等。

(三)标准制定方法

数据标准管理的目标是通过统一的数据标准制定和发布,结合完善的数据标准管理体系,实现数据的标准化管理,保障数据的完整性、一致性、规范性,为后续的数据管理提供标准依据。"数据治理,标准先行",一套适合的数据标准是数据治理结果可用、可靠、可信的基石。科研平台数据工程标准制定过程中,要以应用为导向,同时与医疗相关业务逻辑、数据规范、政策法规、行业标准等要素相结合,制定出适合科研平台数据治理的数据工程标准。

1. **文献研究法**　查阅有关数据元标准的国家标准、行业标准,为数据工程标准中数据元的标准化提供科学依据。主要参照国际标准《信息技术数据元的规范与标准化》(ISO/IEC 11179)、国家标准《信息技术 元数据注册系统》(GB/T 18391—2009)、行业标准《卫生信息数据元标准化规则》(WS/T 303—2009)等,对数据元进行标准化。

2. 现场考察法　标准制定小组成员对科研平台建设内容进行实地考察,熟悉医院临床工作流程,了解临床工作的关键环节,确保收集的医院 HIS、LIS、电子病历、检查、体检等核心业务系统数据库表完全覆盖所有临床关键性工作。

3. 生产数据验证　对科研平台涉及范围进行数据汇聚、治理、分析,通过实际信息系统验证业务术语集的科学性、准确性、适用性和有效性。

4. 专家论证　由于国家卫生健康委制定的卫生信息数据元并没有完全覆盖所有的临床业务,所以数据工程标准制定过程中对于出现分歧的数据元,数据标准小组可组织医院内外的行业专家进行咨询论证,征求专家意见,采取"少数服从多数"方法投票决定。

(四) 标准制定

医学本体论把医学当作一种自然现象的客观发展过程来研究,对生命和医学进行解释。在构建以医学本体论为核心的医学数据标准过程中,针对关联组的各类医学知识组织体系,并通过剖析医学主题词表(medical subject headings,MeSH)、国际疾病分类(international classification of diseases,ICD)、医学系统命名法 - 临床术语(systematized nomenclature of medicine-clinical terms,SNOMED CT)、医学一体化语言系统(unified medical language system,UMLS)、医药管理事务术语词典(medical dictionary for regulatory activities,MedDRA)、观测指标标识符逻辑命名与编码系统(logical observation identifiers names and codes,LOINC)、临床数据交换标准(clinical data interchange standards,CDIS)等多套成熟的代表性医学关联组类知识组织体系的内容和框架,建立各类医学术语标准和知识图谱体系等医学数据标准。

科研平台以医学本体为核心,构建了丰富的医学术语体系和知识图谱以及其他医学标准。这些高价值的医学知识资源,涵盖了临床指南、临床路径、诊疗规范、权威医学教材、药品说明书等,并开放给医学科研人员使用。通过采用先进的知识图谱技术,科研平台将复杂的医学知识以直观的图谱形式呈现,极大地促进了用户对知识的理解和探索。同时,基于规范化医学词典构建的术语表,不仅优化了数据的搜索、挖掘和分析流程,也为疾病研究和人工智能应用的实现提供了坚实的知识库基础。

1. 通用医学本体和定义　基于知识图谱、临床医学研究等医学数据和应用需求,定义了如下医学本体相关的类和属性。

(1) 本体分类:医学本体将众多语义上具有包含与被包含的概念纵向聚合,形成多个类。根据知识图谱构建的历史经验和需求,共定义了如下类。

疾病:是指包括疾病和症状、体征在内的临床观察见到的相关状态,如发热、肺炎等。

操作:是为了改善个人或者人群健康,通过诊断或者改变疾病(或者健康状况)的进程所进行的医疗活动,如白内障囊膜切除术、尿常规检查、头颅磁共振成像等。操作包括影像学诊断操作、临床诊断操作、临床检验、病理学诊断操作、临床非手术治疗、手术、临床物理治疗和康复治疗。

药品:是指用于预防、治疗、诊断人的疾病,有目的地调节人的生理功能,并规定适应证及其用法和用量的物质,包括中成药、化学药品、生物药品和保健药品等,如阿司匹林、复方乙酰水杨酸、六味地黄丸等。

人体形态与结构:是指正常或异常的人体组织器官的位置、形态、结构、功能及其发展规律,包括解剖结构、细胞结构以及异常形态结构,如肺、肝脏、细胞膜、脓肿、炎症等。

物质：是指无生命的一般物质,包括化学物质、生物物质、中药材、食物、身体物质等。

生物：是指活着的生命个体,包括植物、动物和微生物如螨虫、幽门螺杆菌等。

标本：是指为了进行相应的物理、化学和生物学等检验而采集的患者血液、排泄物、分泌物、呕吐物、体液和脱落细胞等样品,如痰标本、尿标本、血标本等。

（2）疾病：表示在一定的病因作用下,机体内稳态调节紊乱而导致的生命活动障碍。疾病的类和属性见表 4-1。

表 4-1　疾病本体相关属性表

属性	值域	定义
发生部位	人体形态与结构	表示一个临床所见在身体结构上的发生部位,如"肺炎"的发生部位是"肺","镰刀型细胞贫血症"的发生部位是"红细胞"
形态学改变	异常形态结构	表示一个临床所见的特征在器官、组织或细胞水平上的形态学变化,如"心肌脓肿"的形态学改变是"脓肿"
临床过程	时间状态	表示一个临床所见的发病(起病形式)和发病过程,如"慢性呼吸衰竭急性发作"的临床过程是"慢性病急性发作"
严重程度	严重程度	表示一个临床所见的严重程度,如"婴儿期和青春期中度急性营养不良"的严重程度是"中度"
发生于……期间	临床所见或操作或事件或时间状态	表示一个临床所见或操作发生在某个生命周期时间段内或某个操作期间,如"新生儿黄疸"发生于"新生儿时期"
后发于	临床所见或操作或事件	表示一种操作后所见发生在某种操作之后,如"胃癌术后"后发于"手术"
评价对象	操作或观察对象	表示对一个临床所见进行评价时所指的其固有的本质含义,如"肌张力低下"评价对象是"肌张力","红细胞沉降率升高"评价对象是"红细胞沉降率"
评价结果	评价结果	表示对一个临床所见进行评价后得到的结果,如"排尿正常"评价结果是"正常"
致病原因	临床所见或操作或药品或物质或基因突变或生物或物理实体或事件或物理能量	表示一个临床所见的致病原因,如"硒中毒"的致病原因是"硒","阿司匹林过敏"的致病原因是"阿司匹林"
高发地区	地点	指该临床所见的发病率和/或患病率高的地区
发病率	数字	指在一定期间内,一定人群中,该病新发生的病例所占的比例
患病率	数字	指在一定期间内,一定人群中,该病新旧病例之和所占的比例
感染率	数字	指在一定期间内,一定人群中,该病现有感染人数所占的比例
传染源	文本或物质或生物或人	指体内有病原体生长、繁殖并且能排出病原体的人和动物,包括患者、病原携带者和受感染的动物
传播途径	传播途径	是病原体从传染源排出体外,经过一定的传播方式,到达并侵入新的易感者的过程
相关人群	人群	指一些具有某种相同特征的人群组合

续表

属性	值域	定义
易感人群	文本或人群	指对该临床所见(一般为传染病)或一种病原体缺乏特异性免疫力,易受感染的人群,暴露后可能会受到感染或发病
高危人群	人群	指对于该临床所见的危险性较高的且具有一些相同特征的人群
高峰期	时间状态	指临床所见发生最频繁或发展最兴旺的时期
遗传基因	基因	指可能引起临床所见的相关遗传基因
临床表现	临床所见	指患者得了某种疾病后身体发生的一系列异常变化
相关检查	观测操作	指对临床所见的诊疗过程中需做的检验检查项目
诊疗依据	文献资料	指对临床所见的诊断、治疗、预防等内容对应的出处和依据
诊断标准	文本或事件	指诊断出临床所见的临床判断标准,即支持该诊断所具有的病史、症状或体征、检查结果等
与……鉴别诊断	临床所见	指临床所见与其他临床所见具有相似体征、症状时,在进行临床诊断时需在综合临床、病史和检查资料基础上进行分析排除,获得正确或最大可能符合实际状态的诊断
治疗原则	文本	指对临床所见进行治疗时的大原则和方向
治疗目标	事件	指对临床所见的治疗过程中,预先期望达到的治疗结果
诊疗操作	操作	指对该临床所见进行诊疗时,所执行的医疗操作
治疗器械	医疗器械	指对临床所见的治疗过程中,直接使用的医疗器械设备
治疗药物	药品或物质	指用于临床所见的一切有治疗或预防作用的物质,可以使病情好转或痊愈
一线用药	药品	指在临床上最常用、首先选择或标准选择的药物,一般经临床长期应用证明安全且有效
二线用药	药品	指在临床使用频率没有一线用药高或者效果没有一线用药明显,以及不良反应较多的药物,在疗效、安全性、耐药性、药品价格等某方面存在局限性
三线用药	药品	指在临床使用时不良反应明显,不宜随意使用,或使用时需要倍加保护以免耐药性,其疗效或安全性任何一方面的临床资料尚较少,或并不优于一线或二线用药
预防原则	文本	指对临床所见进行预防时的大原则和方向
预防措施	事件	指为消除潜在不合格或其他不期望情况的原因所采取的措施
一级预防	事件	指在问题尚没有发生前便采取措施,减少病因或致病因素,防止或减少心理障碍的发生;一级预防也称初级预防,初级预防是真正的预防,是最积极、最主动的预防
二级预防	事件	指在临床所见的潜伏期(亚临床期)为了阻止或延缓病情发展而采取的措施,又称三早预防,包括早期发现、早期诊断、早期治疗
科室	组织机构	指出现该临床所见时,建议去医院就诊的科室

属性	值域	定义
并发症	临床所见	指临床所见或操作的发展过程中引起某种临床所见的发生,后者即为前者的并发症;后者可以由前者引起,也可以由其他原因引起,既可以同时发生也可以先后发生
治疗方式	操作或事件	指临床所见所适用的治疗方法,如放疗、化疗、手术等
出院标准	文本	指临床路径中所规定的患者可以出院的标准
诊断相关检查	观测操作	指诊断相关疾病所需要的相关操作和检查
治疗方案	事件	指治疗相关临床所见所采用的治疗方案
症状	临床所见	指该疾病患者主观感受到不适或痛苦的异常感觉或某些客观病态改变
常见症状	临床所见	指该疾病患者常见的主观感受到不适或痛苦的异常感觉或某些客观病态改变
少见症状	临床所见	指该疾病患者少见的主观感受到不适或痛苦的异常感觉或某些客观病态改变
体征	临床所见	指医生客观检查到的该病患者身体方面的异常改变
常见体征	临床所见	指医生客观检查到的该病患者常见的身体方面的异常改变
少见体征	临床所见	指医生客观检查到的该病患者少见的身体方面的异常改变
常伴发……	临床所见	指通常容易与该疾病伴发的疾病
发展为……	临床所见	指疾病进展为另一种更加严重的状态
分型	临床所见	指根据一些标准可以将疾病分为不同的类型
分型分期标准	文本	指被定义为此种类型疾病的标准
危险因素	临床所见或操作或药品或物质或生物或事件或物理能量	指促进特定疾病发生发展的因素,可能是疾病的致病因素或条件,也可能是该疾病的一个环节
遗传方式	文本	指疾病遗传的方式
一线治疗	操作	指在临床上最常用、首先选择或标准选择的治疗方式,一般经临床长期应用证明安全且有效
预防用药	药品	指预先服用可以防止或减少该疾病发生的药物
治疗相关检查	观测操作	指治疗该疾病需要做的相关检查和操作
体格检查	观测操作	指诊断或治疗该疾病所需要做的体格检查
实验室检查	观测操作	指诊断或治疗该疾病所需要做的实验室检查
辅助检查	观测操作	指诊断或治疗该疾病所需要做的辅助检查
随访复查	观测操作	指疾病随访时需要复查的检查项目
潜伏期	文本	指一般疾病在发展过程中的一定阶段,这一阶段是从致病刺激物侵入机体或对机体发生作用起,到机体出现反应或开始呈现症状时止
病原学检查	观测操作	指使用各种方法检测人体内细菌、病毒、真菌以及寄生虫的感染情况

属性	值域	定义
血清学检查	观测操作	指通过免疫手段,对血清中各种抗体或物质浓度进行检查的操作
早期预警指标	文本	指疾病早期需要监测的指标,以减少疾病进一步加重或恶化
治疗场所	文本	指疾病必需治疗的地点
一般治疗	操作或事件	指疾病必需的基础治疗的操作
病情监测	操作	指对疾病的病情进行监测时所需要做的操作
抗病毒治疗	操作或药品或事件	指通过药物制剂来抑制病毒复制,并最终清除病毒,能够控制病情进展的一类治疗方案
免疫治疗	操作或药品或事件	是指针对机体低下或亢进的免疫状态,人为增强或抑制机体的免疫功能以达到治疗疾病目的的治疗方法
护理操作	操作	指对该疾病的患者进行护理时所需做的详细操作
护理方案	事件	指对该疾病的患者进行护理时所需做的护理方案
出院后注意事项	文本	指该疾病的患者出院后应注意的事项
临床预警指标	文本	指疾病病程中需要监测的指标,以减少疾病进一步加重或恶化
转出重症病房标准	文本	指该疾病的患者可以从重症病房转出的标准
后遗症	临床所见	指疾病病情基本好转后遗留下来的某种组织、器官的缺损或者功能上的障碍
禁忌药物	药品	指在一些情况下为了确保疗效、安全用药、避免毒副作用的产生,应禁忌的药物
康复治疗	操作	指促使损伤、疾病、发育缺陷等致残因素造成的身心功能障碍或残疾恢复正常或接近正常
分期	临床所见	指根据一些标准可以将疾病分为不同的时期
传播媒介	生物	指能够在人和人之间或者从动物到人传播传染性病原体的生物体
多发季节	文本	指疾病在某一个季节或时期多发
隔离期	文本	指将患者或病原携带者妥善地安排在指定的隔离单位,暂时与人群隔离,积极进行治疗、护理,并对具有传染性的分泌物、排泄物、用具等进行必要的消毒处理,实行这一系列防止病原体向外扩散的医疗措施的时长
接触者检疫	文本	指对和传染病患者或病原携带者有接触的潜在感染风险人员的检疫时间,以及所必要的医学检查、卫生检查和必要的卫生处理等

(3) 操作:表示为诊断、预防、治疗疾病或改善身体功能所采取的操作、方法或技术。操作本体相关属性见表4-2。

表 4-2 操作本体相关属性表

属性	定义
是……组成部分	表示身体结构和细胞结构内部的整体与部分关系,如"肝下缘"是"全肝膈面"的组成部分,"细胞质内桥粒"是"细胞膜"的组成部分
发生于……期间	表示一个临床所见或操作发生在某个生命周期时间段内或某个操作期间,如"新生儿黄疸"发生于"新生儿时期"
操作部位	表示一种操作所作用的身体部位,如"神经牵伸术"操作部位是"神经"
操作形态学改变	表示所描述的操作涉及的形态学变化,如"膀胱外翻修补术"操作形态学改变是"外翻"
使用的器械	表示被用来执行某种医疗操作时采用的设备或工具,且是此操作关注的重点设备,如"食管扩张术"使用的器械是"探条"
使用的通路器械	表示用来接近操作部位的设备或工具,如"腹腔镜下膀胱周围粘连松解术"使用的通路器械是"腹腔镜"
植介入器械	表示在医疗操作过程中关注的植入性、介入性医疗器械,如"全膝人工关节置换联合截骨术"的植介入医疗器械是"人工膝关节"
目标物质	表示操作过程关注的直接作用的物质或药物,如"肱骨移植术"目标物质是"骨移植物","白血病化疗药物鞘内注射"目标物质是"化疗药物"
辅助性物质	表示操作过程中用于辅助执行操作的相关物质,如"眼眶切开术伴有骨瓣"辅助性物质是"骨组织瓣"
入路	表示一个医疗操作的路径,如"腹腔镜多段大肠切除术"的入路是"经皮穿刺内镜下入路"
操作方法	表示为了完成某个操作所采取的动作,如"大肠 - 大肠吻合术"的操作方法是"吻合术"
给药途径	表示药物和人体接触作用的途径,如"吸入给药"的给药途径是"吸入"
使用的能量	表示进行某项操作过程中使用的物理能量,如"用放射疗法的脉络膜视网膜病损破坏术"使用的能量是"辐射"
操作条件	表示进行某项操作时需要遵循的特定条件,如"餐后血糖测量"操作条件是"餐后"
适用人群	指适宜用于具有一些相同特征的人群
禁忌人群	指不适宜或者被禁止应用于具有一些相同特征的人群
注意事项	指执行某种操作或使用药物时,患者有应注意的相关事项
适应证	指药物或操作适用于某种疾病症状(或证候)等情况
禁忌证	指药物或操作不适宜或被禁止应用于某些疾病或体征等情况,使用后可引起严重不良后果
不良反应	指正常使用操作或药物进行预防、诊断或治疗疾病过程中,发生与治疗目的无关的有害反应
优先级别	指操作的优先等级
操作重心	指操作所关注的疾病或症状
操作意图	指操作的意图是治疗、预防、诊断等
操作分期	指操作的具体分期次数(如首次、二次)

属性	定义
最佳操作时间	指操作的最优执行时间
物质来源	指操作过程中相关物质的来源
操作步骤	指执行操作时的步骤和流程
操作前检查	指在操作前应当进行的相关检查操作
麻醉说明	指需要进行麻醉的操作,对麻醉相关事项的说明
麻醉方式	指需要进行麻醉的操作,对患者进行麻醉的方式
麻醉用药	指需要进行麻醉的操作,可选用的麻醉药品
操作后饮食类型	指执行操作后,建议患者遵循的饮食类型
并发症	指临床所见或操作的发展过程中引起某种临床所见的发生,后者即为前者的并发症;后者可以由前者引起,也可以由其他原因引起,既可以同时发生也可以先后发生

(4)药品:指由生产厂家生产的药物制剂及其名称,通常包括物质类型、药效强度和服用形式等。药品本体相关属性见表4-3。

表4-3　药品本体相关属性表

属性	定义
给药途径	表示药物和人体接触作用的途径,如"吸入给药"的给药途径是"吸入"
有效成分	表示药品中对生物体代谢或者化学反应起作用的成分,如"穿心莲片"的有效成分是"穿心莲"
批准文号	表示国家药品监督管理局批准药品生产企业生产药品的文号,是药品生产合法性的重要标志,如"必存"有批准文号"国药准字 H20031342"
药品本位码	表示用于唯一标识按照药品注册管理办法批准上市的与特定生产企业、药品名称、剂型、制剂规格等信息对应的药品编码,如"必存"有药品本位码"86901594000387"
生产厂家	表示生产药品的企业,如"拜阿司匹林肠溶片"的生产厂家是"拜耳"
剂型	表示药物的形态,如"葡萄糖注射液"的剂型是"注射液","氟氢可的松乳膏"的剂型是"乳膏"
分子规格单位	表示药品规格在分子上的单位,如"氯雷他定糖浆 10mg/10mL"的分子规格单位是"mg"
分母规格单位	表示药品规格在分母上的单位,如"氯雷他定糖浆 10mg/10mL"的分母规格单位是"mL"
分子规格数值	表示药品规格在分子上的数值,如"氯雷他定糖浆 10mg/10mL"的分子规格数值是"10"
分母规格数值	表示药品规格在分母上的数值,如"氯雷他定糖浆 10mg/10mL"的分母规格数值是"10"
规格成分	表示说明药品规格时针对的成分,如"注射用培美曲塞二钠 50mg(以培美曲塞计)"的规格成分是"培美曲塞"
适用人群	指适宜用于具有一些相同特征的人群

属性	定义
禁忌人群	指不适宜或者被禁止应用于具有一些相同特征的人群
药物成分	指药品制造中所使用的任何一种物质或物质的混合物
药理作用	指药品与生物体相互作用的规律及对生物体的影响,包括在体内吸收、分解、代谢和排泄等过程
药物毒理	指根据药物的理化特性,运用毒理学原理和方法,对药物进行全面系统的安全性评价并阐明其毒性作用机制
药代动力学	药物在体内吸收、分布、生物转化和排泄等过程,及药物效应和血药浓度随时间消长的规律
理化性状	指物理性质和化学性质,物理性质包括熔沸点、常温下的状态、颜色等,化学性质包括酸碱度等
药物相互作用	指同时或在一定时间内先后服用其他药物后产生的一些复合效应,可使药效加强或副作用减轻,也可使药效减弱或出现不应有的毒副作用
相加作用	指与其他药物联合应用所产生的效应等于或接近分别应用所产生的效应之和,联用两种作用于同一部位或受体且作用相同的药物,多呈相加作用,凡能产生相加作用的两药联用时,两药均应减量,否则可引起药物中毒
协同作用	指与其他药物联合应用时,会达到彼此效应增强的效果
拮抗作用	指与其他药物联合应用后,使得产生的效应减弱或消失,多数情况下不宜配对使用
配伍禁忌	指药物在体外配伍直接发生物理性或化学性的相互作用而影响药物疗效或引起毒性反应的现象
化学配伍禁忌	指药物在体外配伍直接发生化学性的相互作用而影响药物疗效或引起毒性反应的现象
物理配伍禁忌	指药物在体外配伍直接发生物理性的相互作用而影响药物疗效或引起毒性反应的现象
注意事项	指执行某种操作或使用药物时,患者应注意的相关事项
特殊用药说明	指对于特殊情况或人群用药的注释说明,包括孕妇和哺乳期妇女用药、老年人用药、儿童用药等说明
用法用量	指使用药物时,药物的使用或服用方法,以及药物一定时间内服用的数量
剂量值	指使用药物时,每次用药的剂量
剂量单位	指使用药物时,每次用药剂量的单位
用药频次	指使用药物时,一定时间内用药的频率和次数
用药时间	指使用药物时,每次给药的时间
用药间隔	指使用药物时,两次用药之间应当间隔的时长
用药疗程	指使用药物时,针对病情经推荐用药多长时间后作为一个疗程
用药目的	指用药的最终目标,是治疗或缓解症状还是预防相关疾病等
贮藏	指药品在储存过程中的要求

属性	定义
包装	指药品的包装说明
有效期	指药品按规定方法存储的有效日期
执行标准	指企业在生产药品过程中所遵守的国家、行业、地方或企业标准
药品分类标签	指药品在《处方药与非处方药分类管理办法(试行)》中的分类
国家基本药物目录	指药品所在的国家基本药物目录
适应证	指药物或操作适用于某种疾病症状(或证候)等情况
禁忌证	指药物或操作不适宜或被禁止应用于某些疾病或体征等情况,使用后可引起严重不良后果
不良反应	指按正常使用操作或药物进行预防、诊断或治疗疾病过程中,发生与治疗目的无关的有害反应
常见不良反应	指该药物常见的不良反应
少见不良反应	指该药物较少见的不良反应
过敏反应	指该药物易引发的过敏反应
剂量	指使用药物的组成剂量
处方来源	指该药品处方的循证文献出处
医保支付类别	指药品在各地医保目录中的报销类别
慎用	指服用此药时要小心谨慎。服用之后,仍要细心地观察有无不良反应,如有就必须立即停止服用,如没有则可继续使用
慎用人群	指该类人群服用此药时要小心谨慎。服用之后,仍要细心地观察有无不良反应,如有就必须立即停止服用,如没有则可继续使用

2. **医学本体构建方法**　医学本体作为一种领域本体,其构建方法同其他领域本体的构建方法类似。目前常见的本体构建方法有以下 7 种:METHONTOLOGY 法、"骨架"法、评价法又称 TOVE (Toronto virtual enterprise,多伦多虚拟企业) 法、KAC-TUS (modeling knowledge about complex technical systems for multiple use) 工程法以及 SENSUS 法、IDEF5 法、斯坦福大学开发的七步法。

科研大数据平台建设中,采用斯坦福大学的本体构建 7 步法来进行医学本体的创建。

(1) 第一步确定本体的领域和范围:科研大数据平台建设团队在充分沟通需求的前提下,确定本体构建的目标和范围,明确领域本体构建的目标以及所包括知识范围,从而明确本体构建为领域研究所带来的益处,这应该是本体构建过程中最首要考虑的问题。为了确定域的范围,可以使用本体能力分析方法,即通过一系列问题的设计,来完成本体构建的定域问题。例如,待构建本体需要解决的实际问题是什么(如疾病用药相关的知识体系)。

(2) 第二步考虑重用现有的本体:本体的特征之一是可共享和可重用,检查可扩展和可重用的现有本体,是确保可以实现本体这一特征的重要步骤。重用现有的本体还可以提高本体构建的效率。同时,扩展后的本体还可以随时更新。更重要的是重用现有本体的架构基础也是本体重用和提高本体建设效率的关键方法。

（3）第三步列举本体中的重要术语：确定所构建本体中涉及的概念，列出该领域中的所有重要术语，收集概念、语义、属性、示例等，并在排序后建立概念摘要表。核心概念词典作为概念模型的等级概念，必须具有明确性，并满足涵盖整个目标领域知识的要求。通过对医学术语集的引用和医院本体需求的沟通，明确本体术语的来源和定义。

（4）第四步定义类和层次结构：通过充分的需求分析，科研大数据平台建设团队可依据具体需求、医学术语表等标准和知识，整理出医学相关概念，并分析概念之间的可能关系，包括显式关系和隐式关系。可通过自上而下的方法来建立概念分类的层次关系。

（5）第五步定义属性：概念的两个属性分别为描述其结构信息的数据属性和描述概念之间关系的对象属性。每个属性都有其属性名称，该名称决定其描述的类，定义类和创建属性的过程是本体的表示过程。基于本体论，在充分沟通需求的基础上，科研大数据平台建设团队定义类的属性。

（6）第六步定义属性关联：属性既可以是描述性片段也可以是本体中的概念，为了定义这种属性与概念之间的关联关系，就需要有定义属性关联的过程。基于本体论，在充分沟通需求的基础上，由科研大数据平台建设团队定义属性关联。

（7）第七步本体评估与扩充：在初步构建本体之后，可对其进行评估和改进。

四、数据治理

（一）数据治理流程

平台具有专业的医疗数据自动化治理能力，涵盖结构化数据治理及非结构化数据治理能力，并提供统一工作流调度功能，支撑对治理工作全流程的管理、监控能力，还可满足医疗各领域的数据处理加工、分析挖掘需求，为丰富的专病科研等数据使用场景提供标准化、高质量数据。数据治理业务流程见图4-1。

1. 临床科研人员首先通过线下沟通的方式，向数据治理人员提出数据治理需求。

2. 数据治理人员接到数据治理需求后，结合实际数据，经过多方讨论，制定合适的治理方案。

3. 标准人员根据数据治理方案，查看标准和文献，设计数据元、数据模型等数据治理标准。

4. 标准人员通过查阅国家标准、行业标准和院内标准，设计各类主数据标准。

5. 治理人员根据设计好的主数据标准，开始进行标准值码转换工作，将医院内的科室、费用分类、诊断、手术、检验、检查、药品等原始数据，统一转化为符合主数据标准的术语字典并建立映射关系。

6. 治理人员根据设计好的标准数据模型，进行数据映射转换工作，将各个医院的数据表结构进行标准化映射，并进行统一存储和管理。

7. 治理人员开始进行医学电子文本段落拆解工作，将院内的电子病历文书进行拆解，从出入院记录、病程等病历中拆解出符合标准的"一诉五史"、入院情况、出院情况等段落。

8. 治理人员开始进行影像索引生成工作，通过分析影像数据库及影像文件将各类影像DICOM文件进行索引化，支持在大数据平台内进行查看调阅。

9. 治理人员开始进行患者主索引生成工作，将医疗数据、影像数据、物联网数据等进行全域统一主索引生成，实现各类患者信息数据的串联。

需求单位	治理单位	支持单位

开始

提出治理
需求

治理需求
接收

治理需求
分析

治理方案
编制

治理任务
下发

治理标准数
据制定

主数据制定

标准值码
转换

数据映射
整合

医学文本
分段

知识图谱
管理

影像索引
生成

患者主索引
生成

数据质控

数据发布
交付

结束

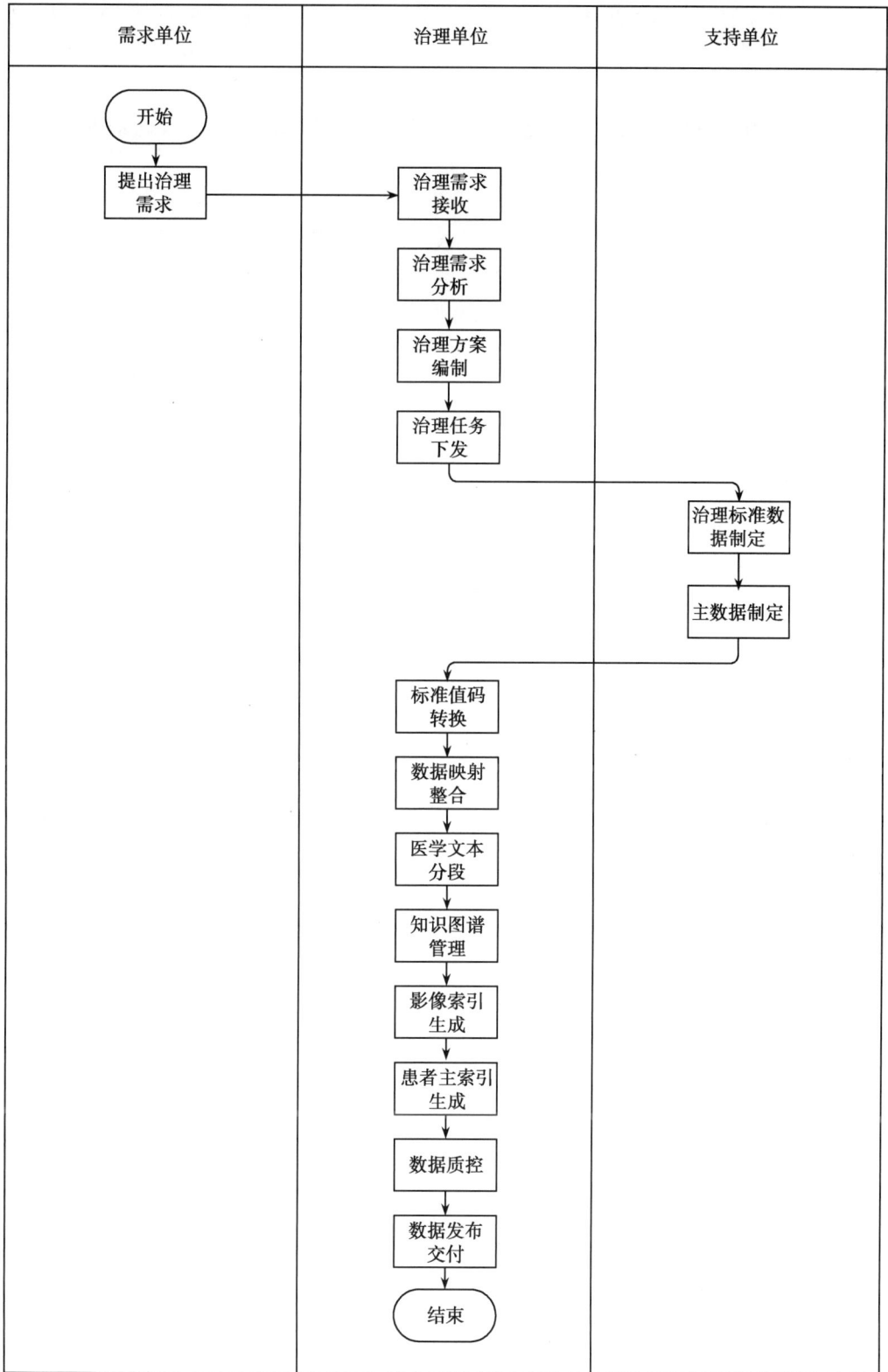

图 4-1　数据治理业务流程

10. 治理人员对已经完成患者主索引构建的标准数据,进行医学电子文本特征提取工作,例如从个人史中提取吸烟、饮酒等信息,从既往史中提取肺癌、肝癌等各类既往疾病特征,进一步形成肺癌、肝癌等专病库。

11. 治理人员对已经完成数据治理的数据进行数据质控,数据质控在之前的每一个步骤中都有涉及,在此处会进行全面质控。

12. 医学支持人员基于已经产生的标准数据和主题数据,进行知识图谱的构建。

13. 数据治理部门和支持部门将最终完成的治理数据和知识图谱交付临床科研人员。

(二) 数据治理方法

1. 结构化数据治理 在结构化数据治理方面,提供数据标准管理、数据汇聚映射、患者主索引、标准值码转换、数据质控等模块,其具体治理过程如下。

(1) 数据标准制定。

(2) 根据相关标准和文献,参考实际样例数据,设计数据元、数据模型和值域字典。

(3) 数据映射整合。

(4) 根据数据标准进行数据表的建立和映射脚本编写。

(5) 患者主索引建立。

(6) 数据治理人员设计 EMPID 匹配算法,通过任务管理方式,选择数据来源和匹配算法,进行患者主索引计算任务。

(7) 标准值码转换。

(8) 通过转换工具对手术、诊断等标准编码进行转换归一。

(9) 医疗数据质控。

(10) 对数据进行完整性、关联性、连续性、唯一性、一致性、准确性多维度的质控,并对质控发现的问题进行整改。

2. 非结构化数据治理 在非结构化数据治理方面,提供医学文本结构化模块,支撑医学文本分段、结构化特征提取等非结构化数据治理功能。同时可基于预标注模型的 AI 数据标注、机器学习的文本结构化模型训练、结果提取、结果审核及数据导入导出等工具,形成数据标注与模型训练的闭环,不断提升医学文本结构化模型的性能;提供医学知识图谱构建模块,支撑医学本体设计、医学知识抽取、实体、属性与关系管理、知识来源管理、知识图谱构建及知识图谱管理能力,协助医学人员快速、方便地构建支撑上层应用的医学知识图谱,并根据需求不断扩展与更新。其具体治理过程如下。

(1) 电子病历段落拆解:智能解析原始病历,高效辅助完成初步治理。利用人工智能技术,结合千万量级的医学知识图谱,对 XML、HTML、Word、PDF、TXT 等多种数据格式的病历进行智能解析,并对结果进行质控。质控合格的解析结果按医院制定的数据标准进行存储,实现非结构化数据 - 电子病历文本的初步治理。

(2) 电子病历变量抽取:按需自动抽取医学变量,为电子病历的深度利用提供支撑。利用自然语言处理(natural language processing,NLP)、实体连接、知识图谱等先进技术,协助数据治理工程师编写变量提取规则,对特定病历文本进行自动、个性化解析,生成期望的医学变量,为后续的科研、产品等相关工作做好数据准备。全程可调试、可质控、易复用,可支持专病库、患者招募等多种业务应用的数据需求。

(3) 建立医学影像、组学索引:主要针对医疗大数据治理中台收集的海量影像数据进行治理,以便充分了解影像的数据质量、提升影像数据的检索效率、拓展影像数据的利用价值,为后续的影像数据关联、影像标注数据集构建打好基础。

（4）医疗数据质控：数据的质控和清洗。数据清洗是整个临床科研数据分析过程中不可缺少的一个环节，其结果质量直接关系到后续所有相关研究的模型效果和最终结论。数据清洗包括对数据的完整性、一致性、合法性、正确性等的质控，并且需按照一定规则转化成统一标准。例如，当数据包含不同量纲的多种变量时，数值间的差别可能很大。归一化将数据按比例缩放，使之落入一个小的特定区间；去除数据的单位限制，将其转化为无量纲的纯数值，便于不同单位或量级的指标能够进行比较和加权。经过清洗后的数据才可以用于后续的统计分析。

认知智能是一个经济术语，是指机器具有主动思考和理解的能力，不用人类事先编程就可以实现自我学习、有目的推理并与人类自然交互。人类有语言，才有概念、推理，所以概念、意识、观念等都是人类认知智能的表现，机器想要实现以上能力还有漫长的路需要探索。而认知智能与医学数据的结合，则形成医学数据智能认知，具体体现在通过深度学习框架、NLP网络模型、知识图谱，构建能够理解医学文本数据、并能自动从中获取相关医学知识和概念的能力，包括但不限于医学事件自动识别、医学文本自动结构化、医学术语智能编码等。

医学数据智能认知的技术路线如图4-2所示。

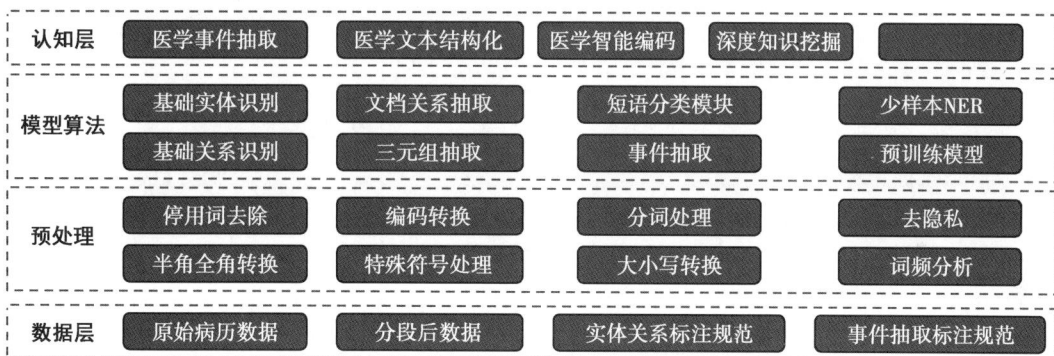

图4-2　医学数据智能认知技术路线

1. **数据层**　使用XML解析等算法对原始的电子病历进行初步解析，使其变成干净、可用的文本数据，在此基础上利用分段算法将原始数据分段；并通过医学本体的设计思路，结合SNOMED CT等医学术语标准，对医学文本中的实体、关系和事件进行初步规范和定义。

2. **预处理层**　利用拼音特征算法、字型特征算法、N-Gram算法、TF-IDF算法等多种技术对医学文本进行预处理，包括去除无意义的字符，识别未处理的XML标签、大小写转换、分词等，形成后续NLP模型算法可使用的数据。

3. **模型算法层**　利用Transformers、LSTM、CRF、PCNN等多种技术，构建端对端的深度学习模型，对医学文本进行医学实体识别、关系抽取，可初步抽取出医学文本中关键医学实体，实体包括诊断、手术操作、药品等，关系可包括位置、确诊、治疗等；利用BERT预训练模型、实体链接算法、图匹配算法及医学知识图谱，按照预设的医疗实体Schema，在发现实体的同时补充其属性信息，使其符合标准化的医学表述，从而实现医学事件的（变量）提取。医疗实体属性信息见表4-4。

表 4-4　医疗实体属性信息表

医疗实体类型	属性
疾病	是否发生、时间、主体、部位、特征、程度、大小、是否为既往疾病
症状	是否发生、时间、主体、部位、症状项、核心描述词、特性、发生频率、单次时长、程度、颜色、大小、形态、其他描述、伴随症状
体征	是否发生、时间、主体、部位、症状项、核心描述词、特性、发生频率、单次时长、程度、颜色、大小、形态、其他描述
治疗方法	是否发生、时间、主体、部位
药物	是否发生、时间、主体、部位、给药途径、用药频率、单次剂量、总剂量
手术	是否发生、时间、主体、医院、部位、手术方式
操作	是否发生、时间、主体、部位
检验	是否发生、时间、主体、检验项目、检验指标、检验结果值、检验结果提示、识别名称
检查	是否发生、时间、主体、检查项目、检查指标、检查结果值、部位、特征、程度、颜色、大小、形态、其他描述

4. **认知层**　通过调用底层的模型和算法,可以对复杂的电子病历文本进行自动、个性化解析和认知,包括实现医学事件自动抽取(图 4-3)、医学文本智能结构化(图 4-4)、医学术语智能编码(图 4-5)等,为后续的科研等相关工作做好数据准备。

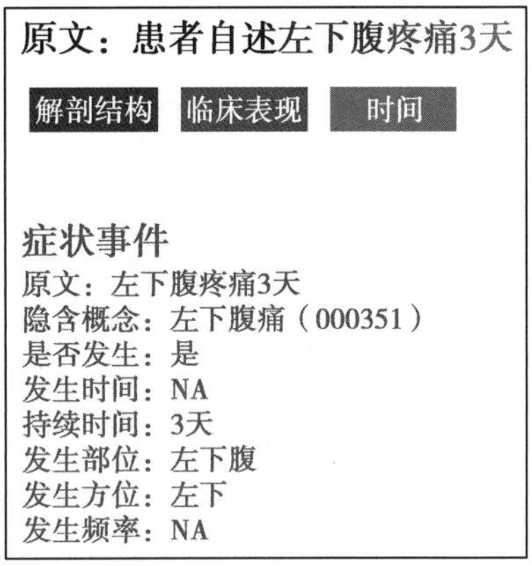

(三)多模态数据治理

1. **文本表单、医学影像、心电报告**　随着大数据时代的到来,医疗数据急剧增长,主要以文本表单、图像、组学等非结构化方法存储,例如入院记录、检查报告、病理报告、影像报告等,这些数据存在于各个系统中,相互独立,且大多为长文本,部分为影像数据,处理与分析都十分困难,无法进行有效查询和利用。这些数据中还包含

图 4-3　医学事件自动抽取

了大量的患者诊疗信息和医生诊疗经验,这些信息的挖掘和使用对临床医学的发展往往有很大的促进作用。医疗大数据中,影像、心电数据占了很大一部分,由于影像数据的产生、存储和利用有相应的系统来管理,形成了信息孤岛,使得影像数据的检索和利用存在较大的不便。如何对医学影像进行采集存储和分析处理,有效提高医学影像和心电数据的利用效率,成为影像数据使用的痛点。多模态数据具有不同的特征和信息,但它们之间存在一定的关联性。因此,利用多模态数据的关联融合技术,通过特征融合、信息融合、关键挖掘、联合建模等几个方面,可以更全面地挖掘数据的信息,提高数据分析和建模效果。

索引构建首先通过特征提取,从影像文件中提取能够描述其特征的信息。影像文件中的特征包括元数据信息、影像像素数据、采集参数等,应选择合适的索引结构来存储和组织影像文件的特征信息。根据影像文件的特点和应用需求,选择合适的索引结构可以提高检索的效率和准确性。最后将提取的特征信息存储到选定的索引结构中,并建立索引文件,这一步通常包括将影像文件中的元数据信息存储到数据库并建立相应的索引。

原始病历

现病史：患者于9个月前劳累后出现腰痛，当时为钝痛，休息后缓解不明显，几天后出现左下肢大腿后侧及内侧疼痛，疼痛较明显，未向远端放射，无下肢麻木及无力等表现，患者即在当地小诊所给予中药热敷，热敷20天左右后腰痛及左下肢疼痛可稍缓解。患者未进一步就诊，一直在家中休息。1个月前，无明显诱因再次出现腰痛并左下肢放射痛，可放射至左踝关节，疼痛较明显，左下肢有酸胀、麻木不适，无无力等表现，疼痛严重时明显影响行走，无右下肢酸麻不适，无大小便功能障碍，无明显的间歇性跛行，未再进一步就诊。患者症状呈进行性加重，为进一步就诊，遂来我院，门诊行MRI检查提示：L4~5、L5~S1椎间盘退变，L4~5椎间盘有脱出表现，硬膜囊及左侧神经根受压，遂以"腰椎间盘突出症"收住我科。病程中患者一般情况可，饮食及二便正常，睡眠欠佳，无明显体重变化。

结构化变量

变量	值
腰痛	True
下肢疼痛	True
间歇性跛行	Null
大便异常	False
小便异常	False
体重减轻	False

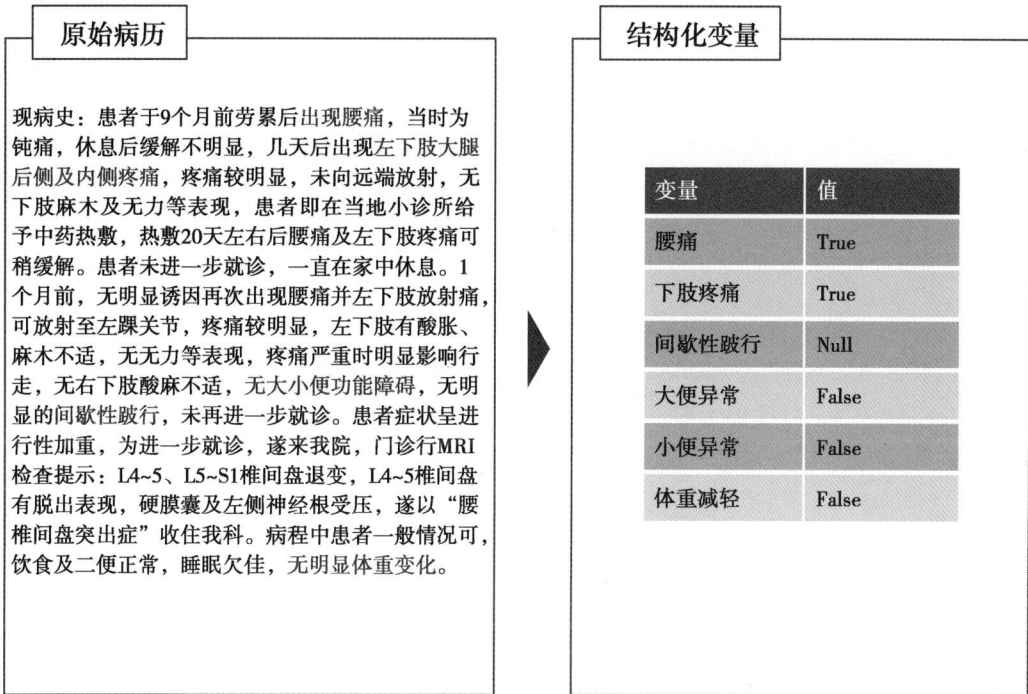

图 4-4 医学文本智能结构化

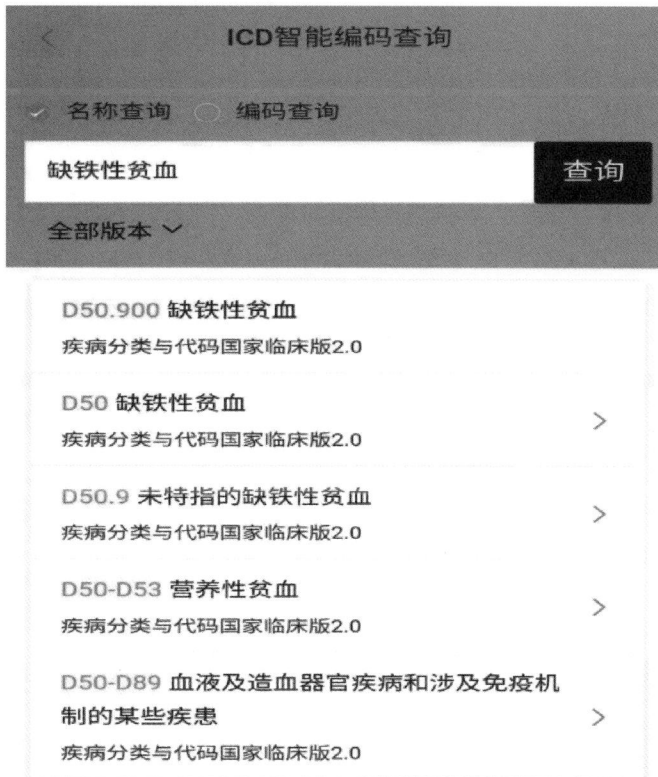

ICD智能编码查询

✓ 名称查询 ○ 编码查询

缺铁性贫血 查询

全部版本 ∨

D50.900 缺铁性贫血
疾病分类与代码国家临床版2.0

D50 缺铁性贫血
疾病分类与代码国家临床版2.0 >

D50.9 未特指的缺铁性贫血
疾病分类与代码国家临床版2.0 >

D50-D53 营养性贫血
疾病分类与代码国家临床版2.0 >

D50-D89 血液及造血器官疾病和涉及免疫机制的某些疾患
疾病分类与代码国家临床版2.0 >

图 4-5 医学术语智能编码

索引构建工具提供影像DICOM文件的解析、影像元数据治理功能和心电序列提取功能。通过对影像、心电数据的治理和检索，可以快速找到相关疾病的影像、心电文件等数据，科研人员可以利用这些影像、心电数据进行分析和研究，从而提高临床科研的效率，促进临床数据的深度挖掘和利用，促进医学图像处理、医学影像辅助诊断和基于医学影像的预后预测等医学影像技术的发展。部分影像索引工具的功能架构图如图4-6所示。

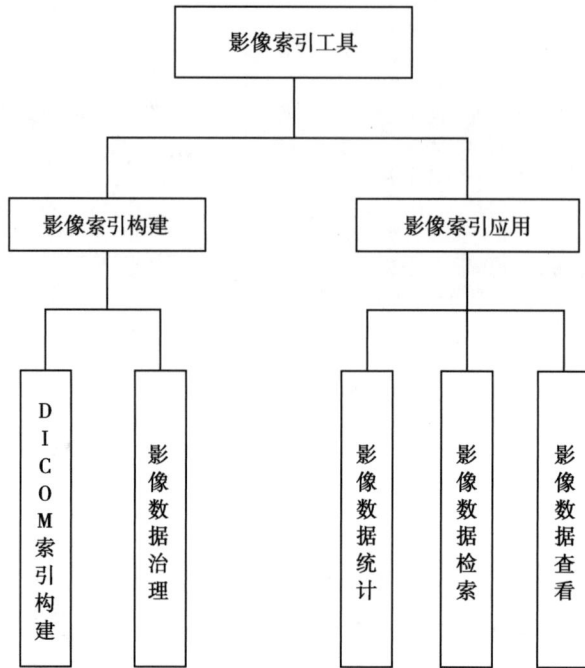

图4-6 影像索引功能架构图

影像索引子系统业务流程见图4-7，具体步骤如下。

（1）数据治理人员对DICOM文件头部信息进行解析。

（2）数据治理人员根据DICOM影像数据解析结果，对影像元数据进行治理，例如对影像的来源医院、设备厂商、解剖部位等进行规范化治理并关联电子病历数据。

（3）数据治理人员通过DICOM数据解析和治理，构建影像索引供用户使用。

（4）用户根据已经生成好的影像索引，查看影像统计，可提供影像数据存储量、影像时间、影像类别、检查部位等维度的统计。

（5）用户使用影像数据检索功能可查询相关影像数据，检索维度包括影像检查类别、年龄、性别等，并支持结果中筛选的功能。

（6）用户对检索结果的影像图片查看预览。

影像索引子系统数据流程见图4-8，具体步骤如下。

（1）DICOM解析：数据治理人员选择待处理的数据，对DICOM文件头部信息进行解析。

（2）影像数据治理：根据DICOM影像数据解析结果，引用治理规范数据集，对影像元数据进行治理，例如对影像的来源医院、设备厂商、解剖部位等进行规范化治理并关联电子病历数据集。

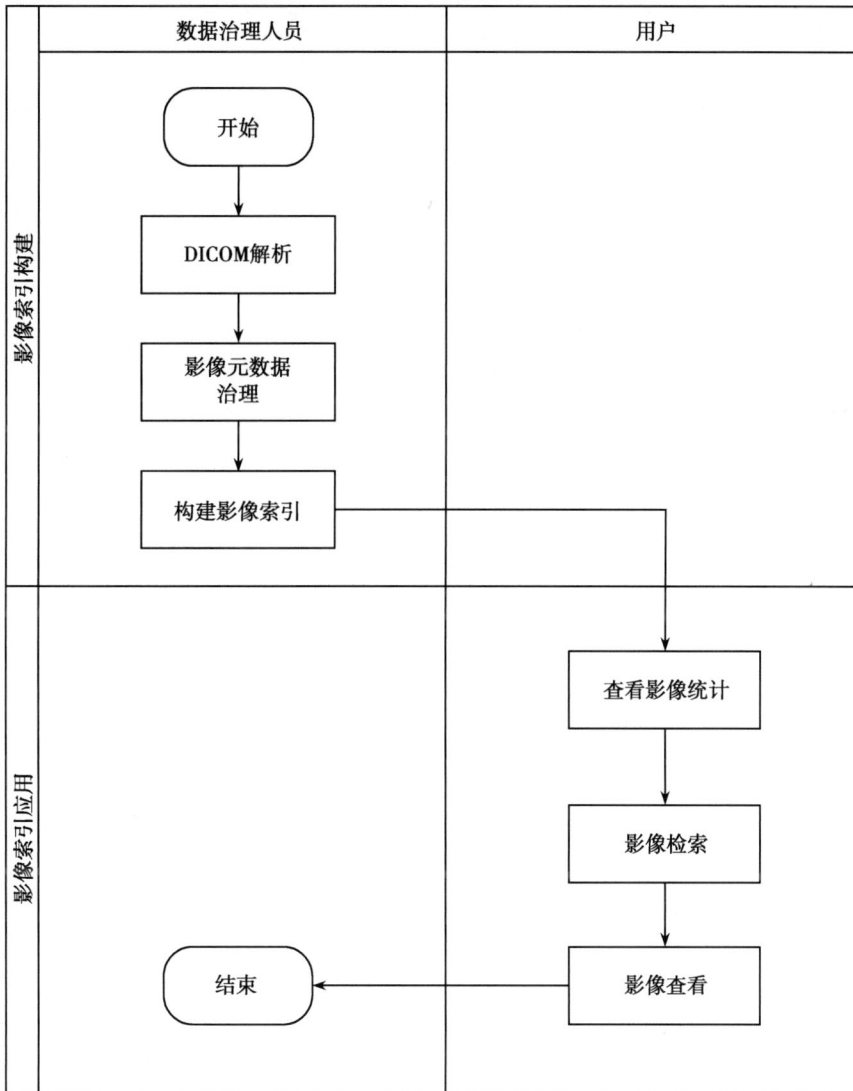

图 4-7　影像索引子系统业务流程

（3）影像索引构建：根据 DICOM 数据解析和治理结果，与电子病历数据集进行整合，生成影像索引数据集。

2. 基因组学数据治理　基因组学与生物样本密切相关，生物样本是获取基因组学数据的重要来源之一。基因组学研究需要使用各种类型的生物样本，包括血液、组织、唾液等，用以提取 DNA 或 RNA 进行测序和分析。有效管理生物样本是确保基因组学研究可靠性和数据质量的关键，涉及样本采集、标记、存储和共享等方面。

实体库管理系统：实体库即生物样本库，指从患者身上采集的血液、组织等样本。实体库管理系统主要用于管理存储设备、样本信息及样本出入库的标准化流程，同时还提供面向临床与科研的转化医学管理平台功能。

基因组学数据管理：即从实体库中取出待测序样本后，进行测序、预处理、变异监测等测序流程，获得变异基因以及变异位点信息。

平台将整合基因组学测序和数据分析一般流程及其常用软件。

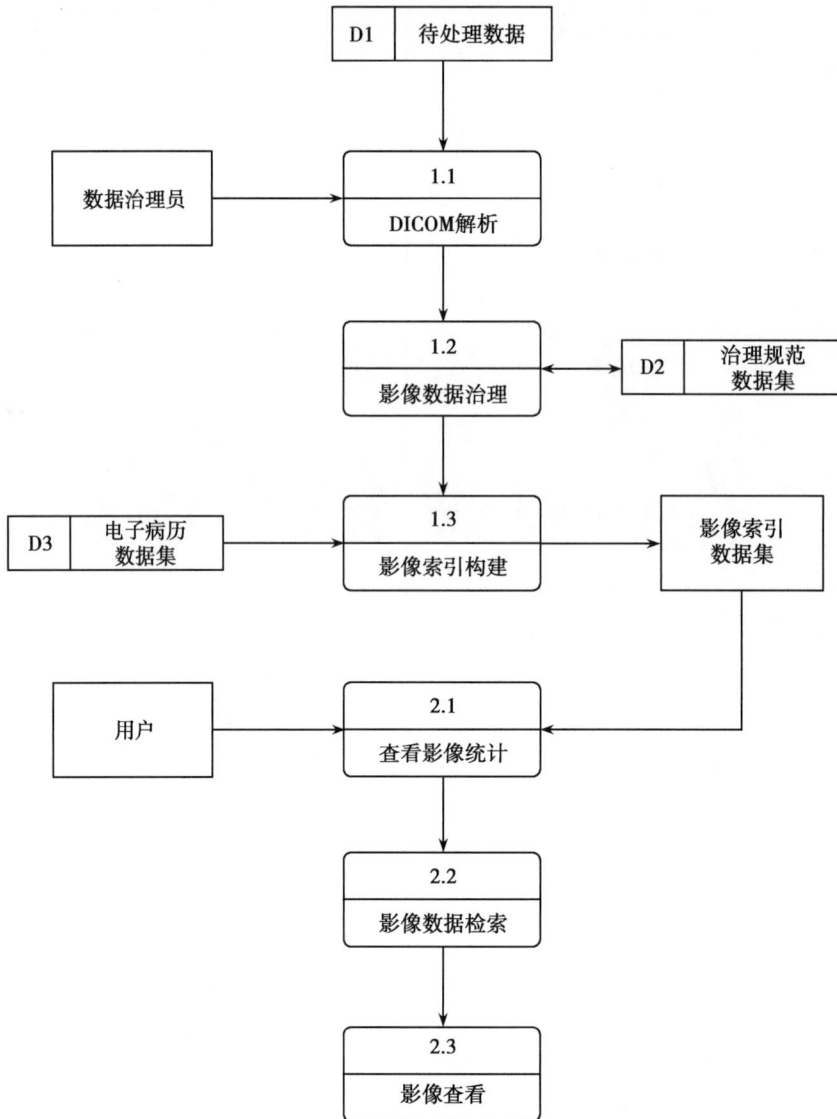

图 4-8　影像索引子系统数据流程

第一步,生物样本上机测序及原始数据质量检查,得到测序结果原始数据。原始数据标准文件是 fastq 格式。fastq 文件包含四行:第一行是序列标识以及描述信息,以"@"开头;第二行是序列;第三行以"+"开头,后面是序列标识符和描述信息;第四行是序列的质量信息。每一个序列都有一个质量评分,根据评分体系的不同,每个字符的含义表示的数字也不相同。

第二步,GC 含量分布检测。对 GC 含量分布的检测用于检测有无 AT、GC 分离。理论上,A 和 T、G 和 C 碱基含量在每个测序循环上应分别相等,且在整个测序过程中稳定不变。而在实际的测序中,由于 DNA 模板扩增偏差及前几个碱基测序质量低等原因,导致每个 Read 前几个碱基有较大波动,这属于正常范围。

第三步,测序深度、覆盖度、比对率检查。当位点的碱基覆盖深度达到 10X 以上,突变率大于 20%,则认为此位点处检测到的 SNP 更为可信。

第四步,数据分析。对于通过质量评价之后的数据,通常的分析流程包括:

(1)数据过滤,过滤掉接头、低质量的 Reads。

(2)序列比对,常用软件 BWA。原理:基于 Burrows Wheeler 转化法,对参考基因组进行压缩并建立索引,再进行比对,然后通过查找和回溯来定位(序列比对中允许一定范围的错配)。

(3)序列排序,去冗余。常用 Samtools 软件,将比对后的 SAM 文件转化为二进制的 BAM 文件。然后使用 Picardtools 软件对 BAM 文件排序,最后使用 Picard-toolkit 软件的 MarkDuplicates 工具去除冗余数据。

(4)变异检测和过滤,通常用 Samtools 软件和 VarScan 软件识别 SNP 和 InDel 检测过滤。

(5)变异的注释,常用软件为 Annovar 工具。注释内容包括突变位置、突变分类(杂合和纯合)、基因名、转录本名、外显子号、蛋白质突变、氨基酸突变、rs 号、1 000 Genome 基因组频率、功能预测模型(SIFT、PolyPhen)、数据库(COSMIC70、ClinVar)等。

基因数据分析的注释结果会形成一个组学数据表,关联患者 ID,加入平台的清洗层。

(四)数据质控

高质量的数据是科研发现的基础,直接影响研究的有效性、可重复性和准确性。若数据存在偏差或错误,可能导致研究结果失真,造成资源浪费,甚至误导科学决策。因此,确保数据的完整性、一致性和准确性是科研工作的关键一环。数据质控通常从以下几个维度展开。

1. **完整性**　确保数据集包含所有必要的信息,没有缺失值或空白字段,这对于后续分析和研究结论的全面性至关重要。

2. **唯一性**　每个数据记录都应该是唯一的,避免重复,这有助于避免分析中的偏差并确保结果的精确度。

3. **关联性**　数据间的内在联系应得到识别和维护,这有助于发现模式和关系,执行复杂的分析任务。

4. **一致性**　数据在整个数据集中的表示形式应一致,包括数据类型、格式和单位等,便于跨数据集进行比较和整合。

5. **有效性**　数据必须符合预定义的有效性标准,如数据类型校验、范围限制和枚举值,以确保数据的正确解释和使用。

6. **准确性**　数据属性值应符合数据定义,这是科研发现可靠性的基础。

7. **时效性**　数据应该足够新,能反映当前的情况或最新的研究状态,特别是在快速变化的领域里。

8. **业务指标**　如覆盖时间范围,数据质控要确保长期跟踪的数据在不同时间点的准确性和连续性。这对于观察性研究和趋势分析尤其重要,因为它们依赖时间序列数据的可靠性来检测变化和模式。

通过这些维度的质量控制,科研大数据平台能够提供高质量、可靠的数据支持,为科学研究和决策提供坚实的基础。

另外,通过数据治理后,数据治理工程师可从技术角度和业务角度评估数据质量,通过完整性、唯一性、关联性、一致性、有效性、准确性、时效性和业务指标等质控维度,分析医院可运营的数据内容情况和数据结构,形成质控规则知识库,出具数据质量评价报告,及时验证数据质量,反馈数据质量,进而提升数据质量。

在制定数据质量管理目标、数据质量规则的过程中,通过查看数据并追溯其相关资产的方式,识别数据质量特性,并将该过程整合进数据资产库,为后续的数据质量评价指标、质量规则库更新、校验规则与方法的制定、资产库的更新迭代提供依据。

1. 数据质量管理目标　数据质量管理是一个持续的过程,为更加有效地进行数据质量管理,应达到以下目标:①建立数据质量管理组织,承担最终质量审查监督职能,质量问题有人负责;②建立完善的数据质量管理规范,质量管理有章可循;③建立质量管理平台,进行质量评估、问题改进系统记录,质量评估有据可查;④建立质量管理绩效体系,针对质量管理进行目标管理,质量考核有人监督。

2. 数据质量管理流程　数据质量控制的核心是建立数据治理体系,实现数据从产生、流转、加工和服务使用的全生命周期管理(图4-9),通过数据标准的贯彻执行,完善数据质量管理,建立数据质量监控处理工作机制,推进数据资产化管理与数据服务,确保数据的有效性、可访问性、高质量、一致性、可审计和安全性。数据质量评估有八要素:完整性、唯一性、关联性、一致性、有效性、准确性、时效性、业务指标。

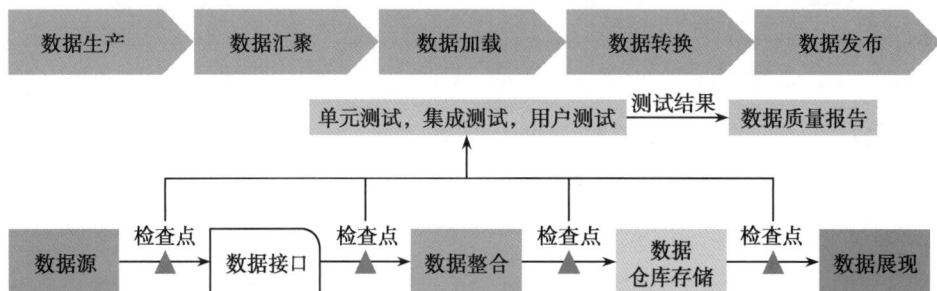

图 4-9　数据质量管理流程

医院数据是医疗业务在信息系统中运行的产物,也是大数据分析、人工智能等医院数据应用的原始材料。数据质量是保证数据应用的基础。

通过开展数据质量管理工作,医院可以获得干净、结构清晰的数据。

数据质量管理业务流程见图4-10,具体步骤如下。

(1)首先由质量保证人员查阅各类文件,结合真实数据,设计质量控制管理流程,并基于不同场景形成对应的质量控制方案。

(2)数据治理生产人员基于智能化数据控制系统,调用相对成熟的质量控制方案进行数据生产自测,并进行排查和分析,数据质量自检完成后,再提测到质量检验人员。

(3)质量检验人员可以基于生产人员自测结果,进行更全面的数据质量检验,待检验完成后,形成数据质量报告,和治理数据协同交付。

数据质量管理数据流程见图4-11,具体步骤如下。

(1)质量控制人员基于待处理数据问题进行特征分析,并查阅标准文献材料,提炼规则,形成质控规则和质控方案。

(2)数据自测/质量检验人员基于形成的质控方案,对待检验数据进行质量检验,在智能化数据质控系统内形成质控结果明细。

(3)数据自测/质量检验人员对系统运行产生的质控结果明细进行问题核查,形成质控结果排查结论。

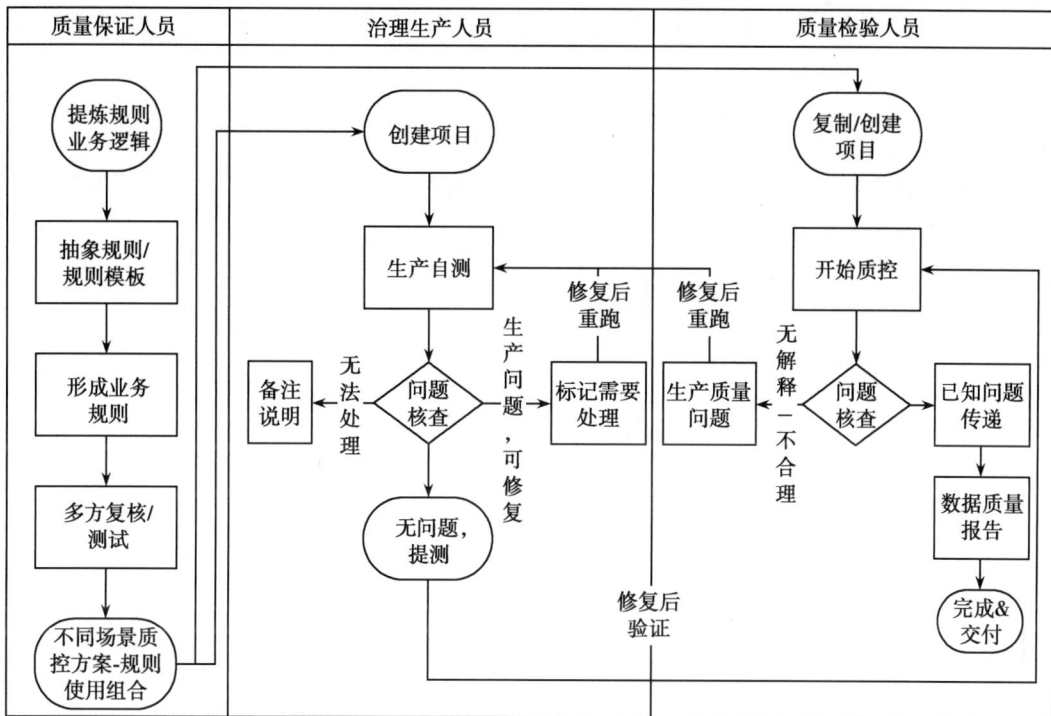

图 4-10　数据质量管理业务流程

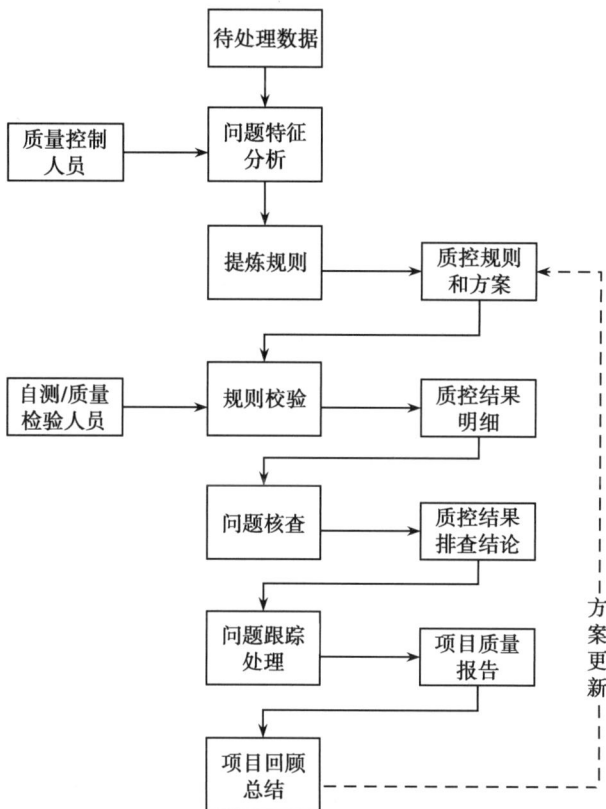

图 4-11　数据质量管理数据流程

（4）数据自测/质量检验人员对形成的质控结果排查结论进行跟踪处理,促进数据质量提升,并形成项目质量报告。

（5）数据质控人员需要定期对质控方案进行回顾性研究,升级质量控制方案,形成PDCA（plan,do,check,action）质量提升环路。

3. 数据质量监控　数据质量监控可分为数据质量的事前预防控制、事中过程控制和事后监督控制。

（1）事前预防控制:建立数据标准化模型,对每个数据元素的业务描述、数据结构、业务规则、质量规则、管理规则、采集规则制定清晰的定义,上述数据质量的校验规则、采集规则本身也是一种数据,在元数据中定义。面对庞大的数据种类和结构,如果没有元数据来描述这些数据,使用者无法准确获取所需信息。通过元数据,数据才能被理解、使用,从而产生价值。构建数据分类和编码体系,形成医疗数据资源目录,从而实现目标数据的快速查找和定位。对于数据质量问题的预防控制,最有效的方法就是找出发生数据质量问题的根本原因并采取相关的解决策略。

确定根本原因:确定引起数据质量问题的相关因素,并区分优先次序,以及为解决这些问题提出具体的建议。

制定和实施改进方案:最终确定关于行动的具体建议和措施,基于这些建议制定并且执行提高方案,预防未来数据质量问题的发生。

（2）事中过程控制:事中数据质量控制是指在数据的维护和使用过程中监控并处理数据质量。通过建立数据质量的流程化控制体系,对数据的新建、变更、采集、加工、装载、应用等各个环节进行流程化控制。数据质量的过程控制,要做好两个强化。

1）强化数据的标准化生产:从数据的源头控制好数据质量,该过程可以采用系统自动化校验和人工干预审核相结合的方式进行管理,数据的新增和变更一方面通过系统进行数据校验,不符合质量规则的数据不允许保留;另一方面采集流程驱动的数据管理模式,数据的新增和变更操作都需要人工进行审核,只有审核通过才能生效。

2）强化数据质量预警机制:对于数据质量边界模糊的数据采用数据质量预警机制。数据质量预警机制是对数据相似性和关联性指标的重要控制方法。针对待管理的数据元素,配置数据相似性算法或数据关联性算法,在数据新增、变更、处理、应用等环节调用预置的数据质量算法,进行相识度或关联性分析,并给出数据分析的结果。数据预警机制常用在业务活动的交易风险控制等场景。

（3）事后监督控制:数据质量问题一旦产生就是"木已成舟",为了避免或降低对业务的影响,需要及时发现问题,数据质量的事后监督控制尤为重要。定期开展数据质量的检查和清洗工作应作为数据质量治理的常态工作来抓。

1）设置数据质量规则:基于数据的元模型配置数据质量规则,即针对不同的数据对象,配置相应的数据质量指标,不限于数据的唯一性、准确性、完整性、一致性、关联性、及时性等。

2）设置数据检查任务:设置成手动执行或定期自动执行的系统任务,通过执行检查任务对存量数据进行检查,形成数据质量问题清单。

3）出具数据质量问题报告:根据数据质量问题清单汇总形成数据质量报告,数据质量报告支持查询、下载等操作。制定并实施数据质量改进方案,进行数据质量问题的处理。

4）评估与考核:通过定期对系统开展全面的数据质量状况评估,从问题率、解决率、解决时效等方面建立评价指标进行整改评估,根据整改优化结果,进行适当的绩效考核。

5）数据质量问题管理：包括问题记录、问题查询、问题分发和问题跟踪。制定问题预警机制，根据数据重要程度及问题数据量、问题产生时长设置问题严重等级，并设置各个等级的预警方式（邮件或短信）、预警内容，当达到预警条件时，系统自动触发告警，管理问题跟踪进度及结果信息。

4. 数据质量核查

（1）构建数据质量规则：整体数据质量将从以下八个维度进行评估。

1）完整性：指数据实体、记录、属性、属性值存在或不存在及数据量、覆盖范围满足业务需求的程度。例如关键字段的填充率、业务时间的覆盖周期、住院业务数据不缺失等。

2）唯一性：指在数据集中任何实体不能重复出现，并且每个唯一实体有一个键值且该键值只指向该实体。例如本次住院标识号、门诊处方号、检查检验报告号等不应重复存在。

3）关联性：指数据实体、记录间的关联关系符合数据标准及业务逻辑。例如检验报告主表与检验报告明细表通过检验报告号关联；存在住院结算信息理应同时有住院就诊信息等。

4）一致性：指同一属性在不同实体存储或同一属性被多次记录描述时，属性值应保持一致。例如同一就诊患者身份证号在不同表里应保持一致；同一次就诊的费用明细表的费用和应与费用主表的总费用一致。

5）有效性：指数据格式（包括数据类型、数值范围、数据长度、精度等）满足数据定义，及从业务逻辑角度判断属性值是否合理。例如身份证号应符合国家规范、年龄数值应在合理范围内、男性不应出现妇科疾病等。

6）准确性：指数据属性值应符合数据定义，主要包括是否符合标准字典值域。例如性别代码应在（0，1，2，9）值域内。

7）时效性：指数据的业务时间与应用获取到数据的时间差，主要包括数据提取、传送、转换、加载、展现的全流程。

8）业务指标：指从覆盖区域/机构范围、覆盖时间范围、数据规模、业务完整度等业务角度进行数据质控。

（2）数据质量规则管理：为便于数据质量规则管理，开发了数据质控工具，对数据质量规则进行统一集中、可视化的操作及管理。数据质量规则须部署在数据质控工具上，该工具的运行环境、配置参数依实际情况设置、调整。制定数据质量规则运行计划和质量规则运行时间点及时间周期，对数据质控工具建立实时监控系统，明确各采集任务的产出时间，自动进行部分数据合规性检查。

数据质控规则筛查出的不合格数据的主键记录存储在表中，并根据新增数据定期将补充完全后满足质控规则的数据删除，合格的数据记录存储到质控结果表中。

（3）数据质量评价报告：根据数据质量管理目标以及各阶段数据质量评估范围，设计数据质量评价报告，数据质量评价报告采用双重审核制，数据治理人员治理完成后提交数据质量评价报告，再由数据质控人员针对数据再次进行数据质控，以便切实全面地反映当前数据质量的实际情况。

质量结果校验方法分为代码校验和人工校验两种。代码校验主要适用于统计类结果校验，通过溯源、抽查原始数据的方法，将质量报告结果与原始数据进行校验。人工校验主要适用于代码校验难以完成的结果校验，例如部分值域异常值引发的原因属于录入错误还是合理异常值,该类数据质量问题需人工甄别,判断是否需要进行再次处理。

5. 数据质量分析

(1) 数据质量问题分析:影响数据质量的因素主要包括技术、业务、管理三个方面,以下从这三方面分析产生数据质量问题的原因。

首先是技术方面的问题,包括数据模型设计质量问题、数据源质量问题、数据采集过程问题、数据传输过程问题、数据装载过程问题、数据存储问题等。数据模型设计的质量问题,例如数据库表结构、数据库约束条件、数据校验规则的设计开发不合理,造成数据录入无法校验或校验不当,引起数据重复、不完整、不准确。数据源质量问题,例如有些数据是从生产系统采集过来的,在生产系统中这些数据就存在重复、不完整、不准确等问题;或采集过程没有对这些问题作清洗处理,这种情况也比较常见。数据采集过程质量问题,例如采集点、采集频率、采集内容、映射关系等采集参数和流程设置不正确,数据采集接口效率低,导致数据采集失败、数据丢失、数据映射和转换失败。数据传输过程质量问题,例如数据接口本身存在问题、数据接口参数配置错误、网络不可靠等都会造成数据传输过程中发生数据质量问题。数据装载过程问题,例如数据清洗规则、数据转换规则、数据装载规则配置存在问题。数据存储质量问题,例如数据存储设计不合理、数据存储能力有限、人为后台调整数据,引起数据丢失、数据无效、数据失真、数据重复。

其次是业务方面的问题,包括业务需求不清晰、业务需求变更、业务的数据输入不规范、数据作假等。业务需求不清晰,例如数据的业务描述、业务规则不清晰,导致技术无法构建合理、正确的数据模型。业务需求变更,这个问题其实对数据质量影响非常大,需求一变,数据模型设计、数据录入、数据采集、数据传输、数据装载、数据存储等环节都会受到影响,稍有不慎就会导致数据质量问题。业务端数据输入不规范,常见的数据录入问题如大小写、全半角、特殊字符等一不小心就会录错。人工录入的数据质量与记录数据的业务人员密切相关,数据录入人员工作严谨、认真,数据质量就相对较好,反之就较差。数据作假问题,操作人员为了提高或降低考核指标,对一些数据进行处理,使得数据真实性无法保证。

最后是管理方面的问题,包括缺乏正确的数据思维、缺乏数据认责机制、缺乏数据规划、缺乏统一的数据输入标准、缺乏数据质量管理机制和数据管控机制等。有些管理者缺乏数据思维,没有认识到数据质量的重要性,重系统而轻数据,认为系统是万能的,数据质量差些也没关系。没有明确数据归口管理部门或岗位,缺乏数据认责机制,出现数据质量问题难以找到负责人。缺乏明确的数据规划,未明确数据质量目标,也没有制定数据质量相关的政策和制度。数据输入规范不统一,不同业务部门、不同时间甚至在处理相同业务时,由于数据输入规范不同,造成数据冲突或矛盾。缺乏有效的数据质量问题处理机制,从数据质量问题的发现、指派、处理到优化,缺乏统一的流程和制度来支持,因此无法形成完整的闭环。缺乏有效的数据管控机制,对历史数据质量检查和新增数据质量校验缺乏明确和有效的控制措施,导致数据质量问题无法得到有效的考核和治理。

(2) 数据价值影响分析:根据数据质量报告中反映的数据质量问题,从数据可用性和数据准确性两方面划分相应的数据质量问题等级,以便后期着力于解决问题较简单、优先级较高的数据质量问题。对每一等级的数据质量问题,需进一步进行数据质量问题描述及剖析,并评估各类问题对业务开展、应用系统运行、后期产品、数据分析、数据挖掘等方面的影响,进一步形成数据质量问题影响分析报告。划分数据质量问题等级,当等级交叉时,需遵循从高原则;当影响扩大时,需遵循升级原则。评估重要表、字段的空值率是否影响表间关联,能否满足当前业务需求。

（3）数据质量问题反馈：在对数据质量问题进行分类分级后，须明确各类数据质量问题上报对象。对由于技术问题引发的数据质量问题可通过内部完善代码，自行调整解决，制定解决方案时也应优先解决该类问题。对由于医院原始数据错误引发的数据质量问题须反馈医院并上报监管部门。

同时，数据质量问题以及对应的解决方案须整理更新到规则库，并归档形成案例、经验和知识的汇总、梳理。既往典型问题反馈也应归档至资产库，以备后续溯源、调用。

对于影响严重、频繁发生的数据质量问题，可考虑在数据汇聚、数据治理过程中形成数据质量问题监控和警报机制，监控和警报可通过邮件将探查到的数据质量问题发送给相关管理人员。

第二节 多模态医疗大数据治理与开发平台建设

一、平台架构体系设计

多模态医疗大数据治理与开发平台的建设对于提升科研大数据治理效率、推动医疗技术创新以及实现医疗健康大数据的深度应用和医疗服务质量的提升具有重要意义。本节将详细介绍一套多模态大数据治理与开发平台的体系架构设计，包括数据资产管理能力建设、数据融合能力建设、数据开发能力建设、数据服务能力建设和数据安全管理能力建设，平台架构示意图见图 4-12。

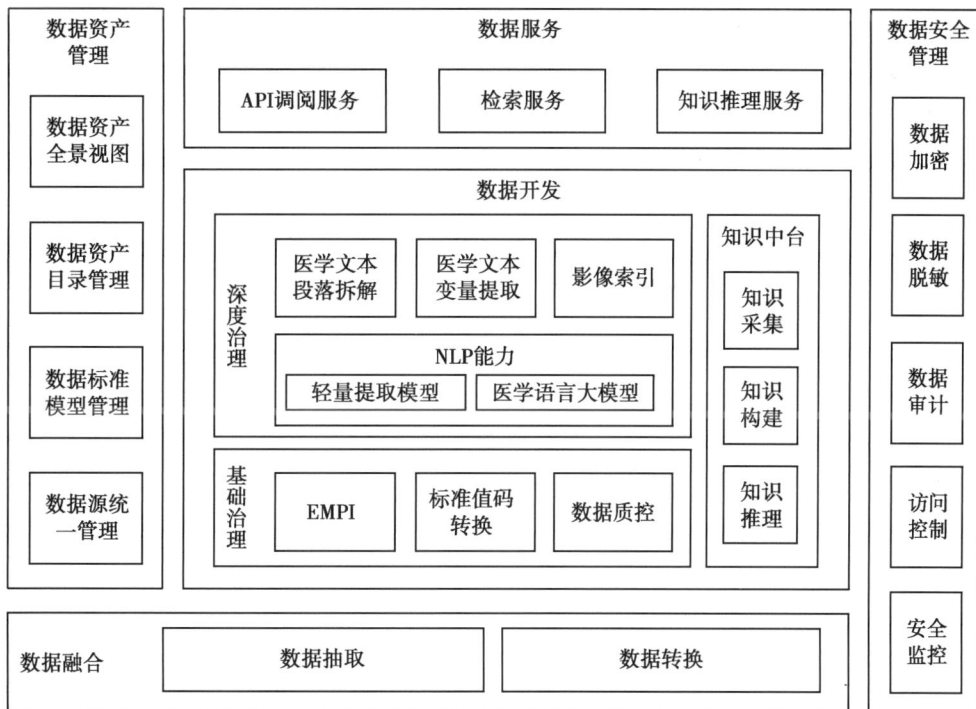

图 4-12 多模态医疗大数据治理与开发平台架构图

（一）数据资产管理能力建设

数据资产管理能力建设是多模态医疗大数据治理与开发平台的核心组成部分。平台需要具备对数据资产全面管理的能力，确保数据资产的有效利用和价值最大化；需要提供数据资产管理工具，支持数据的目录、元数据管理、统计指标管理等，确保数据资产的可追溯性和可管理性。

（二）数据融合能力建设

数据融合能力建设是多模态医疗大数据治理与开发平台的关键能力，平台需要能够实现不同数据源、不同数据格式、不同数据类型数据的融合和集成。

1. 数据抽取　平台需要支持多种数据源的接入，包括结构化数据源、非结构化数据源和半结构化数据源；需要提供数据抽取工具，支持数据的抽取、加载（ETL）等操作，实现不同数据源之间的数据融合和集成。

2. 数据转换　平台需要具备数据转换能力，能够对不同数据格式、不同数据类型的数据进行映射、转换、合并、关联和汇总，实现数据的统一表示和存储。

（三）数据开发能力建设

数据开发能力建设是多模态医疗大数据治理与开发平台的重要能力，平台需要提供丰富的数据开发工具和环境，支持数据的探索、开发和应用。

1. 基础治理　平台需要具备结构化数据治理能力，包括患者主索引（enterprise master patient index，EMPI）、值码管理等，确保结构化数据的准确性和一致性。

2. 深度治理　平台需要具备非结构化数据治理能力，包括文本结构化、影像索引等，实现非结构化数据的挖掘和利用。

3. 数据质控　平台需要具备数据质量控制能力，包括数据清洗、数据验证、数据质量报告等，确保数据的准确性和可靠性。

4. 知识中台服务　平台需要提供知识采集、知识构建、知识推理服务，支持数据的智能化分析和应用。

（四）数据服务能力建设

数据服务能力建设是多模态医疗大数据治理与开发平台的输出能力，平台需要提供丰富、高效、安全的数据服务，满足不同用户和应用的需求。

1. 数据调阅服务　平台需要提供数据调阅服务，支持用户对数据进行浏览、查询、下载等操作，满足用户对数据的访问和利用需求。

2. 数据检索服务　平台需要提供数据检索服务，支持用户对数据进行关键词搜索、条件筛选等操作，帮助用户快速找到所需数据。

3. 知识推理服务　平台需要提供知识推理服务，支持用户对数据进行智能化分析和推理，帮助用户发现数据之间的关联和规律。

（五）数据安全管理能力建设

数据安全管理能力建设是多模态医疗大数据治理与开发平台的基础保障，平台需要提供全面、可靠的数据安全保护措施，确保数据的安全性和隐私性。

1. 数据加密　平台需要对数据进行加密处理，确保数据在存储和传输过程中的安全性。

2. 访问控制　平台需要实施严格的访问控制机制，确保只有授权用户才能访问和操作数据。

3. 审计和监控　平台需要对数据访问和操作进行审计和监控，记录数据访问和操作日志,便于数据安全和合规性管理。

4. **数据脱敏** 平台需要提供数据脱敏功能,对敏感数据进行脱敏处理,确保数据在共享和开放过程中的隐私性。

二、平台功能设计

(一)数据资产管理能力建设

医疗数据是医学发展的重要战略资源,建设一个完整、安全的医疗数据资源共享体系,能够充分挖掘数据资源的价值,实现医疗数据资源的资产化。

数据资产管理作为多模态医疗大数据治理与开发平台的核心组成部分,以数据资产全生命周期为主线建立数据资产治理体系,涵盖数据资产管理核心职能,实现医院数据资产的分发、开放、交换、共享等数据服务以及数据资产管控,促进数据资产的综合利用和价值实现。

数据资产管理一般包括三个层面的内容:一是对数据资源的统一管控,先管理起来并管好,让医院数据更加准确、一致、完整、透明、安全,没有歧义,方便获得,来源统一,降低采集、开发、管理、沟通和使用成本,核心即为数据标准规范的管理;二是数据资源的应用,目的是使医院数据的使用更人性化、易用、快捷、智能,从而提升医院管理层和业务人员根据数据促进管理、业务决策的水平,核心即为数据资产模型管理;三是对数据资源的运营,核心即为数据资产的应用,需要实现医院数据资源的分发、开放、交换、交易、共享等数据对外服务,进而促进数据资源的价值实现。

以下重点介绍数据资产管理能力建设的三个核心方面:分别是医疗大数据标准规范管理、数据资产模型管理、数据资产应用。

1. **数据标准规范管理** 数据标准是对分散在各系统中的数据提供一套统一的数据命名、数据定义、数据类型、赋值规则等定义基准,并且提供运维这套数据标准成果的科学流程。通过数据标准化可以防止用语的混乱使用,维持健康医疗数据模型的一致性,确保数据的正确性、完整性及可用性。

对于健康医疗领域而言,数据标准就是对健康医疗数据的命名、数据类型、长度、业务含义、计算口径、归属部门等定义一套统一的规范,保证各业务系统对数据统一理解、对数据定义和使用的一致性。

数据标准是数据管理的基础性工作,也是数据管理建设中的首要环节。首先,数据标准为数据平台提供统一的数据标准定义和平台逻辑模型。其次,数据标准是数据平台进行数据治理与开发的依据和根本。再次,数据标准是衡量数据平台数据资产运营和管理的评估依据。最后,需要通过数据标准管理的实施,实现对数据平台中全网数据的统一运营管理。

数据标准管理,主要是指开展数据治理使用的各类数据标准的维护工作,并通过数据模型、标准值域、组织机构等对外接口服务为其他功能模块提供系统间的标准对接。数据标准管理覆盖医疗行业所有通用数据元,覆盖医院医疗业务常规数据模型、值域字典、医学术语等;提供数据模型各层级数据血缘关系展示和分析;提供元数据查询检索、数据模型信息检索及版本管理;提供数据元字典及相关标准数据集;提供在线工具构建数据库的逻辑模型和物理模型;提供统一的数据模型,支持对"以患者为中心"的医疗数据的统一管理,内容包括患者主索引、就诊记录、检查检验报告、手术、医嘱、病历、护理、治疗等数据。数据标准管理系统主要由数据元管理、数据元字典管理、数据模型管理、数据血缘、医学术语标准管理组成。

(1)数据元管理:平台设计了数据元查询检索、数据模型信息检索及版本管理模块,提供数据元字典及相关标准数据集。数据元模块支持管理各类标准数据元的功能,包括分版本管理、数据元版本的编辑/发布、对字段等基本信息的维护。

已沉淀的数据元能够覆盖医疗行业所有通用数据元,包括就诊、检查、检验、手术麻醉、电子病历、移动护理、院内管理、病案系统等各类医疗信息系统。

系统提供数据元信息检索及版本管理功能,支持基于数据元版本进行管理,并提供导入、导出、发布/取消发布、增删改查、搜索等功能。

基于数据元管理能力,形成规范的数据元字典,并通过对外接口支持相关标准数据集的构建(图4-13)。

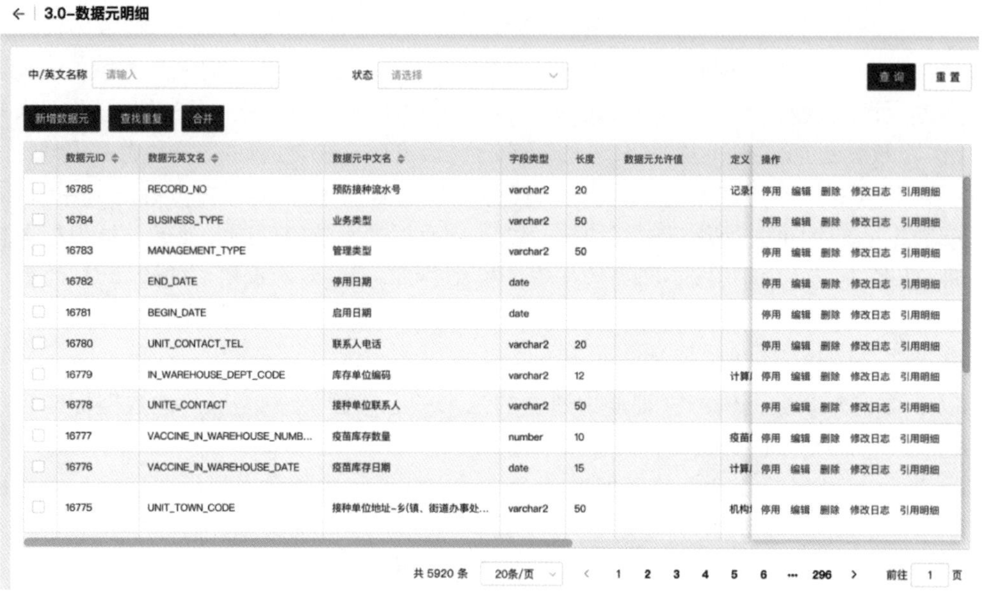

图4-13　医疗大数据标准规范管理数据元

(2) 数据元字典管理:系统提供数据元字典及相关标准数据集,可以支持根据国家行业规范并结合大数据健康医疗行业进行标准管理。目前已经沉淀科室、手术麻醉等级、民族、国籍、性别、检验类型、检查类型、费用分类等超过300种基础字典等,能够覆盖医疗机构、生命组学等医疗业务常规值域字典,帮助实现医疗机构数据标准化处理,实现数据字典的快速标准化(图4-14)。

(3) 数据模型管理

1) 数据模型查询:系统提供在线工具构建数据库的逻辑模型和物理模型。为保证数据标准的普适性,通用数据模型制定需参照集成化医疗卫生企业(integrating the healthcare enterprise,IHE)、卫生信息交换标准(health level 7,HL7)、卫健委电子病历基本架构、医疗信息化架构数据标准等一系列国内外通用标准,并结合数据实际情况,设计了一套健康医疗标准数据集体系,制定出一整套统一的数据模型,支持各业务系统实现对"以患者为中心"的医疗数据的统一管理,内容包括但不限于患者主索引、就诊记录、检查检验报告、手术麻醉、医嘱、电子病历、移动护理、诊疗路径等数据模型。系统提供数据模型信息检索及版本管理功能,能够实现对数据集中的数据元进行查询、修改以及排序功能,支持标准数据集的查询导出和全部导出功能,并提供数据标准对外输出接口。

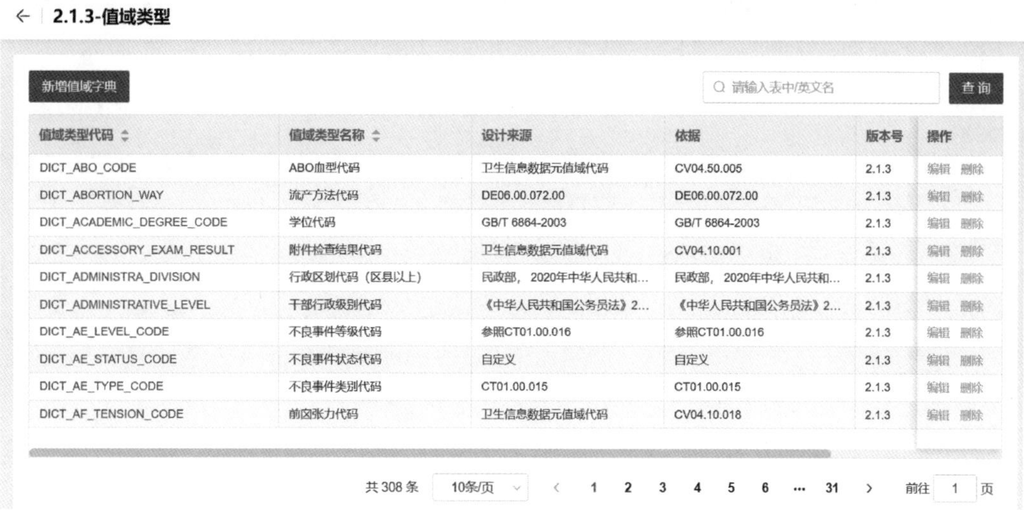

← | 2.1.3-值域类型

值域类型代码 ⇅	值域类型名称 ⇅	设计来源	依据	版本号	操作
DICT_ABO_CODE	ABO血型代码	卫生信息数据元值域代码	CV04.50.005	2.1.3	编辑 删除
DICT_ABORTION_WAY	流产方法代码	DE06.00.072.00	DE06.00.072.00	2.1.3	编辑 删除
DICT_ACADEMIC_DEGREE_CODE	学位代码	GB/T 6864-2003	GB/T 6864-2003	2.1.3	编辑 删除
DICT_ACCESSORY_EXAM_RESULT	附件检查结果代码	卫生信息数据元值域代码	CV04.10.001	2.1.3	编辑 删除
DICT_ADMINISTRA_DIVISION	行政区划代码（区县以上）	民政部，2020年中华人民共和…	民政部，2020年中华人民共和…	2.1.3	编辑 删除
DICT_ADMINISTRATIVE_LEVEL	干部行政级别代码	《中华人民共和国公务员法》2…	《中华人民共和国公务员法》2…	2.1.3	编辑 删除
DICT_AE_LEVEL_CODE	不良事件等级代码	参照CT01.00.016	参照CT01.00.016	2.1.3	编辑 删除
DICT_AE_STATUS_CODE	不良事件状态代码	自定义	自定义	2.1.3	编辑 删除
DICT_AE_TYPE_CODE	不良事件类别代码	CT01.00.015	CT01.00.015	2.1.3	编辑 删除
DICT_AF_TENSION_CODE	前囟张力代码	卫生信息数据元值域代码	CV04.10.018	2.1.3	编辑 删除

共 308 条　10条/页　〈 1 2 3 4 5 6 … 31 〉 前往 1 页

图 4-14　元字段值域字典

2）数据模型构建：通过数据标准管理工具，提供数据集主题、数据集名称、数据集中文名等逻辑模型，以及数据存储格式、长度约束、建表语句等物理模型，实现对数据集的新增功能以及对数据集中的数据集类别管理（图 4-15）。系统提供统一的数据模型，支持对"以患者为中心"的医疗数据的统一管理，内容包括患者主索引、就诊记录、检查检验报告、手术麻醉、医嘱、电子病历、移动护理、诊疗路径等数据。系统提供针对标准集目录和标准集明细的管理功能，支持分层管理能力，目前已经构建的数据分层包括标准层、主题层、应用专题层，未来可根据项目需求进一步扩展。

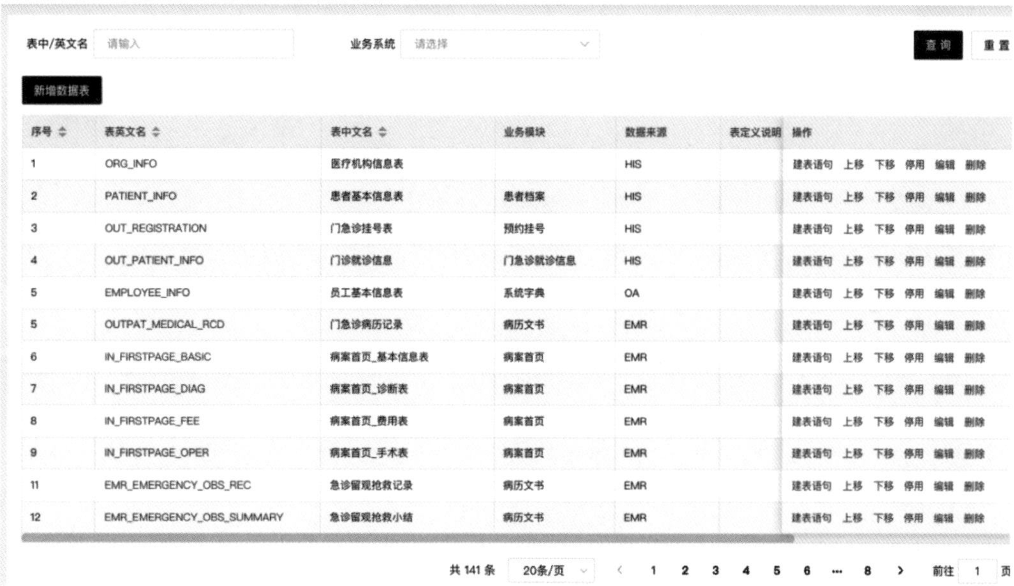

序号	表英文名 ⇅	表中文名 ⇅	业务模块	数据来源	表定义说明	操作
1	ORG_INFO	医疗机构信息表		HIS		建表语句 上移 下移 停用 编辑 删除
2	PATIENT_INFO	患者基本信息表	患者档案	HIS		建表语句 上移 下移 停用 编辑 删除
3	OUT_REGISTRATION	门急诊挂号表	预约挂号	HIS		建表语句 上移 下移 停用 编辑 删除
4	OUT_PATIENT_INFO	门诊就诊信息	门急诊就诊信息	HIS		建表语句 上移 下移 停用 编辑 删除
5	EMPLOYEE_INFO	员工基本信息表	系统字典	OA		建表语句 上移 下移 停用 编辑 删除
5	OUTPAT_MEDICAL_RCD	门急诊病历记录	病历文书	EMR		建表语句 上移 下移 停用 编辑 删除
6	IN_FIRSTPAGE_BASIC	病案首页_基本信息表	病案首页	EMR		建表语句 上移 下移 停用 编辑 删除
7	IN_FIRSTPAGE_DIAG	病案首页_诊断表	病案首页	EMR		建表语句 上移 下移 停用 编辑 删除
8	IN_FIRSTPAGE_FEE	病案首页_费用表	病案首页	EMR		建表语句 上移 下移 停用 编辑 删除
9	IN_FIRSTPAGE_OPER	病案首页_手术表	病案首页	EMR		建表语句 上移 下移 停用 编辑 删除
11	EMR_EMERGENCY_OBS_REC	急诊留观抢救记录	病历文书	EMR		建表语句 上移 下移 停用 编辑 删除
12	EMR_EMERGENCY_OBS_SUMMARY	急诊留观抢救小结	病历文书	EMR		建表语句 上移 下移 停用 编辑 删除

共 141 条　20条/页　〈 1 2 3 4 5 6 … 8 〉 前往 1 页

图 4-15　数据模型管理

（4）数据血缘功能：数据血缘功能提供了不同数据应用产品各个数据层之间表和字段的血缘关联，提供数据模型各层级数据血缘关系展示和分析，包括贴源层、标准层、主题层、应用专题层,支持血缘关系的维护和查询。通过数据层、模型名称、表名称、字段名称的筛选搜索字段,即可查询该字段的血缘链。数据血缘功能界面截图见图 4-16。

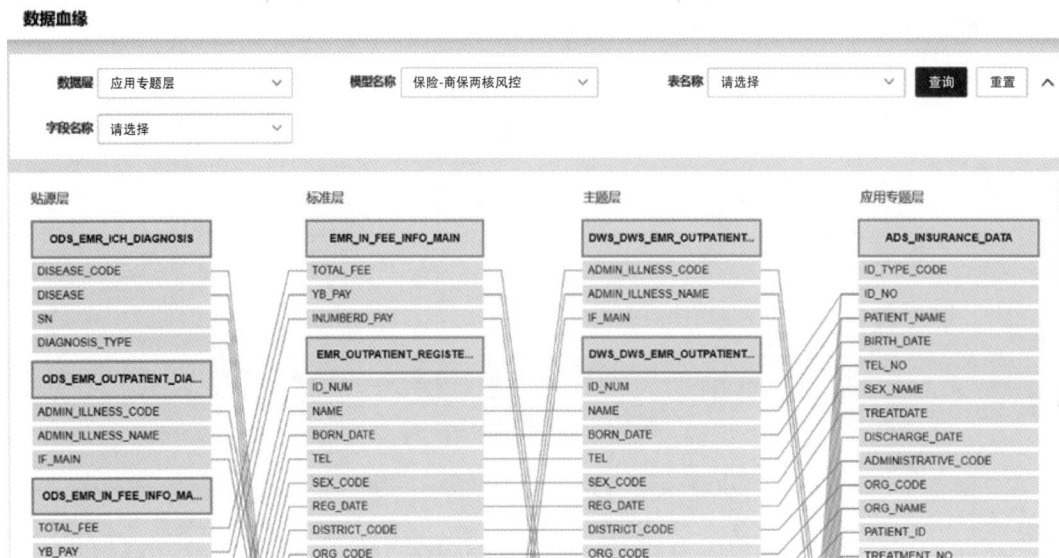

图 4-16 数据血缘功能界面截图

(5) 医学术语标准管理:系统提供国际与国内常用术语集,包括但不限于国家电子病历标准术语集、ICD、解剖学治疗学及化学分类系统(anatomical therapeutic chemical,ATC)、医学用语词典等。遵循国际标准的医学术语词典,能够覆盖医院医疗业务常规医学术语。

系统提供术语标准信息检索及版本管理功能,支持分版本管理各类医学术语,并能够对医学术语进行上传、下载、导入、导出等维护管理。数据标准管理常见医学术语知识库见图 4-17。

图 4-17 数据标准管理常见医学术语知识库

2. 数据资产模型管理 通过对数据资源的盘点整合、分层分类结构编排、与数据源建立连接访问关系、配置各维度相关信息等管理行为,实现数据资源的平台化统一管理,形成数据资产全生命周期管理的体系基础。

数据管理人员基于对机构所有数据资源的全面了解和整体规划,在系统中以业务管理视角创建维护数据资产目录体系,同时建立数据资产的分层分类节点管理结构。

结合具体数据资源节点的不同业务特点,在数据统计、数据结构、数据质量、数据预览等维度,进行相应的不同配置调整,使系统能够在一个统一的管理体系下兼容不同数据资源的个体差异情况。

对具体数据资源节点与其在实际数据仓库中的存储信息建立对应关系,使系统能够访问到具体数据内容,获取其数据结构、统计其整体数据指标、抽取部分预览数据。

通过本功能建立起系统化数据资源管理体系,使数据的全生命周期管理都可以在一个统一的框架下进行。

(1)数据资产目录管理:数据管理人员基于对机构所有数据资源的全面了解和整体规划,在系统中以业务管理视角创建并维护数据资产目录,挂载其对应的数据资源,使系统能够访问到具体的数据内容,获取其数据结构、统计其整体数据指标、抽取部分预览数据,同时建立数据资产的分层分类节点管理结构(图4-18)。

资源节点名称	资源节点编码
∨ 应用层	003
科研通用库	003001
∨ 标准层	002
手术记录	002004
住院病历	002003
病案首页	002002
门急诊病历	002001
∨ 贴源层	001

图 4-18 数据资产目录

(2)数据资产指标管理:系统提供自定义指标功能,实现各类统计指标及其相关参数的自动获取和人工维护,用于数据呈现及基于指标的统计分析等。通过该功能将数据指标系统性地组织起来,按照具体数据资产模型特点,定义指标的含义、获取方式等信息,通过对指标的统一维护和共享,形成业务数据标准化的基础,指导数据统计分析。

1)指标定义:对于大部分基础统计类指标,通常由系统定时在后台自动计算并存储在特定的指标数据库中,比如各数据资源的数据量、数据记录数等数据统计指标和就诊人次、住院人次等业务统计指标,以支持高效率的调用和深度计算。用户可通过系统功能对这些指标进行定义和提取,在定义指标时,配置指标的存储位置。

2）指标获取:完成指标定义后,系统可根据具体的功能,进行指标的自动化引用,有针对性地开展对应的数据分析。支持设置指标自动获取及人工维护的切换,满足数据管理的实际需要。对于希望进行人工计算和赋值的指标,如数据的更新频次、数据的综合描述、数据产品的共享应用方式等,可由数据管理人员填写指标值。

（3）数据资产模型构建:构建形成的各数据资源存储在数据库中,不利于业务管理人员对资源信息的直接感知和管理。

使用工具维护各数据资源节点的数据库连接信息(图 4-19),对具体数据资源节点与其实际存储信息建立对应关系,使系统能够访问到具体的数据信息,获取其数据结构和内容,进行数据统计等。

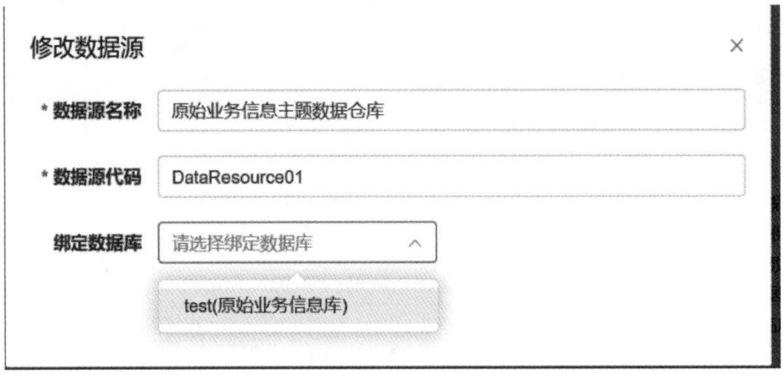

图 4-19 维护各数据资源节点的数据库连接信息

完成具体数据资源节点与其实际存储信息的对应关系后,在数据统计、数据结构、业务统计、数据质量等维度对各数据资产进行精细化配置管理,使系统能够在一个统一的管理体系下兼容不同数据资源的个体差异情况。

1）数据统计:在预建立的统一数据指标中,选取适用于当前数据资源的数据指标,进行引用和维护(图 4-20)。系统根据指标的定义,支持自动获取或人工维护数据统计指标。

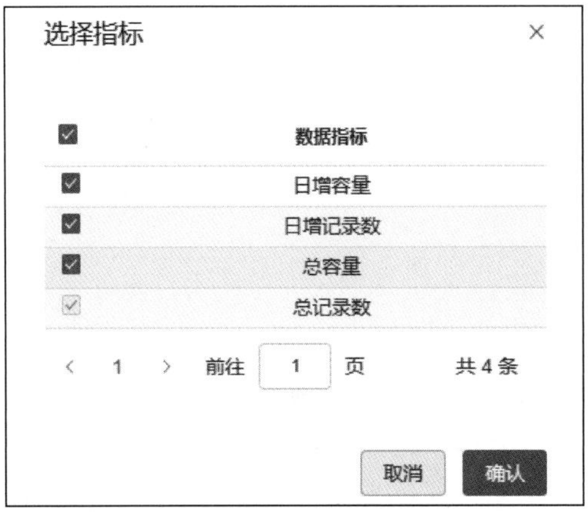

图 4-20 统一数据指标统计

2）数据结构：系统根据绑定的数据库连接信息，获取数据资源的数据结构，包括表信息（图 4-21）和字段信息。用户可以在此基础上进行表和字段的修改调整及排序等操作。数据结构管理界面见图 4-22。

序号	数据表	数据表中文名	标签	操作
0	pg_stat_all_indexes	null	原始	表结构 编辑 删除
0	ope	null	原始	表结构 编辑 删除
0	mpp_cluster_tenant	null	原始	表结构 编辑 删除
0	pg_subscription_rel	null	原始	表结构 编辑 删除
0	ods_emr_outpatient_register	null	原始	表结构 编辑 删除
0	sc_skew_coefficients	null	原始	表结构 编辑 删除
0	audit_substatement_detail	null	原始	表结构 编辑 删除
0	pg_indexes	null	原始	表结构 编辑 删除
0	value	null	原始	表结构 编辑 删除

图 4-21　数据表管理

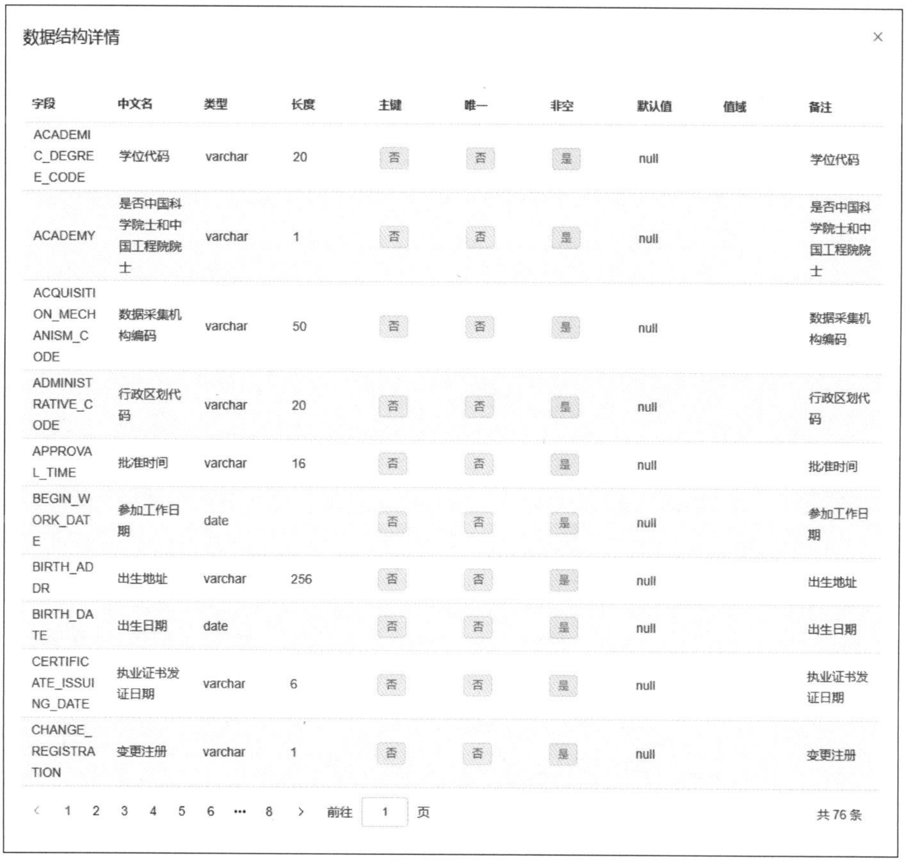

字段	中文名	类型	长度	主键	唯一	非空	默认值	值域	备注
ACADEMIC_DEGREE_CODE	学位代码	varchar	20	否	否	是	null		学位代码
ACADEMY	是否中国科学院士和中国工程院院士	varchar	1	否	否	是	null		是否中国科学院士和中国工程院院士
ACQUISITION_MECHANISM_CODE	数据采集机构编码	varchar	50	否	否	是	null		数据采集机构编码
ADMINISTRATIVE_CODE	行政区划代码	varchar	20	否	否	是	null		行政区划代码
APPROVAL_TIME	批准时间	varchar	16	否	否	是	null		批准时间
BEGIN_WORK_DATE	参加工作日期	date		否	否	是	null		参加工作日期
BIRTH_ADDR	出生地址	varchar	256	否	否	是	null		出生地址
BIRTH_DATE	出生日期	date		否	否	是	null		出生日期
CERTIFICATE_ISSUING_DATE	执业证书发证日期	varchar	6	否	否	是	null		执业证书发证日期
CHANGE_REGISTRATION	变更注册	varchar	1	否	否	是	null		变更注册

图 4-22　数据结构管理

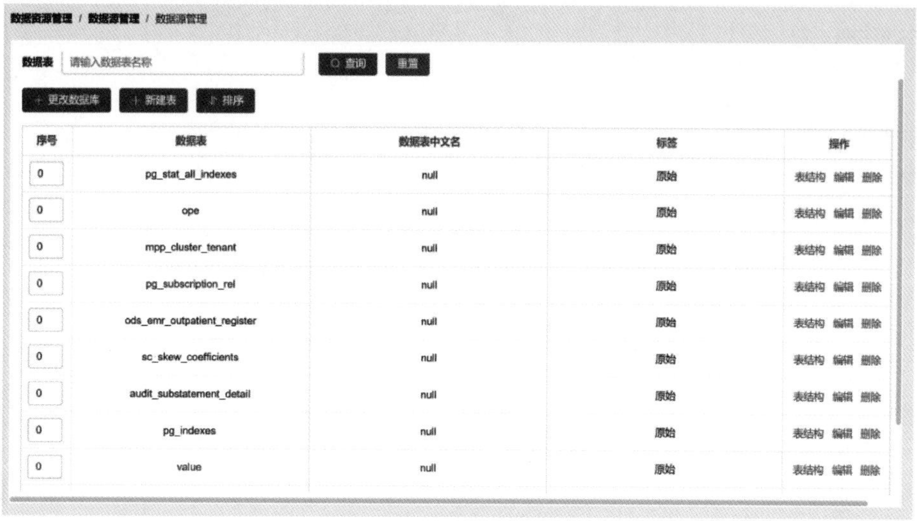

3) 业务统计:对于不同的数据资源,根据其数据内容领域的特点和业务管理需求,形成差异化业务统计结果,并提前存储在统计数据库中。使用工具选取其对应的业务统计结果表,设置其合计选项、筛选条件,系统将根据配置内容进行相应的计算和展示处理(图 4-23)。

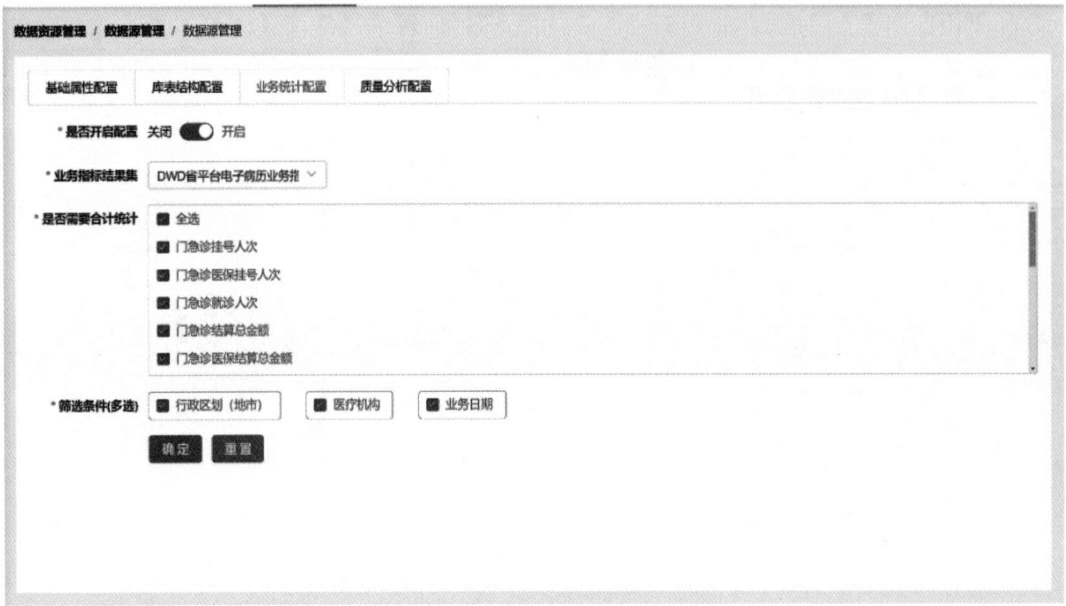

图 4-23 业务统计管理

4) 数据质量:根据业务管理需要,通过工具选取具体数据资源对应的数据质控结果集,设置有关的数据质控维度和筛选条件,系统将根据配置的内容进行相应的计算和展示处理(图 4-24)。

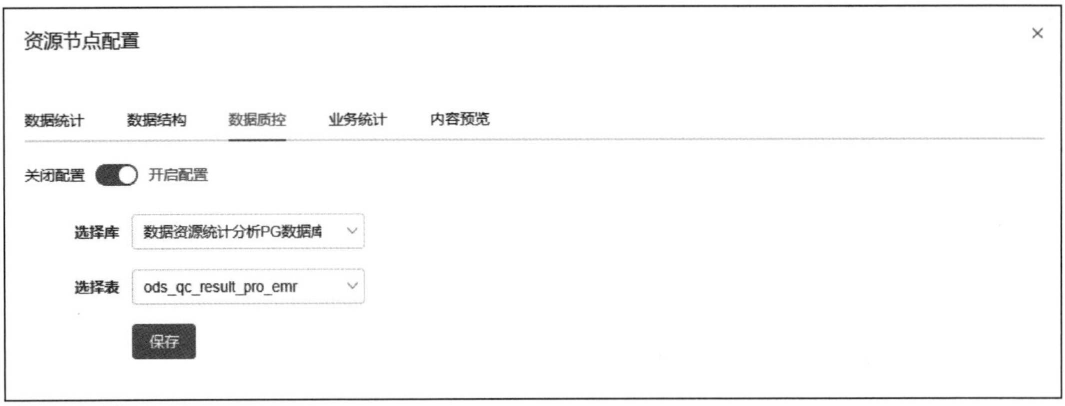

图 4-24 数据质量分析

3. **数据资产应用** 各医院同一系统的厂商不尽相同,每个医院不同系统的厂商也不尽相同,对这些资产进行利用,就需要将各医院的数据进行规范标准化,统一标准,形成统一规范结构和数据资产服务,丰富服务接口的拓展,支撑数据资产的多渠道应用,如数据共享服务、分析决策支持等,最终实现数据资产价值最大化。

一是提供完整清晰的数据资产视图,建设数据驾驶舱。数据驾驶舱为数据开发者、数据管理者、数据使用者提供多层次、多视角的数据资源业务过程状态视图和关键指标统计分析。帮助数据管理人员掌控医疗机构全链条数据资源业务全局状况,比如有哪些数据资源、分布在哪里、总量有多少、增量情况怎么样、哪些是高价值资产、数据治理质控情况、数据应用情况等。帮助使用者快速准确地定位和感知自己关心的数据资源。

二是面向数据使用者提供统一的数据集数据共享服务,支持查看数据共享服务的详细信息并申请使用,包括数据协作平台、数据 API、数据集和可视化沙箱模式。

三是基于数据模型,提供包含智能化检索、高级检索、检索性能、疾病多维度分析展示、检索条件管理、智能大数据探查、数据质量探查、数据统计分析等功能的临床数据检索与探查系统。

四是提供支撑运营管理的院长驾驶舱。院长驾驶舱决策为医院经营管理的全貌,各关键指标展示的数据均为全院综合数据,总体以医疗收入、就诊量、患者流动情况为核心开展可视化分析,全面展示医院的综合情况,帮助运营者总览医院的整体经营情况,助力医院管理决策。院长驾驶舱主要包括医院整体运营情况、医疗收入分析板块、工作效率模块板块、核心指标分析板块。

五是基于多中心的临床科研数据,建立科研专病模型和专病数据库,并提供多中心协作平台应用。多中心协作平台提供多中心用户角色管理、科研管理、任务管理、CRF 管理、任务管理等功能,便于专科联盟、科研机构等进行多中心协作科研项目的开展。科研管理可对研究需要的指标因素可以进行灵活定义,并在完成病历数据采集以后对接统计分析,从而产出初步研究成果。

(二)数据融合能力建设

数据融合是指将来自不同数据源、格式和结构的数据集合在一起,通过一系列处理和分析,提取有价值的信息,实现数据的统一管理和应用。数据融合是大数据技术中的一个核心概念,涉及多个方面的技术和方法,包括数据采集、数据存储、数据清洗等过程。不同领域对数据融合的理解不同,在多模态医疗大数据融合场景下,数据融合可以分为数据汇聚和数据转化。数据汇聚是指将不同数据源的数据进行物理层面的合并,形成统一的数据集;数据转化是指对数据进行清洗、转换和整合,使数据具有一致性和可用性。

多模态医疗大数据融合是将患者的个人信息、就诊信息、病历信息、医疗影像数据、基因序列数据等全周期的诊疗数据、个人数据和随访数据等进行融合,从而为上层的临床科研、疾病的早期检测、辅助诊断等提供数据增值和应用。

1. **数据融合流程** 数据融合业务流程见图 4-25。

数据融合业务流程的具体步骤如下。

(1)实现院内业务系统到院端前置机的数据同步。提供医院端的前置机安全防护服务,医疗机构按照确定的工作机制,通过机构内网发起数据抽取汇聚服务,数据同步主要有文件同步、数据集成接口、ETL 工具抽取三种方式。前置机主要发挥安全防火、数据缓冲能力,避免多模态医疗大数据治理与开发平台应用需求对机构内信息系统的正常运行产生影响。

(2)实现院端前置机到多模态医疗大数据治理与开发平台的数据抽取转换。

(3)通过数据转换服务实现多源异构数据的转换加工。数据转换服务提供数据处理、工作流编排、自动批量转换、自定义结构转换、术语标准化等功能,能够完成对应的数据转换工作。

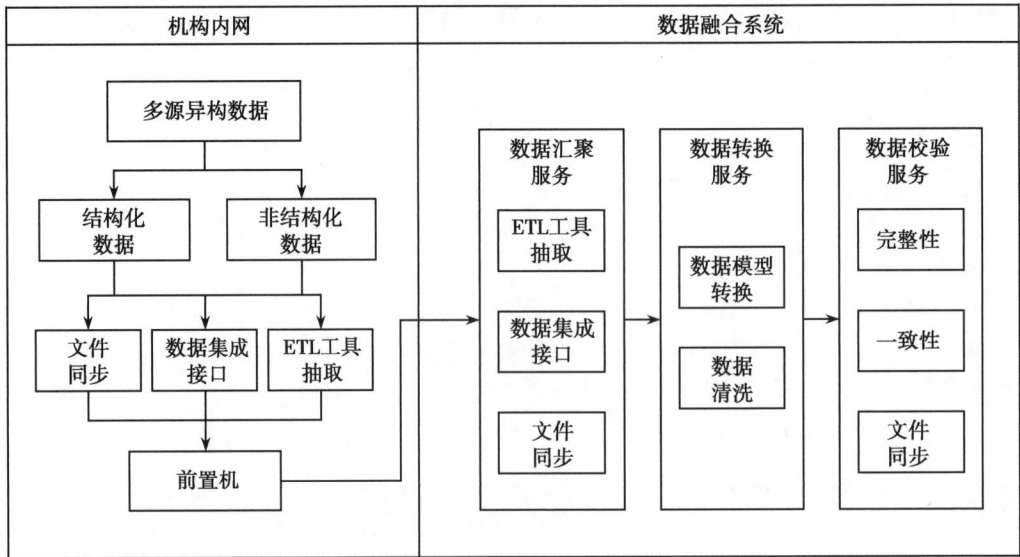

图 4-25 数据融合业务流程

（4）在数据抽取转换完成后，提供数据校验服务，能够对抽取转换的数据提供数据质量校验，包括数据完整性、一致性的核对以及复杂数据质量问题定义和校验、数据问题分析、数据质量画像等。

（5）对于经过数据校验后合规的数据，根据数据特点和业务需求划分，加载到 HDFS/ 对象存储、MPP 大规模并行数据库中。

2. 数据汇聚 数据汇聚以实现广域数据汇聚、全面精准采集数据为目标，对医疗机构中繁杂多样的业务数据进行全量和增量采集，能够满足不同类型、结构各异的数据存储方式，从而解决数据孤岛问题，实现异构数据的共享交换和高效集成。

数据汇聚支持多种不同的采集方式，例如数据同步、数据库备份、集成接口等，可按指定频率或实时进行增量数据采集。数据汇聚将医疗机构不同数据源的数据进行转换，得出一致性的数据，然后加载到数据处理平台中。

在多模态医疗大数据治理与开发平台建设实践中，数据汇聚基于院内专网，常通过直接连接备份数据库的方式或前置机方式（先将各业务系统的数据统一推送到前置机，然后通过前置机将数据采集汇聚到大数据中心，降低对业务系统的影响）进行数据采集汇聚工作。多模态医疗大数据治理与开发平台通过构建数据汇聚功能，保障前置机、ETL 工具、数据接口等数据汇聚能力，实现医疗数据高效、准确、安全汇聚。多模态医疗大数据汇聚流程如图 4-26 所示。

（1）数据汇聚分类：不同的分类方式有不同的数据汇聚类型。按照汇聚的方式分类，可分为 FTP 文件抽取、数据集成接口推送、ETL 工具抽取三种。FTP 文件抽取为非结构化数据汇聚，多是影像等以文件形式存储的数据，数据集成接口推送、ETL 工具抽取多用于结构化数据汇聚。按照汇聚的时间范围分类，数据汇聚可分为存量数据汇聚和增量数据汇聚两部分，存量数据主要以数据库备份文件、影像图片、病历文档、检查检验报告 PDF 文件等形式存储在机构服务器上，该类数据的特点是占用空间大、数据结构稳定、易迁移。增量数据是相对于存量数据之后的医疗机构业务系统每天产生的数据，数据量相对较小，实时性高，但由于机构业务的复杂性，实时增量数据稳定性较差。

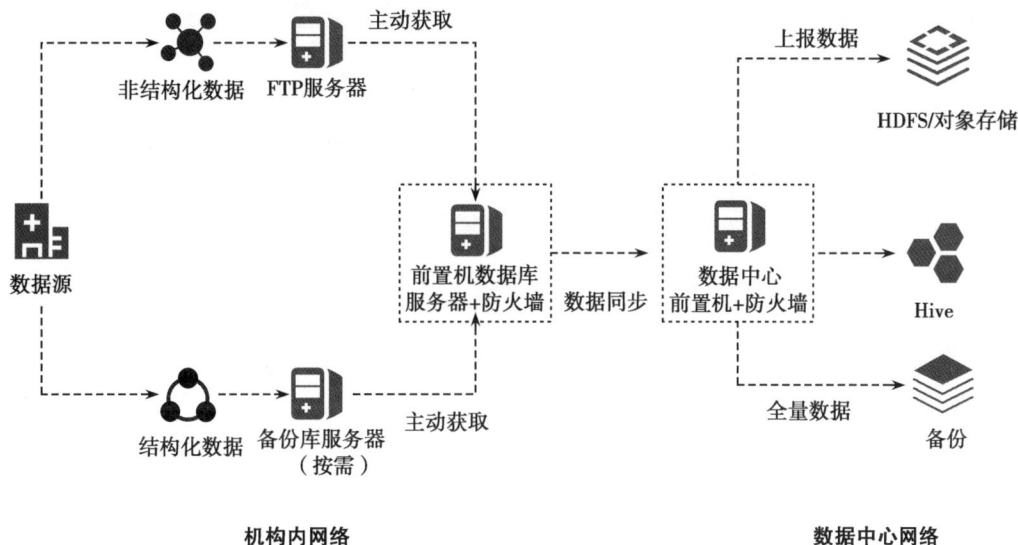

图 4-26　多模态医疗大数据汇聚流程

（2）FTP 文件抽取：医疗大数据相关的非结构化数据，如病历文本、影像图像、Word、XML、HTML、日志文件等类型，这些非结构化数据多使用数据库、对象存储服务、文件存储服务等来存储。

由于院内非结构化数据的影像、病理图像等文件存储数据存储量大，多不进行汇聚或少量汇聚处理，对于非结构化数据汇聚而言，需要通过文件传输汇聚方式进行数据汇聚。通过 FTP 文件传输协议对影像图像、Word、XML、HTML、日志文件等类型的非结构化数据进行汇聚，实现将各类文本数据汇聚到多模态医疗大数据治理与开发平台。

（3）数据集成接口推送：由前置机提供 web service 或 RESTful 接口服务，院内系统或数据平台可通过调用接口完成数据交互工作。此方式多采集以数据方式存储的非结构化电子病历数据。

（4）ETL 工具抽取：结构化数据多进行存量和增量数据汇聚。前置机 +ETL 工具的方式是当前结构化数据汇聚的主要方式。医疗机构按照确定的工作机制将数据推送到前置机中，多模态医疗大数据治理与开发平台通过 ETL 工具实现多种数据源的抽取、转换，再加载到数据湖。前置机采用分布式部署，即将前置机部署在各数据源端，数据源将数据推送到前置机并由前置机对数据进行初步处理后，再使用 ETL 工具通过医疗专线传输到大数据智能处理中心。

数据汇聚提供数据同步、数据备份、集成接口等多种对接方式对数据进行采集。例如，通过集成多种数据传输技术，提供数据库同步的采集方式，对不同类型的数据库如 Oracle、SQL Server 等业内常见数据库，提供数据同步功能。通过数据库备份文件采集方式，实现数据备份库数据的采集。

（5）全量增量数据汇聚

1）全量历史数据汇聚：存量历史数据以批处理全量汇聚，使用全量采集工具配置原始数据源信息，使用分布式并行计算引擎获取源端库表数据信息，单次配置以表级别的全表数据全量入湖，在调度系统中启动拉取数据任务，计算引擎根据配置的管理节点即中央处理器（central processing unit，CPU）核心数，管理节点的内存容量，执行节点的内容容量及 CPU

核心数,并行计算并发量,资源运行队列等配置信息申请到资源,数据并行处理批量入湖(图 4-27)。

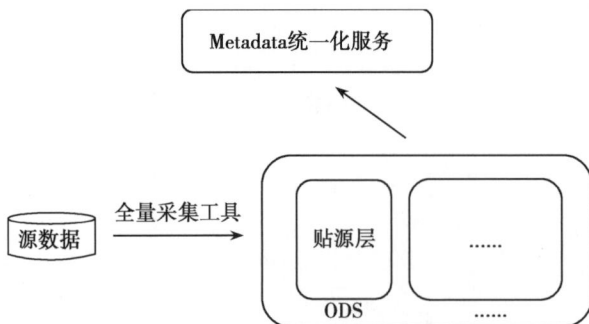

图 4-27 全量数据汇聚架构

2)增量数据汇聚:增量数据入湖分为流式汇聚和批处理汇聚。流式汇聚以实时数据采集方案,将数据实时采集至消息队列,下游使用实时计算引擎实时接收数据写入数据湖中(图 4-28)。增量批处理与全量批处理架构一致。

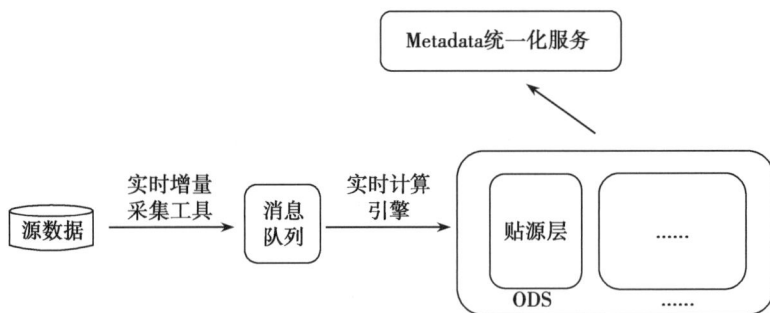

图 4-28 增量数据流式汇聚架构

实时增量数据汇聚过程:首先,生产备份库通过实时增量采集工具实时录入数据至消息队列并指定对应的数据主题标记;其次,通过实时计算引擎实时读取消息队列中指定对应的主题标记中的数据并解析;最后,实时计算引擎将解析后的数据写入数据湖中。

批处理增量数据汇聚过程通过对增量抽取的表设置管控列,根据管控列判断增量数据的范围,然后通过调度任务设置数据抽取间隔,以支持指定频率对院内数据进行增量采集。增量抽取只抽取自上次抽取以来新增或修改的数据。多模态医疗大数据治理与开发平台对于增量抽取,可采取 T+X(X 为设定的日期周期)的方式,对增量数据设置管控列,到设定周期后,对周期内的数据进行增量抽取。业务表设置管控列:为便于增量数据的采集管控,人为对业务表标识设置一列管控列,可以是时间列,也可以是自增流水号列,优先选择时间列,其次考虑自增序号或流水号。

3)数据转换 - 数据清洗:由于医疗大数据多源异构的特性,在数据融合过程中,需要进行数据转换。数据转换包含两部分处理,即数据清洗和数据模型转换。数据清洗与数据模型转换是医疗大数据融合和应用中至关重要的两个环节,共同致力于提升数据的质量与可用性,为后续的数据挖掘、临床决策支持等应用奠定数据基础。

数据清洗,又称数据预处理,是指对原始数据进行一系列处理操作,以去除杂质、修正错误、填补缺失值、消除冗余信息等,旨在提升数据的准确性和一致性。在医疗科研中,面对海量医疗数据,数据质量对后续运用数据的效果起到决定性作用。院内或院外长时间沉淀的医疗数据,因各种历史原因或不明原因存在数据不规范、数据错误、孤儿数据等情况,这些数据难以符合科研人员的使用目的以及科研统计分析等任务场景。因而需要基于不同应用场景如临床科研数据检索、统计分析、运营支撑等进行数据清洗操作。

数据清洗可对院内原始数据如 HIS、LIS、PACS、手术麻醉等系统产生的数据进行消除重复数据以确保数据集的唯一性、填充缺失值(如使用平均值、中位数或特定插补方法)、识别并处理异常值(如明显偏离正常范围的数据点)、转换数据格式、修复或删除含有错误、不完整或不一致的数据记录等操作,消除数据中的噪声和冗余信息,提高数据质量、可信度和可用性,进而获得有效、可靠的数据,为后续的医疗科研数据分析、数据挖掘和数据建模提供更加准确和可靠的数据基础。

数据融合过程中涉及的数据清洗功能点主要包括以下四方面:①去重:数据存在重复记录的情况下,需要进行去重操作,以避免数据的重复计算和分析。通过比较记录的关键字段,如 ID、姓名等,判断是否存在重复记录,并删除其中的重复项。②填充缺失值:数据中可能存在缺失值的情况,需要对缺失值进行填充,以保证数据完整性和可用性。例如年龄、性别的缺失,通过配置可对身份证号进行处理获取年龄和性别;HIS 系统中患者血型为空,可通过检验项目中的 ABO 血型进行回填补全。③处理异常值:数据中可能存在异常值的情况,需要对异常值进行处理,以消除异常值对数据分析和建模的影响。通过截断、替换、删除等方式进行异常值处理,或通过模型检测和剔除的方式进行异常值识别和处理。例如,HIS 系统中患者基本信息中身高为 3m,为无效值,如果无法从其他系统补充,则进行删除处理。④转换数据格式:数据在不同系统和应用中可能存在不同的格式和结构,需要进行数据格式转换,以满足不同应用的需求。通过数据转换工具进行数据格式转换,如 XML、JSON、CSV 等格式之间的转换。⑤修复数据错误:数据中可能存在错误的情况,如拼写错误、格式错误等,需要进行数据的修复,以保证数据准确性和可用性。通过数据清洗工具或者自然语言处理算法进行数据的修复和纠错。例如,数值数据输成全角数字字符、字符串数据后面有一个回车操作、日期格式不正确、日期越界等。

在实际的数据清洗过程中,可以根据数据的特点和需求,配置不同的清洗策略和方法,以达到最优的清洗效果。同时,数据清洗需要借助数据处理语言、数据预处理算法等,以提高清洗的效率和精度。

4) 数据模型转换:数据模型转换是指从院内 HIS、LIS 等系统中提取、转换、加载数据到数据仓库过程中对数据结构进行的一系列改变,总体来说,数据模型转换是将一个数据模型转换为另一个数据模型的过程。本部分中的数据模型是指数据的结构或模式,它定义了数据的组织方式,包括表、列、数据类型、索引等。

数据模型转换可以将这些数据整合到数据仓库中,便于统一管理和分析,同时,合理的数据模型转换可以优化数据存储和查询性能,例如通过数据分区、索引等手段提高查询效率。除此以外,在转换过程中可以实现数据安全性和合规性要求,如数据加密、访问控制等。在实际应用中,由于临床数据的复杂性,不同业务系统存在重复数据、数据不一致等复杂情况,且不同的应用需要使用不同的数据模型,数据模型转换成为必不可少的过程。数据治理开发人员基于数据治理标准体系开展数据模型转换工作,实现不同数据模型之间的数据交换和共享,在保障数据质量和数据安全的前提下,提高临床数据利用的效率和可靠性。

数据模型转换应具备如下几方面能力:①数据抽取:为了支持多模态多源异构的数据抽取,系统通过数据路由功能集成不同的 ETL 引擎,针对不同的数据类型适配相应的 ETL 引擎,以确保对关系型数据和非关系型数据、文本数据、影像数据和组学数据等不同数据类型的支持。同时,支持增量抽取和数据调度任务的记录入库,以保证数据抽取日志的完整性,从而确保在出现调度问题时可以进行全流程追溯。②数据映射:为提升数据治理能力和效率,通过分析接入各个应用系统的信息化数据模型,依据已经沉淀的标准映射模板和信息系统数据模型,结合数据实际情况进行映射脚本智能推荐。系统根据输入的映射脚本,将源数据进行整合、转换、合并后形成新的数据集并插入目标数据库中。③数据映射管理:提供可视化的数据管理和监控,便于数据工程师从统一的视角管理和监控数据的流向和统计。支持存量和增量的任务管理、调度管理和监控,以及异常告警等功能。在管理端,数据工程师可以对数据抽取任务进行统一管理,支持管理复杂工作流的周期调度。一个工作流可以包含多个数据抽取任务,数据工程师可以灵活调整需要进行调度的不同任务,满足业务需求的变动。

(三) 数据开发能力建设

数据开发能力建设致力于打破数据孤岛,构建医疗数据互通桥梁,实现信息的互联互通。通过建设统一患者主索引构建(EMPI)、标准值码转换和医学文本结构化等功能,助力实现数据结构统一、术语表达一致、数据互联互通、高价值信息深度挖掘等,将零散的医疗数据转化为可利用的资源,为医疗行业的数字化转型和智能化发展提供强有力的数据支撑。其中,EMPI 构建功能是关键一环,它通过整合不同来源的患者信息,为每个患者建立唯一的身份标识,避免重复记录和信息碎片化,为后续数据分析和应用奠定基础。标准值码转换功能则确保不同系统间数据的一致性和可比性,通过建立标准的医学术语体系,将来自不同医院、不同设备的医疗数据进行规范化处理,消除数据歧义,方便数据共享和交换。医学文本结构化功能将非结构化的医疗文本如病历文书、检查报告等,转化为结构化的数据格式,以便计算机进行处理和分析,并从中提取有价值的医学信息,例如疾病诊断、治疗方案、用药情况等,为临床决策支持等应用场景提供数据基础。

1. 统一患者主索引构建能力　在医疗信息系统中,患者数据往往分散于各个业务系统中,缺乏统一的管理和标识,导致患者在不同系统间的信息无法有效关联,给医疗服务带来诸多不便。因此,构建统一的患者主索引成为解决这一问题的关键。

在构建过程中,首先,要明确 EMPI 系统建设的目标,即实现患者信息的标准化、唯一标识和跨系统共享。其次,对现有的医疗信息系统进行调研,了解患者信息的分布情况、数据格式、标识方式等,为整合工作打下基础。

患者主索引构建业务流程见图 4-29。

(1) 构建策略

1) 制定统一的患者信息数据标准,包括患者基本信息、医疗记录等,以确保不同系统中数据的一致性。

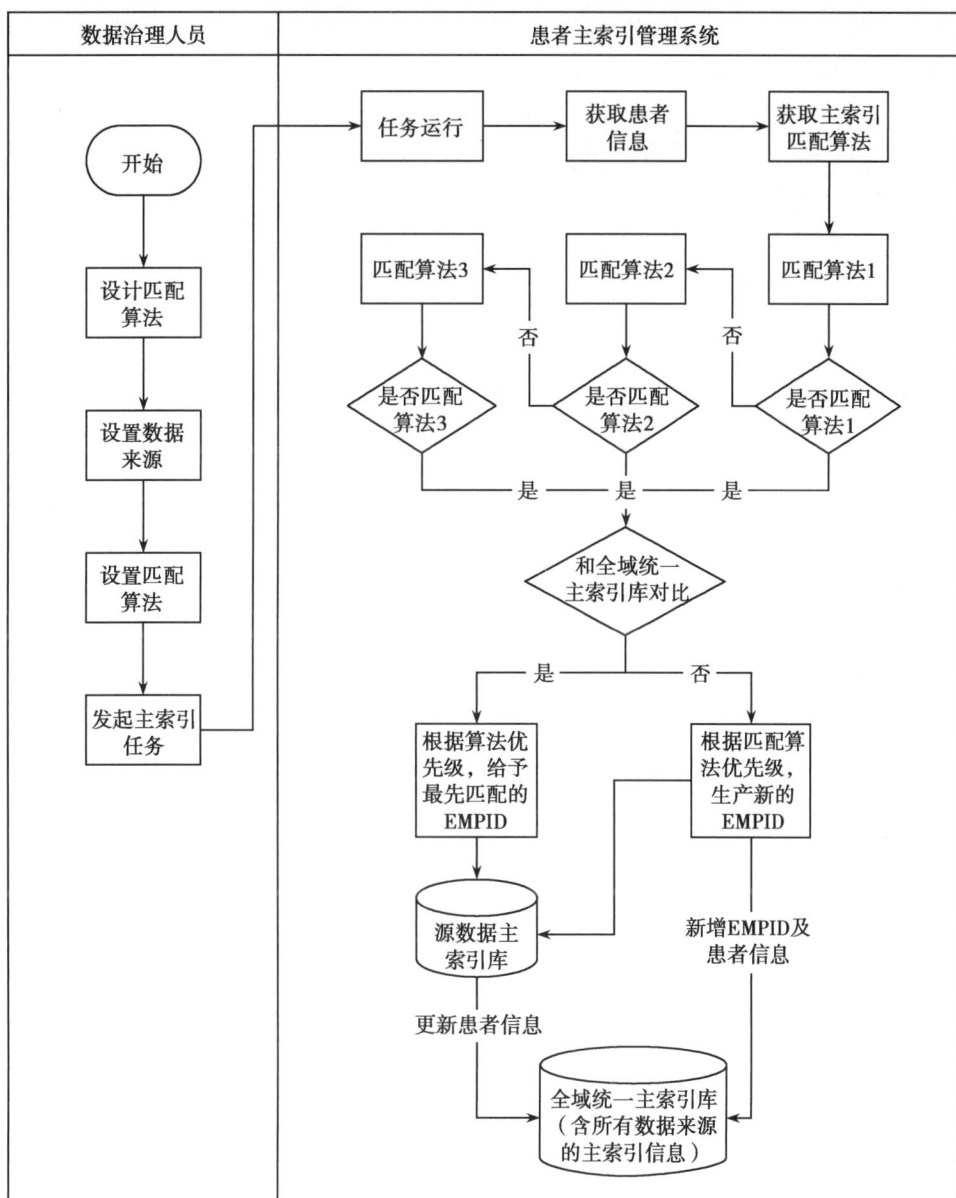

图 4-29 患者主索引业务流程

2）确定唯一标识：基于患者身份信息，如身份证号、医保卡号等，确定唯一的患者标识。建立患者标识的规范，为每个患者分配唯一的 Global ID，作为跨系统识别的关键索引。

3）整合分散数据：通过数据抽取、转换和加载技术，将分散于各业务系统的患者数据整合到一个中央数据库中。

4）建立索引映射：在中央数据库中构建患者主索引，与各业务系统数据建立映射关系，实现数据的统一管理和查询。

（2）技术构架与开发集成

1）设计灵活且可扩展的技术架构，确保 EMPI 系统能够适应不断变化的医疗信息化需求。

2）构建患者标识交叉索引功能,通过映射关系管理不同系统中的患者 ID,实现患者信息在不同系统间的准确关联。

3）开发 EMPI 系统,确保其具备患者信息整合、去重、匹配等功能。

4）将 EMPI 系统与各医院信息系统进行集成,通过 API 接口等方式,实现数据的交互与同步。

2. 标准值码转换能力 数据标准值码转换系统提供各类原始数据的值码标准化功能,包括药品、诊断、检查、检验、手术、治疗、症状、国籍、民族、行政区划、婚姻状态等,其中疾病、药品、手术编码总体准确率不低于 90%。此外,还提供人机协作的产品可视化页面功能,实现基于人机协作与多人协作相结合的标准化编码,通过对算法推荐结果进行审核和复核,实现转换结果的评估与迭代改进。

数据标准值码转换系统业务流程见图 4-30。

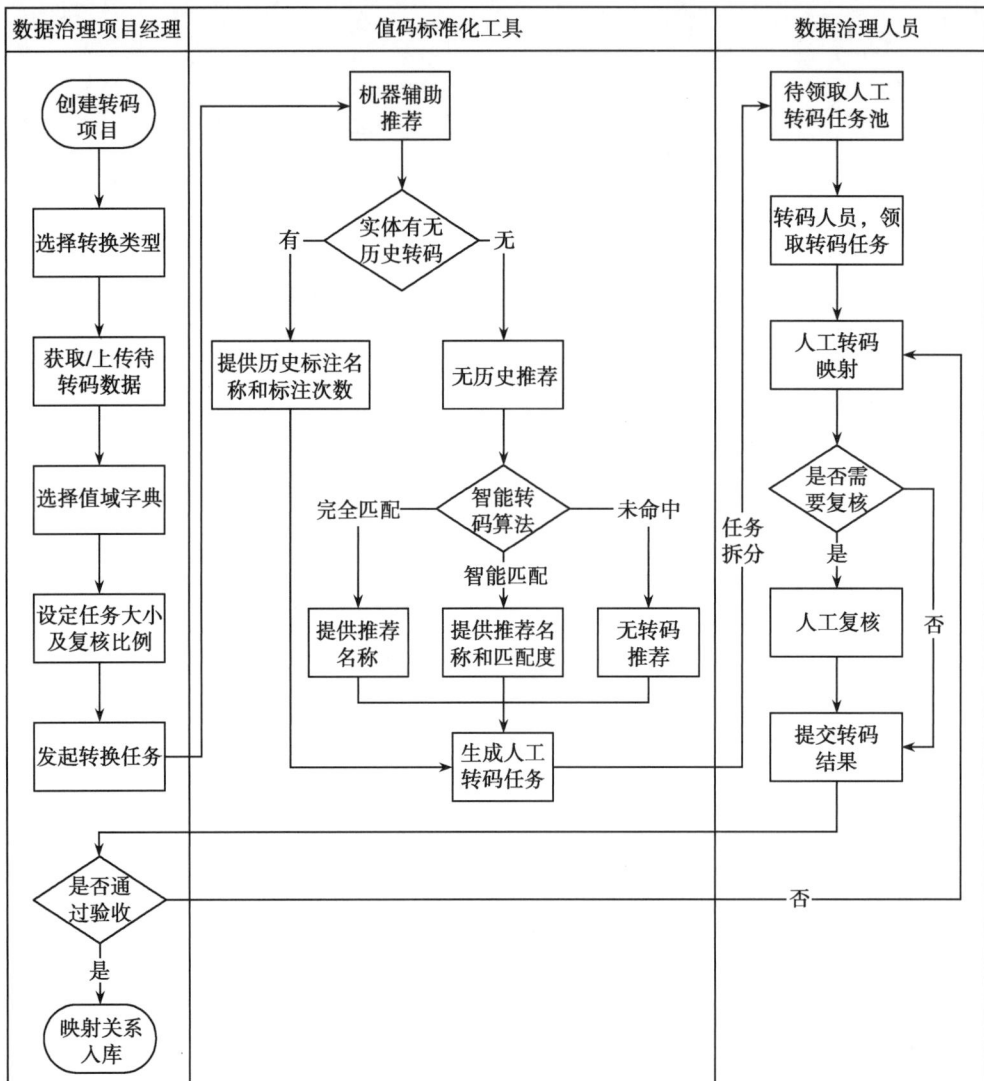

图 4-30 数据标准值码转换系统业务流程

数据标准值码转换系统功能包含值码标准化、项目管理、值域字典管理、数据源配置、转码项目统计、任务配置、转换结果评估与改进等。

(1) 值码标准化:提供可视化值码标准化工具,维护标准值码,并对原始数据进行标准化。集成疾病、手术、药品、检验等医学数据的智能编码算法模型。智能编码算法模型基于 NLP、医学术语知识图谱及深度学习技术,结合对原始数据及医学术语的语义理解,自动对疾病、手术、药品、检验等未编码或无编码数据按照 ICD-9、ICD-10 等国家标准进行智能编码。

系统基于原始数据的代码、名称、值域类型等信息,自动推荐标准值域编码、标准值域名称,并展示匹配度供用户参考。用户可在系统上直接审核确认推荐的结果,或自行输入标准化结果。对于过去已经完成的标准值域转换,系统支持调用,可作为后续新接入医疗数据的推荐,从而不断提升系统推荐结果的准确度。

(2) 项目管理:对用户创建的项目进行管理,包括创建项目、查看项目的任务状态、验收转码任务等。

(3) 值域字典管理:进行值域字典的上传、删除等统一管理,可以使用从"数据标准管理"模块同步或手动上传两种方式创建值域字典,用户可下载查看值域字典。

(4) 数据源配置:进行数据源的统一配置和维护,方便系统自动提取数据库中的待转码数据进行值码转换。支持医疗行业中常用的 Oracle、SQL Server、PostgreSQL 等数据库,并且能够根据项目进展,快速支持其他类型数据库。

(5) 转码项目统计:管理人员按需选择时间周期,查看值码转换项目的统计数据,包括项目数、任务数、数据量及验收通过率。

(6) 任务配置:项目创建后待处理任务进入任务池,可单人或者多人领取任务池内的任务。任务领取后,用户可根据不同的任务状态,进行映射、复核、修订、查看、退回等操作。其中,用户领取的任务在未完成处理前,均可退回任务池。

(7) 转换结果评估与改进:在治理人员完成标准值码转换后,系统给出转码结果评估。项目管理人员进行抽样质检,对于不达标的转码结果,进行任务驳回。治理人员在收到修订任务时,可查看项目管理员填写的驳回理由,并根据驳回理由进行修订后,再次提交任务。

3. **医学文本结构化能力**　医疗文本结构化功能可分为隐私信息脱敏、病历拆分 NLP 工具、字段结构化和事件抽取、结构化特征数据类型定义、术语标准化、变量溯源及可视化、段落拆分模板管理、结构化特征提取等。

医疗文本结构化在领域数据基础上,可针对更深层次的数据应用,对文本数据进行隐私信息脱敏、医学文本 NLP 分段和结构化特征提取的数据治理。

隐私信息脱敏提供基于 NLP 实体识别算法,对文本中涉及的患者姓名、患者身份账号等信息进行脱敏,以保护患者的隐私信息。

医学文本 NLP 分段为结构化治理中较为粗粒度的治理,是对超长文本拆分为小段落的过程,例如,将入院记录文本拆分为主诉、病史、体格检查、手术记录等内容。为了进一步使用段落拆分后的数据,需要进行结构化特征提取。

结构化特征提取利用 NLP 技术和规则,支持对文本进行结构化处理,例如,从现病史中提取疾病名称、手术名称、药品名称、症状、时间等。提取后可利用术语标准化算法对提取结果进行归一化。

在基于 NLP 算法和规则的结构化特征提取后,通过提取结果审核功能,确认特征提取的正确性同时修正错误提取数据后,结构化特征提取结束。通过进一步整合其他数据,形成主题数据供临床科研场景使用。

医学文本结构化业务流程见图 4-31。

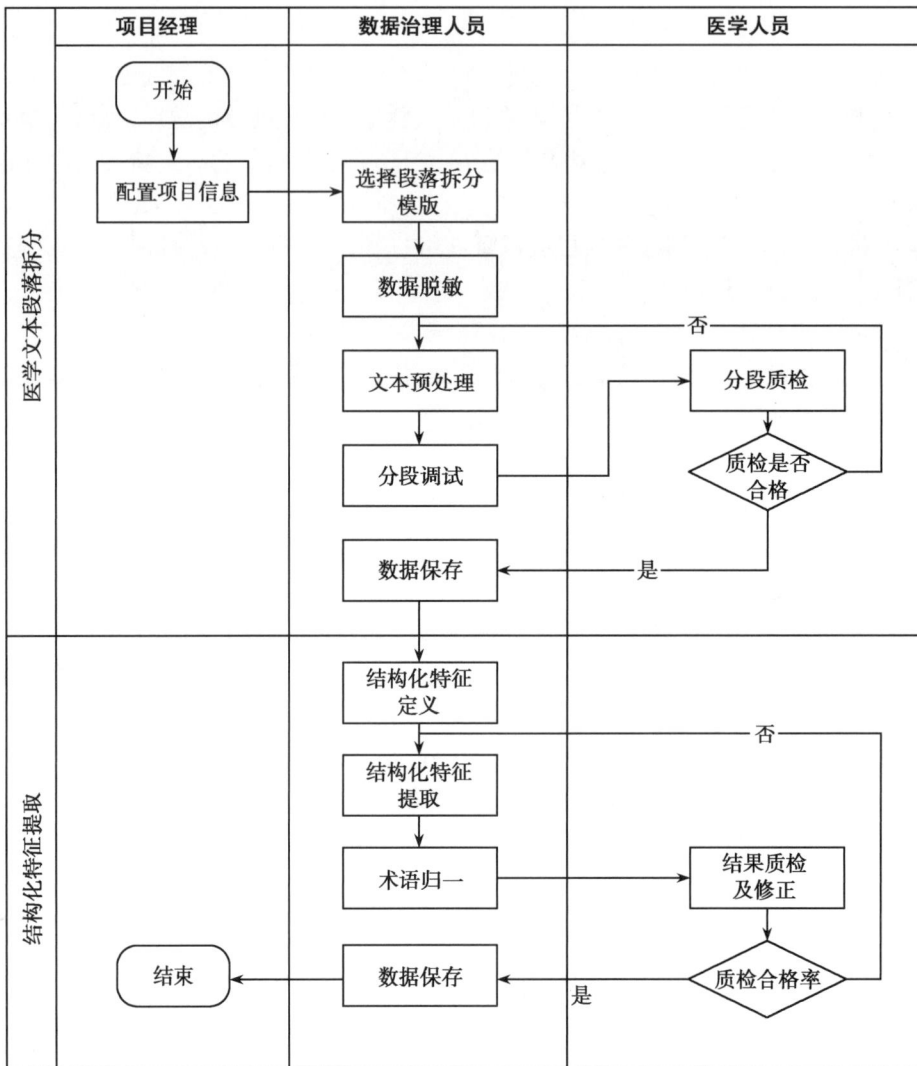

图 4-31　医学文本结构化业务流程

(1) 病历拆分:医学文本 NLP 分段指的是将医学长文本数据拆分成单个段落的结构化治理过程,即通过利用医学文本分段工具,将医学长文本数据如入院记录中将主诉、现病史、个人史、既往史、婚育史等进行拆分处理,以达到可检索、可使用的目的。

此功能能够支持对电子病历中的入院记录、病程记录、手术记录、出院小结、体格检查等文本数据进行结构化处理,并提取出相应的段落;能够基于 NLP 的段落标题识别算法,提供分段模板管理、分段预处理、分段调试、分段结果审核功能,为数据治理人员提供界面化的医学文本分段工具。

（2）基于医学实体识别和关系抽取、事件抽取的字段结构化：系统提供基于规则和模型的医学实体和关系识别、事件识别来进行文本结构化处理。

医学实体和关系识别指的是利用命名实体识别、实体连接、关系抽取、图推理、阅读理解等多种技术，对医学文本（入院记录中的"一诉五史"、检查报告等）中的实体例如疾病名称、症状名称、检查项目名称等进行识别，并提取实体相关的关系，以生成药品、体温、时间、手术、病因、转归等多种结构化字段。

事件抽取指的是基于已经预先定义好的事件数据模型（疾病事件提供"疾病名称""身体部位""疾病类型""发生时间""部位方位"等字段），利用 NLP 技术，对医疗文本数据进行抽取，并填充进已经定义好的事件数据模型中。

系统提供医学实体和关系识别与抽取算法，对医学实体和关系进行识别，提供 20 多种医学实体的识别，包括疾病、症状、体征、药品、手术、检验、时间、解剖部位、医疗器械等实体与关联、导致、并列等关系的识别抽取。

实体识别（entity recognition），也称为命名实体识别（named entity recognition），用于从文本中自动识别出具有特定意义的文本段，例如疾病名称、手术名称、人体部位、日期、时间等。它是自然语言处理中的一个重要预处理步骤，可以帮助计算机更好地理解文本内容。

医学实体与关系识别算法示例效果展示见图 4-32。

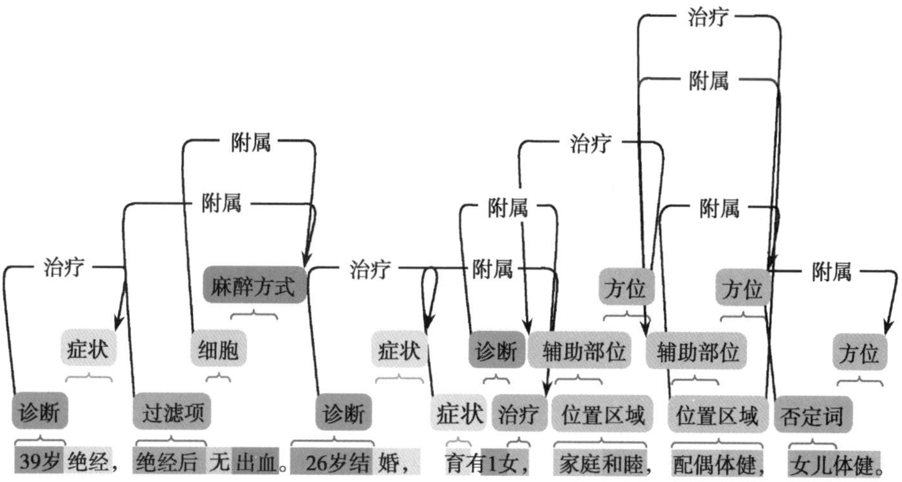

图 4-32　医学实体与关系识别算法示例效果展示

（3）字段结构化：系统工具可提供界面化、可交互的字段结构化提取环境。字段提取有两个步骤：字段数据特征的识别和字段的提取。其中特征的识别依赖 NLP 算法对医学实体和关系的识别，包括疾病、症状、体征、药品、手术、检验、时间、解剖部位、医疗器械等内容。字段的提取在实体和关系算法识别的基础上，利用正则表达式、布尔逻辑运算、Python 代码或基于医疗事件的抽取定义进行提取。

（4）结构化结果人工评估：系统提供对结构化结果的人工评估功能和评估结果准确率和召回率的计算功能，并提供待评估的结构化字段的可视化展示和对评估结果的修改和确认功能。在对结构化数据确认和修改结果后,系统直接将结果保存到数据库中。在审核结束后,系统会基于医学文本结构化治理的结果审核过程,自动计算相关统计指标,如准确率、召回率等。

4. 影像索引能力　医学人工智能医疗器械的发展,带来了影像数据标注训练的需求。然而,要找到目标部位和影像模态的数据,需要通过大量的人工阅片。医学影像索引工具主要针对医疗大数据治理中台收集的海量影像数据进行治理,以便充分了解影像的数据质量、提升影像数据的检索效率、拓展影像数据的利用价值。为后续的影像数据关联、影像标注数据集构建打好基础。

(1) 影像索引数据规范化治理:系统工具基于 DICOM 文件的解析结果对影像元数据进行治理,治理内容包括敏感信息脱敏、数据归一化和标准化。例如,对 DICOM 提取出的姓名、地址等信息进行脱敏,对性别、检查部位、检查类型、医院、设备厂商等数据进行归一化和标准化治理,治理后生成基本的影像索引。然后通过影像元数据中的患者信息、就诊信息,和患者的诊疗数据相关联,生成最终的影像索引,以便对影像数据进行统计和检索、阅片。

(2) 影像数据检索:可视化工具提供影像数据的检索和阅片功能。影像检索基于前期构建的影像索引数据,提供关键词检索、二次筛选检索功能,提供医院名称、影像类别、检查部位等多种检索维度进行检索和筛选,影像阅片功能提供影像图片的预览(图 4-33)。

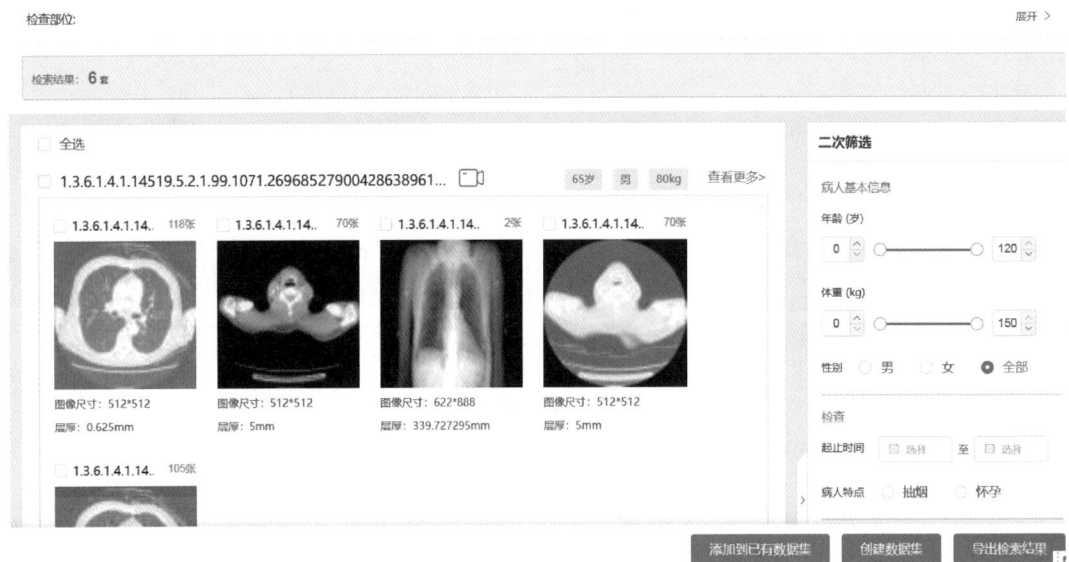

图 4-33　影像索引检索页面

工具提供影像类别、检查部位、年龄段、性别等维度的检索功能,并支持结果筛选、结果中再次检索功能。

(3) 影像数据统计:系统工具提供对影像数据的统计功能,可提供影像数据的存储量、影像时间跨度、影像类别、检查部位等维度的统计(图 4-34)。

(4) DICOM 影像图谱展示可视化工具:系统提供可视化工具,实现对影像数据 DICOM 文件的阅片能力。影像图谱展示功能是基于前期进行的 DICOM 文件解析、影像索引数据规范化治理,以及检索能力进行构建,在系统内提供医院名称、影像类别、检查部位等多种检索维度检索和筛选,通过定位到具体的每一个影像 DICOM 文件,在工具内直接提供影像图片的预览功能。

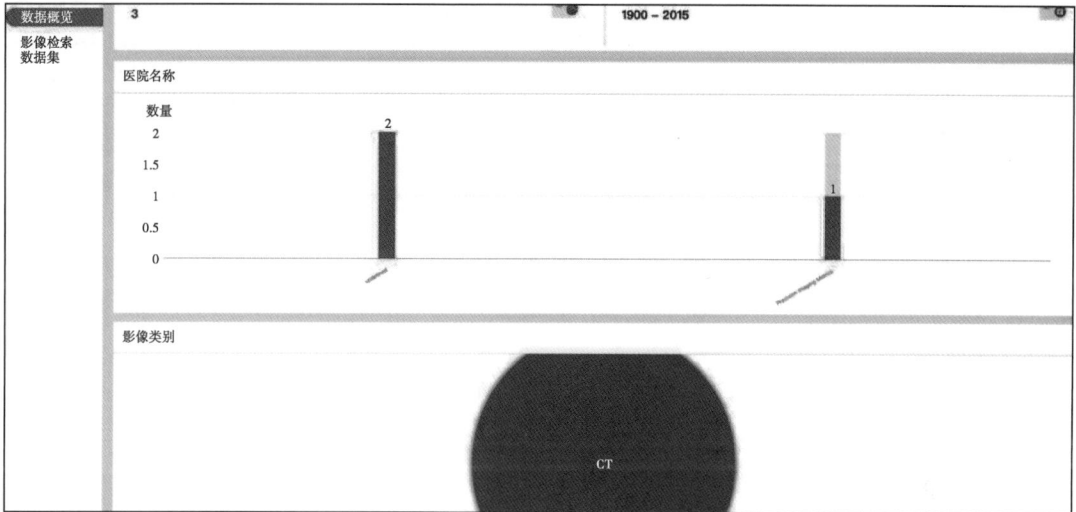

图 4-34　影像数据统计页面

系统工具提供影像数据的预览功能,可对检索后的影像数据进行预览查看(图 4-35)。

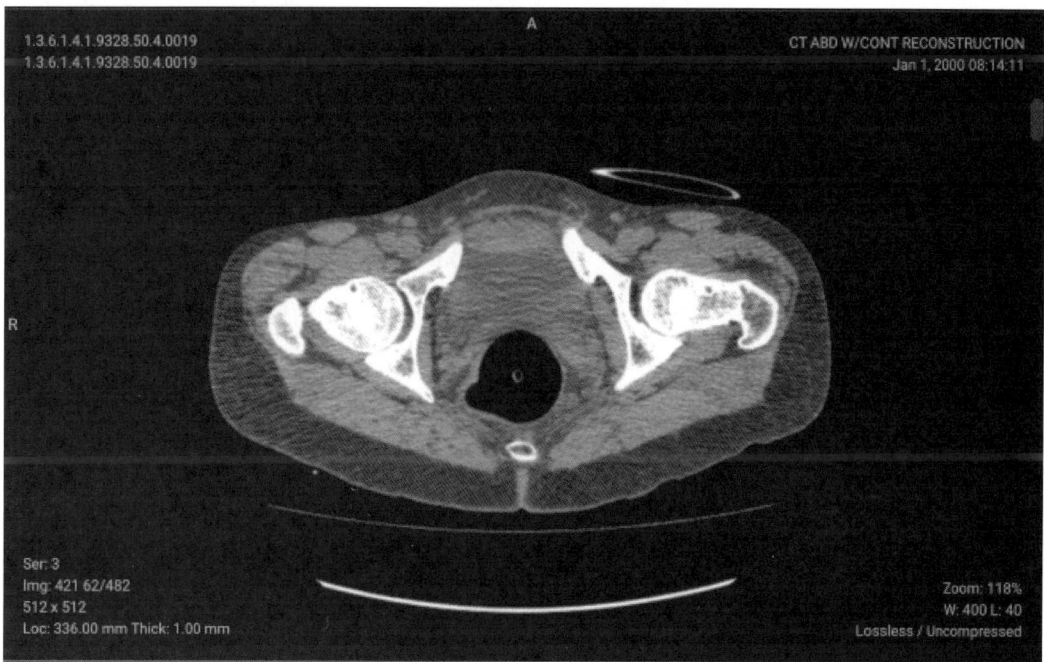

图 4-35　影像索引工具阅片功能展示

5. **数据质控能力**　建设能够对数据治理全流程进行质控的系统化功能,支持建立基于规则的智能质量管理体系,主要包括过程质量监控、质控报告、问题发现、问题报警等功能,通过对数据治理全流程的质控实现对数据传输、数据映射、数据治理过程等多方面质量的监督、控制和追溯。同时,通过内置的图表工具及报告模板提供数据质量洞察及报告生成等功能,实现跨层数据质量分析、病历内容质控等功能。

数据质控业务流程见图4-36。

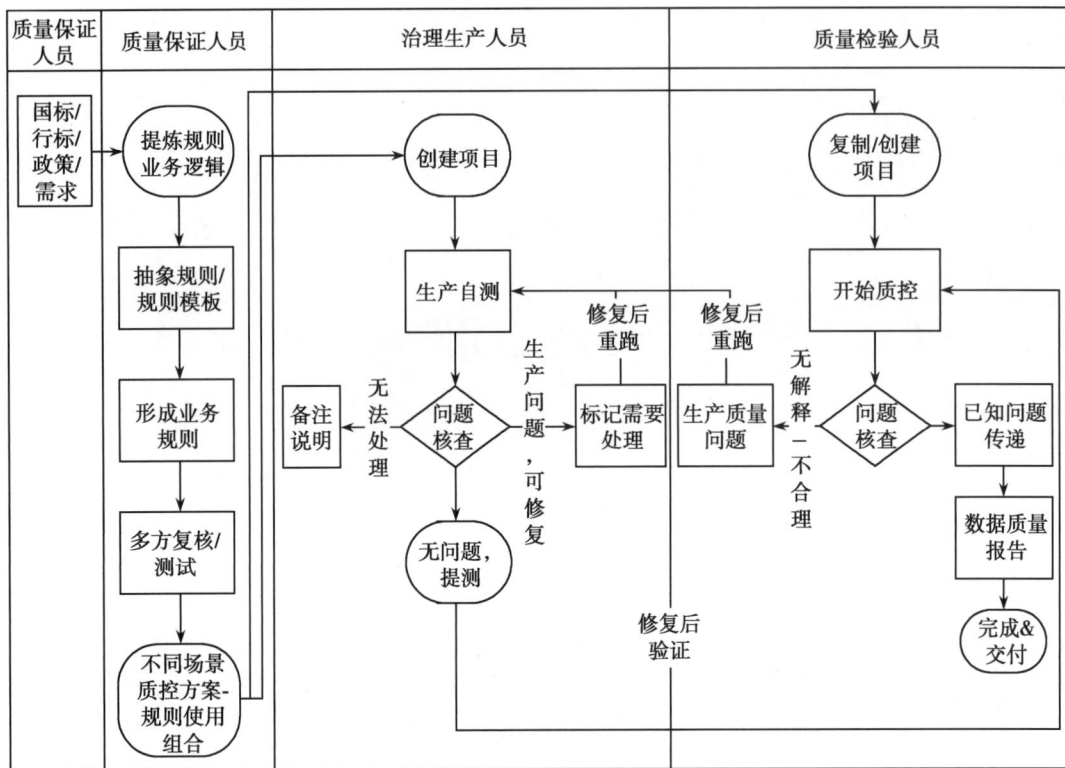

图4-36　数据质控业务流程

(1) 数据质控实现步骤:首先,由质量保证人员查阅各类文件,主要包括国家标准、行业标准及各类政策文件等,并结合真实数据,设计质量控制管理,并基于不同的场景形成对应的质量控制方案。

其次,数据治理生产人员基于智能化数据控制系统,调用相对成熟的质量控制方案,进行数据生成自测,并进行排查和分析,数据质量自检完成后,再提测到质量检验人员处。

最后,质量检验人员基于治理生产人员的自测结果,进行更全面的数据质量检验,待检验完成,形成数据质量报告,和治理数据协同交付。

(2) 多维度全面数据质控设计:依据国家标准 GB/T 36344—2018 中的数据质量评价指标,对数据进行七大维度的质控,包括数据的完整性、准确性、唯一性、及时性、一致性、合理性、关联性。

数据质量系统能够帮助质量控制人员从数据完整性、主键和业务数据唯一性、数据存储及时性、不同业务系统中同类数据的一致性、数据结果的合理性、不同业务系统间的关联性等角度出发,建立质量控制规则体系,通过任务调度周期性地对数据进行质量控制,评估数据质量的各个维度,督促数据质量的提升,确保生产的数据质量可用性更高。

数据质量系统可对整体的数据质控提供更加全面的保障,通过对数据质量多维度的判断,从中发现不同类型的问题,充分解决数据在使用前所存在的问题。

(3)质控规则量化和管理:业务能够覆盖院内各个系统,数据类型包含影像类、文本类非结构化数据,以及医疗机构内信息系统、物联网系统等结构化和流式数据。

对于 HIS 系统、检验系统、影像系统等结构化医疗数据系统中的数据,质控人员可以参考《卫生健康信息基本数据集编制规范》(WS 370—2020)等 34 类医疗信息行业技术规范要求,对真实数据特征进行分析和总结,从业务系统数据的唯一性、检验等方面和 HIS 就诊系统的关联性、必填关键字段的填充率,以及不同业务系统事件发生的时间先后顺序等角度出发,沉淀大量的结构化数据质控规则体系。

对于入院记录、出院记录、手术记录等存在大量医学文本段落的非结构化医疗数据,质控人员可参考国家临床指南、《电子病历系统应用水平分级评价标准(试行)》等 13 类国家标准文件,结合源数据特征,从病历文本填写要求、临床治疗方案规范性、临床数据合理性、患者疾病特征等方面出发,建立健全的非结构化数据质控规则体系。

(4)数据质控全程管理:首先,建设数据质量监控功能。基于已经管理的数据信息,使用既往不断沉淀的质控规则并运行规则,展示运行完成的质控规则结果。

其次,建设快速输出数据质控报告功能。检测报告用于综合展示质量检测结果,每启动一个检测任务都会形成一份检测报告。检测报告可展示历史检测记录的数据波动以及本次质量检测执行时间、检测结果等基本信息,可以根据业务规则自动分组并生成随时间变化的趋势图,进而得出此业务规则对应数据的动态质量变化情况。报告中还包含了每项业务规则检测数据量、问题数据量、合格率等详细信息,支持在线查看每项业务规则的问题数据详情,支持打包下载对应的问题数据。

接下来,建设数据问题的快速发现功能。基于已经运行完成的质控任务,查找对应的质控结果,通过质控维度、预警级别等条件可以对质控结果进一步筛查,对问题进行快速定位。质控结果中包含的信息有规则命中数量、总数据量、规则比例、预警级别。

最后,建设数据问题的报警与处理功能。提供数据质量问题报警功能和追踪管理功能,基于系统内预置的数据质控规则以及设置的报警预警规则,能够及时对数据质量问题进行报警。通过工单式管理,可以对发现的质控问题进行排查和追踪,并对问题结果进行分类,建立 PDCA,从而不断提升数据质量。此外,还可以通过查看问题的处理记录,不断沉淀质量排查功能和数据资产,进一步提升数据质控效率。

6. AI 标注能力 我国高水平医院在诊疗过程中积累的数据巨大,然而通过计算机快速地从这些医学数据中挖掘出有价值的信息,需要先将非结构化的文本和影像数据转化成结构化数据。在医学领域中,将非结构化数据转化为结构化数据,现有通用模型不适用,因此需要训练医学领域的专属模型。训练模型需要人工标注好的文本或影像数据作为监督学习算法的输入,而标注好的语料获取难、数量少、质量低,有的领域甚至没有标注语料,因此需要人工标注语料。

AI 标注平台就是定位于快速获取构建医学领域专业模型所需标注数据的工具,旨在开发一个医学人工智能标注平台。平台可通过自定义组合搭配不同的标注工具组件的能力来满足医学普通影像、医学三维类影像、医学文本等业务场景的标注需求,同时支持对项目、任务、数据、质检流程以及用户角色权限等进行合理化管控,结合人工智能平台提供的算法模型功能实现数据标注预处理,以达到支撑人工智能平台开展更广范围的人工智能应用建设和构建平台一站式模型研发能力。

系统提供医学文本标注工具,支持预标注、多标签标注;提供支持医学影像标注的工具,支持医学影像的测量、编辑与处理以及二维影像和三维影像的标注;提供支持医学预标注的工具,支持基于模型的预标注配置和管理。此外,系统还支持多任务分发:支持50人以上同时标注、角色分配、多人协同标注。

医学数据标注服务分为四层:第一层病历文档(例如病案首页、入院记录、病程记录等),第二层文本段(例如主诉、现病史、个人史、体格检查等),第三层数据组(例如个人史,家族史等),第四层结构化特征(例如出生史中的产式、窒息等)。按照以上分层,医学文本结构化工具通过界面化的数据标注、结构化模型训练、结果提取的治理流程,提供医学文本结构化治理的功能。基于标注工具和NLP模型作为底层支撑,层层拆解,以最终提取出医学文本中的结构化特征,为上层应用的病历检索和临床科研提供数据支撑。

医学数据标注工具基于NLP技术,提供数据标注、模型训练、结果提取及可视化、结果审核、结果应用五部分内容(图4-37)。

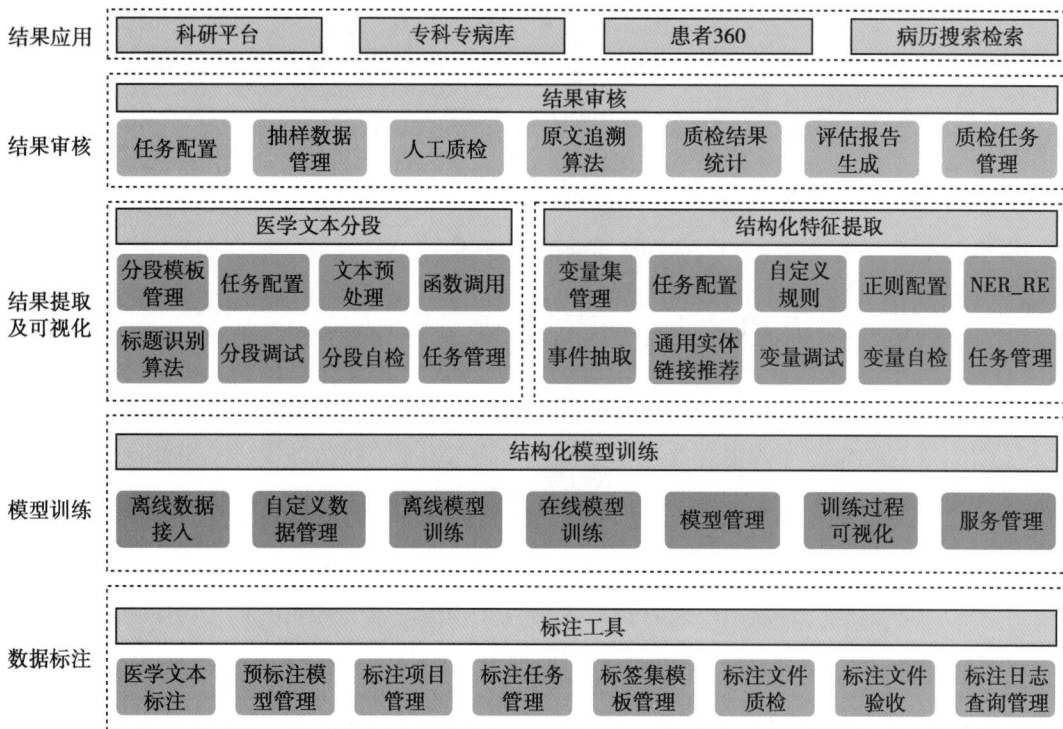

图4-37　医学数据标注服务架构图

7. AI训练能力　AI模型训练模块向医学模型开发者和研究人员提供机器学习集成开发环境,帮助用户更快地构建、训练、管理模型并部署相应服务,不但免去了用户准备开发环境的过程,而且可以帮助用户轻松地实现数据集、代码以及模型的管理。该模块支持基于机器学习的文本结构化模型训练功能,模型训练可以根据任务名称、状态查询开展,并展示任务详情;支持对标注训练的修正、标注结果的回写功能,可将标注结果数据用于模型的训练。

AI 训练与推理平台给 AI 研究人员提供可使用的开发和部署环境。在该平台,研究人员可以使用平台提供的数据集和私有数据集进行在线、离线建模,并使用平台提供的 CPU、图形处理单元(graphics processing unit,GPU)计算资源进行快速训练。该平台支持对私有模型以及平台模型的管理和使用。此外,研究人员可以将模型用于预测服务,平台支持主流处理器,也可以将模型一键快速部署或离线部署为推理服务(图 4-38)。

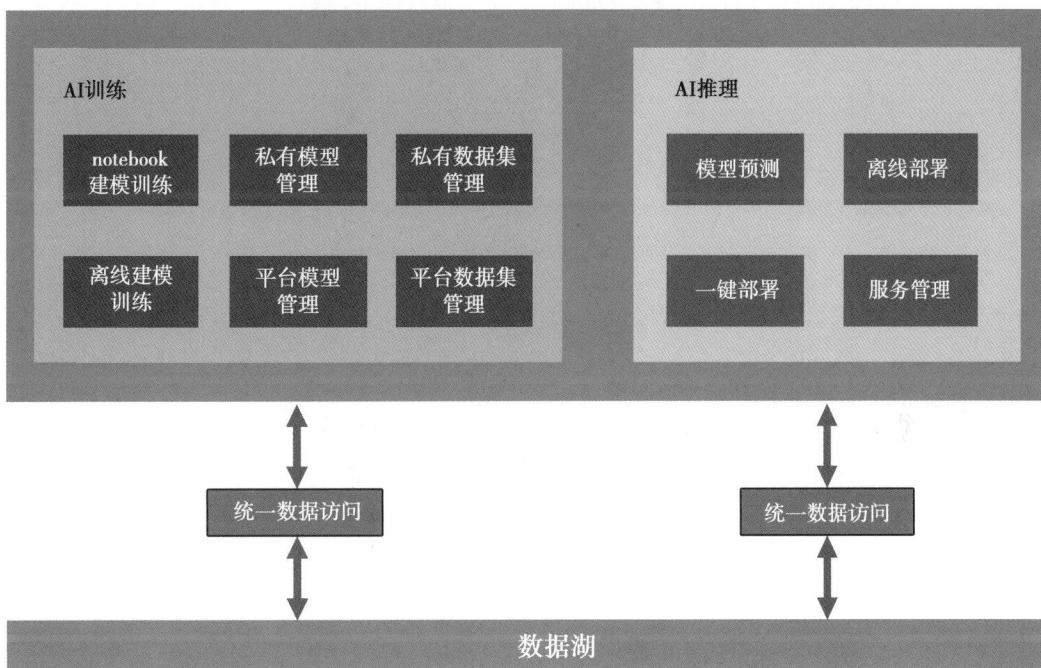

图 4-38　AI 训练与推理平台

8. 医疗知识中台建设能力　医疗行业是知识密集型行业,具有复杂性、循证、快速更新等特点。人工智能技术的快速发展和中台架构的出现,有助于医疗机构进行自身医疗知识的沉淀、积累与共享,更好地为医疗机构发展奠定基础。

医疗知识中台是医学专业知识全链路、可视化、智能化的知识采集、加工和应用平台,具备医疗知识加工和医疗知识服务能力,帮助用户开展从数据到知识的积累和应用。医疗知识中台基于知识图谱、自然语言处理等人工智能技术,专注医疗知识的生产,从经典权威的医学文献、专家共识、临床指南、高质量病历中抽取医疗知识,经过加工后形成便于机器识别理解的医疗知识,并对外提供智能化医疗知识服务(图 4-39)。

基础算法能力可以对广泛的知识源 / 数据源进行识别和处理,包括医学知识理解、医学大语言模型、通用知识理解、向量识别技术等基础工具。

知识生产完成知识点的生产,通过本体构建、知识抽取、内容理解、知识向量加工等过程,从数据中自动挖掘各类知识,从结构、语义等方面提取医学实体,完成医疗知识的加工。

医疗知识库对生成的医疗知识进行存储,通过对这些知识库的建设和管理,提高医疗决策的准确性和效率。针对特定场景的需求,可以产生新的医学知识并更新到医疗知识库中。

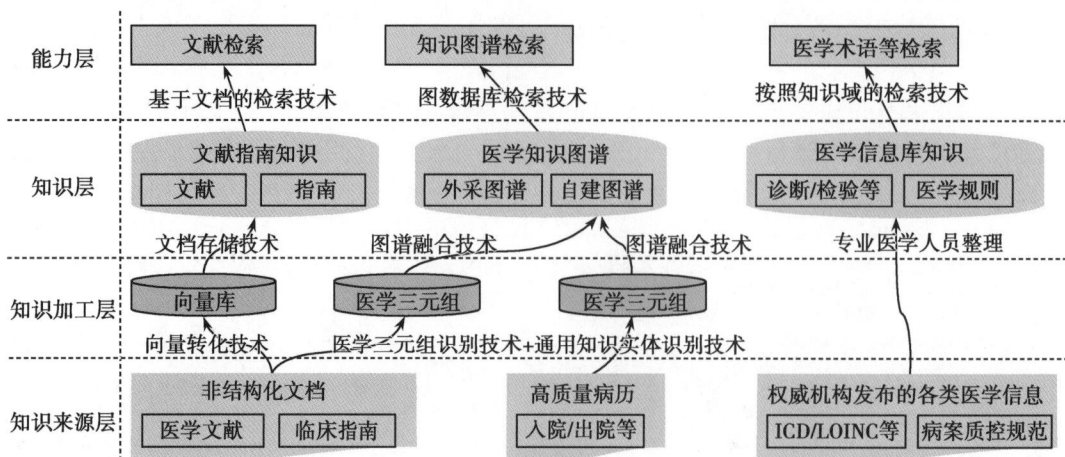

图 4-39　医疗知识中台产品架构

静态文献知识库是指收集和整理医学领域的科学论文、临床指南、研究报告等静态文献资源的数据库。通过对文献进行分类、索引和标注,静态文献知识库可以作为医学研究、临床决策和教育培训的重要参考资源。

医学知识图谱是一种以图的形式表示医学实体及其相关关系的知识库。通过对医学文献、病例数据等资料进行知识抽取和表示,可以构建一个包含医学实体(如疾病、症状、药物等)及其相关关系的知识网络。医学知识图谱可以提供多层次、多维度的医学知识,帮助医生和研究人员更好地理解并利用医学知识。

医学术语库是收集和整理医学领域常用术语和定义的数据库。医学术语库通过对医学术语进行标准化和规范化,可以提供一套统一的医学术语系统,方便医生、研究人员和信息系统之间的交流和共享。

医学规则库是收集和整理医学领域各种规则、指南和标准的数据库。医学规则库通过对医学规则进行整理和管理,可以提供一套用于指导医学实践和临床决策的规范和标准。医学规则库包括临床指南、诊断标准、治疗方案等规则,帮助医生做出准确和科学的医疗决策。

医疗知识中台能够提供基于医疗知识图谱和医疗知识库的通用应用,包括知识门户、知识搜索、知识问答和知识推荐等,重点向基层医疗机构、个人 / 公众提供直接的医疗知识服务,满足终端用户按需获取医疗知识的要求。

(四)数据服务能力建设

1. 数据 API 调阅服务　面向医疗数据访问请求场景,平台提供 API 接口方式进行数据调阅,提供通用接口调用格式,用户可在授权情况下实现数据的按需请求,同时,平台会记录用户调用记录,便于后期进行审计,具体功能如下。

(1) API 详情展示:允许用户获取特定数据集的详细信息,包括数据集描述、数据结构、更新频率等。

(2) API 调用:API 支持各种查询参数,如关键词搜索、过滤条件、排序等,以便用户根据需求进行数据检索。同时,API 支持分页和排序功能,允许用户根据页码和排序规则获取数据子集。

(3) 访问控制:提供用户认证机制,如 OAuth2.0 或 API 密钥,以确保只有授权用户可以访问数据。API 被调用时,平台会检查用户的权限,确保用户只能访问其有权访问的数据集。

(4) API 监控:提供 API 请求限制功能,如每个用户的请求次数限制,以防止滥用,同时,对 API 使用情况包括请求次数、数据量等进行记录,以便进行监控和计量统计。

(5) API 版本管理:具备版本控制功能,以满足不同应用场景、用户不同时期的需求。

2. **数据检索服务** 临床科研中的一个重要步骤,即对大量患者进行有效检索筛选,以定位其中符合特定临床研究所需的患者。这个过程通常需要科研人员对大量的病历进行阅读与筛选,耗费大量的时间与精力,并且极易出现信息的遗漏。

多模态医疗大数据治理与开发平台需要具备数据检索能力,通过对医疗数据多维建模,形成具有层级性的患者≥病历≥诊断 / 用药 / 检验 / 检查等层级数据模型,采用智能搜索引擎技术例如 Elasticsearch、Solr 等,通过搭建高可用、高性能、可扩展的分布式搜索引擎系统,支持数十亿级数据的存储和索引构建,提供全文检索及复杂的查询条件检索服务,实现从千万份病历中秒级返回搜索结果。

检索服务共分为 3 个层级:索引层、搜索引擎层、服务层。其中索引层为医疗数据索引和关键字索引;搜索引擎层提供一套完整的语法语义解析器,配合搜索库配置和关键库配置实现功能全面、配置灵活的核心搜索引擎服务;服务层提供可使用的 API 接口层,采用 HTTP+JSON 格式,其中最重要的就是搜索服务。检索服务架构如图 4-40 所示。

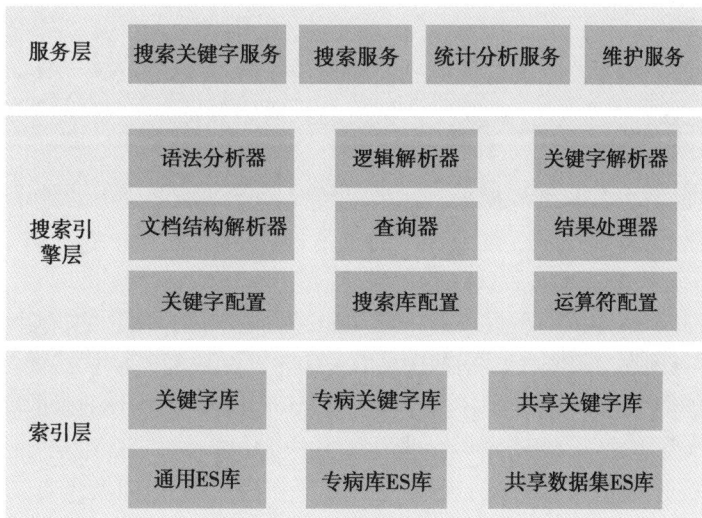

图 4-40 检索服务架构

(1) 索引层:检索服务提供基于关系型数据库构建 ES 文件和关键字索引的能力,包括索引元数据定义、映射定义(字段类型、分析器等)、关键字等内容。基于临床科研不同的业务场景,可定义不同的索引数据库,例如全院通用的临床科研索引库、肺癌索引库、乳腺癌索引库、关键字索引库、专病关键字索引库等。

(2) 搜索引擎层:搜索引擎层指配合搜索库配置和关键库配置,构建搜索查询的语法语义解析器。针对不同业务场景下的查询条件进行智能分析,生成检索引擎能够识别的检索语句。

　　搜索引擎语法语义解析器是一种先进的搜索技术,能够深入理解用户的搜索意图和需求,从而提供更精准、更相关的搜索结果。配合搜索库配置和关键库配置,可以实现功能全面、配置灵活的核心搜索引擎服务。搜索引擎语法语义解析器能够识别并解析用户搜索语句中的语法结构和语义含义,从而更好地理解用户的搜索意图。它能够处理各种复杂的搜索请求,包括语法分析器、逻辑解析器、关键字解析器等,使用户能够更精确地找到需要的信息。

　　搜索库配置和关键库配置为搜索引擎提供了丰富的数据来源和高效的处理能力。通过配置不同的搜索库和关键库,可以针对不同的应用场景和需求进行优化,提供更加专业和精准的搜索服务。例如,可以配置一个针对全院通用疾病的搜索库,以提供更准确的搜索结果;同时,还可以配置一个针对认定专科疾病的关键库,以提供更专业的临床病历搜索结果。

　　(3) 服务层:基于索引层和搜索引擎层功能,在服务层通过 Restful 风格的 HTTP+JSON 提供检索服务,包括搜索模糊检索接口、条件树检索关键字接口、批量检索关键字接口、病历搜索接口、事件搜索接口、患者搜索接口、搜索结果接口、搜索结果统计接口等服务。

　　3. **知识推理服务**　知识推理服务是一个基于知识图谱的智能推理系统。该系统通过对知识图谱中的术语、关系和知识进行智能推理,为用户提供知识查询、关系推理、知识问答等服务。知识推理服务采用模块化设计,包括术语查询模块、关系推理模块、知识问答模块、推理规则管理模块。这些模块共同工作,实现对知识图谱的智能推理和分析,为用户提供准确、高效的医疗服务。

　　(1) 术语查询模块:术语查询模块的主要功能是提供对知识图谱中术语的查询服务。用户可以通过输入关键词或术语,获取与之相关的术语信息,如术语的定义、同义词、上级术语、下级术语等。

　　(2) 关系推理模块:关系推理模块的主要功能是基于知识图谱中的关系进行智能推理。例如,如果用户查询"高血压"与"心脏病"的关系,关系推理模块可以利用知识图谱中的信息,推理出高血压可能增加患心脏病风险的结论。

　　(3) 知识问答模块:知识问答模块的主要功能是提供对用户问题的智能回答。用户可以通过输入自然语言问题,获取知识图谱中的相关信息。知识问答模块需要具备自然语言理解和自然语言生成能力,能够理解用户的问题,并从知识图谱中找到准确的答案。

　　(4) 推理规则管理模块:推理规则管理模块的主要功能是管理和维护知识推理服务的推理规则。推理规则是知识推理服务的核心,通过定义推理规则,可以实现对知识图谱中术语、关系和知识的智能推理。推理规则管理模块需提供推理规则的添加、删除、修改和查询功能。

　　(五) 数据安全能力建设

　　多模态医疗大数据治理与开发平台在安全方面的措施主要包括数据加密、访问控制、审计和监控以及数据脱敏。这些措施共同确保了数据在存储、传输、访问和共享过程中的安全性、隐私性和合规性。①数据加密是保护数据安全的关键措施:平台需要对数据进行加密处理,使用强加密算法对存储在数据库中的敏感数据进行加密,并使用安全套接字层/传输层安全(secure socket layer/transport layer security,SSL/TLS)协议对数据传输进行加密,可以防止数据在存储和传输过程中被非法获取和篡改,确保数据的安全性。②访问控制是确保只有授权用户才能访问和操作数据的重要机制:平台需要实现严格的访问控制机制,包括用户身份验证、用户权限管理以及访问控制策略的配置和管理工作,可以防止未授权用户对数据进行非法访问和操作,保护数据的安全性和完整性。③审计和监控是确保数据安全和合规性的重要手段:平台需要对数据访问和操作进行审计和监控,记录数据访问和操作的日志。通过审计日志的记录和管理,可以及时发现并应对数据安全威胁,保护数据的完整性、可靠性和保密性。④数据脱敏是保护患者隐私和敏感信息的重要措施:平台需要提供数据脱敏功能,对敏感数据进行脱敏处理,如数据掩码、数据伪匿名化等,可以确保数据在共享和开放过程中的隐私性,同时满足合规性要求。

多模态医疗大数据治理与开发平台设计的具体功能需求概述如下。

1. **数据加密** 在多模态医疗大数据治理与开发平台中,数据加密是确保数据安全的关键措施之一。平台需要对数据进行加密处理,以防止数据在存储和传输过程中被非法获取和篡改。数据加密可以保护患者的隐私信息如姓名、地址、身份证号码、病历信息等,以及医院的敏感数据如财务信息、员工信息等。

(1) 数据存储加密:平台使用强加密算法,如高级加密标准(advanced encryption standard,AES) 或非对称密钥算法(Rivest-Shamir-Adleman,RSA),对存储在数据库中的敏感数据进行加密。加密密钥应该安全地存储在加密密钥管理系统中,并与数据分离保管。

(2) 数据传输加密:平台使用 SSL/TLS 协议对数据传输进行加密,确保数据在传输过程中的安全性,防止数据在传输过程中被拦截和窃取。

(3) 加密密钥管理:平台实现加密密钥生成、分发、存储和销毁的完整生命周期管理。加密密钥应定期更换,以确保数据的安全性。

(4) 数据加密策略:平台提供数据加密策略的配置和管理工作,允许管理员根据数据的敏感性和业务需求选择合适的加密算法和加密级别(图 4-41)。

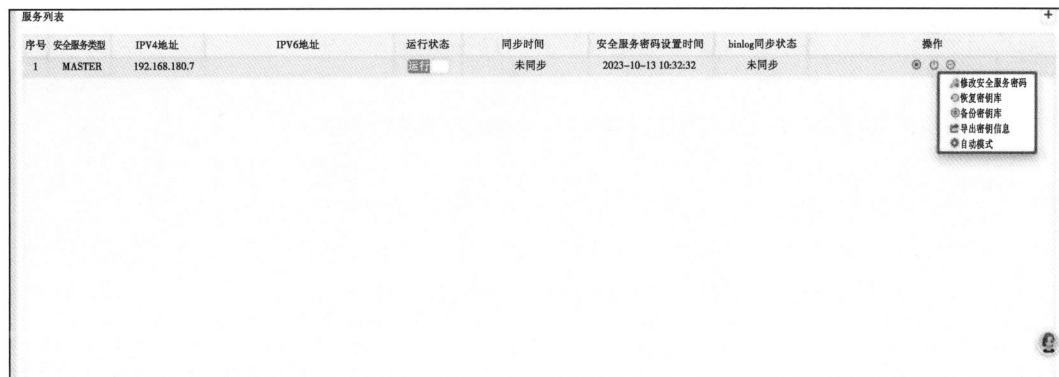

图 4-41 数据加密策略管理

2. **访问控制** 在多模态医疗大数据治理与开发平台中,访问控制是确保只有授权用户才能访问和操作数据的重要机制。访问控制可以防止未授权用户对数据进行非法访问和操作,保护数据的安全性和完整性。

(1) 用户身份验证:平台实现强身份验证机制,如双因素认证、密码策略等,确保用户的身份真实性。

(2) 用户权限管理:平台实现细粒度的用户权限管理,允许管理员根据用户的角色和职责,为用户分配不同的数据访问权限,包括读、写、修改、删除等操作权限(图 4-42)。

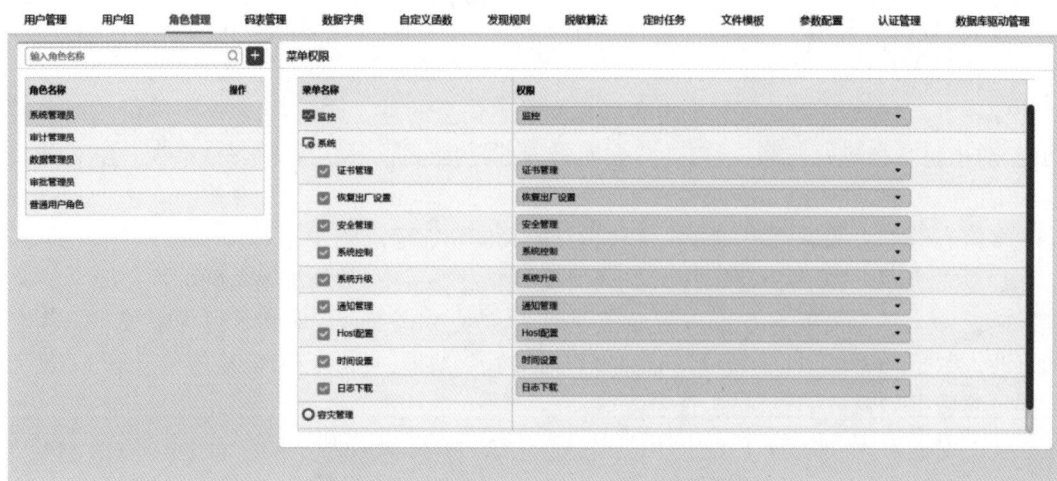

图 4-42　数据安全角色分配与权限管理

(3) 访问控制策略:平台提供访问控制策略的配置和管理服务,允许管理员根据业务需求和数据敏感性设置不同的访问控制规则。

(4) 访问审计:平台记录用户的访问日志,包括用户身份、访问时间、访问行为等,便于审计和监控用户的访问行为。

3. **审计和监控**　在多模态医疗大数据治理与开发平台中,审计和监控是确保数据安全和合规性的重要手段。通过审计和监控,可以及时发现并应对数据安全威胁,保护数据的完整性、可靠性和保密性。

(1) 数据访问审计:平台记录用户对数据的访问行为,包括读取、写入、修改和删除等操作。审计日志应该详细记录操作时间、操作用户、操作对象等信息。

(2) 数据操作审计:平台记录用户对数据的操作行为,包括数据的查询、修改、删除等操作。审计日志应该详细记录操作时间、操作用户、操作对象等信息。

(3) 异常行为监控:平台实施异常行为监控系统,对用户的访问和操作行为进行实时监控,及时发现和报警异常行为,如频繁的数据访问、异常的数据修改等。

(4) 审计日志管理:平台提供审计日志的管理功能,允许管理员查询、导出和备份审计日志。审计日志应保留一定的时间,以满足合规性要求(图 4-43)。

4. **数据脱敏**　在多模态医疗大数据治理与开发平台中,数据脱敏是保护患者隐私和敏感信息的重要措施。通过对敏感数据进行脱敏处理,可以在数据共享和开放过程中保护数据的隐私性。

(1) 敏感数据识别:平台实现敏感数据识别功能,可以自动识别和标记敏感数据,如个人身份信息、健康状况等。

(2) 脱敏策略配置:平台提供脱敏策略的配置和管理服务,允许管理员根据数据的敏感性和业务需求,选择合适的脱敏算法和脱敏方式。

(3) 数据脱敏处理:平台实现数据脱敏处理功能,对敏感数据进行脱敏处理,如数据掩码、数据伪匿名化等,以保护数据的隐私性。

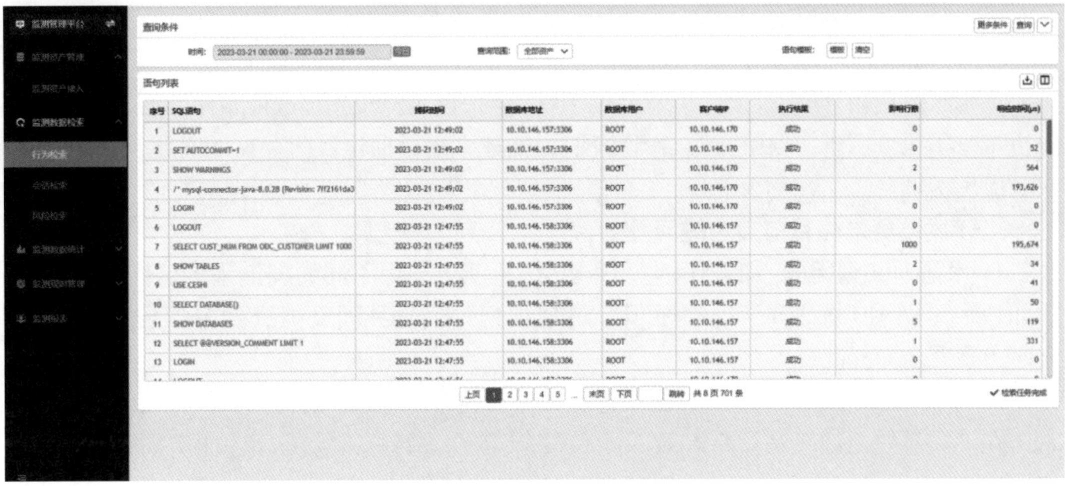

图 4-43 数据审计日志管理

（4）脱敏效果验证：平台提供脱敏效果验证功能，允许管理员验证脱敏后的数据是否满足隐私保护要求，并进行必要的调整（图 4-44）。

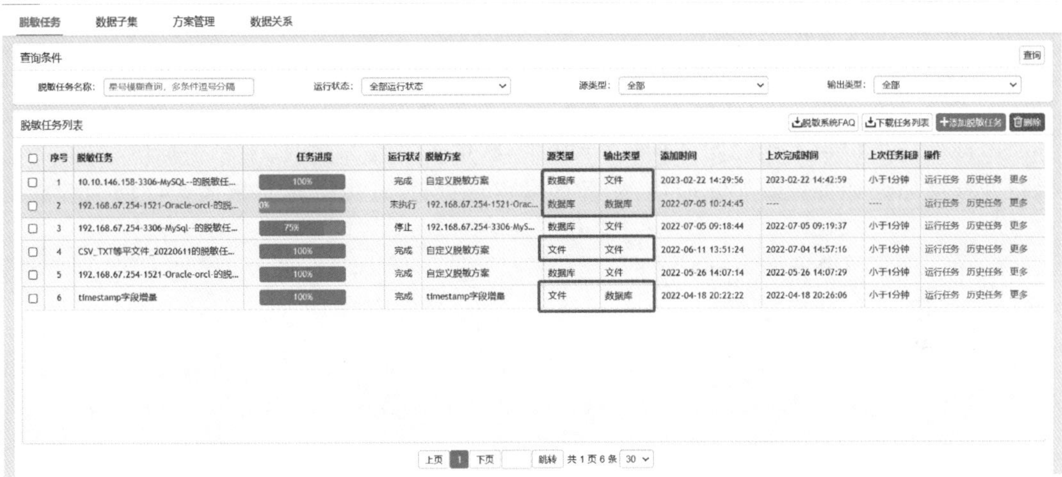

图 4-44 数据脱敏任务管理

第三节 数据治理应用实例

一、术语标准化

在数据治理过程中，为了实现对临床数据的管理和规范化，确保数据的准确性、完整性、一致性和安全性，面临术语标准化问题。术语标准化涉及将不同医疗术语标准化，以提高数据的一致性和可比性；而患者主索引建设则涉及整合同一患者在不同医疗记录中的信息，以建立完整病历并确保医疗决策的准确性。这些归一化工作对于提高医疗数据的质量、协作性和决策效率至关重要，也有助于为患者提供更加个性化和有效的医疗服务。

术语标准是指将不同来源、不同格式、不同表达方式的临床术语转换为统一的标准术语，实现数据的互操作性、统一性和可比性。

在临床数据中，同一种概念可能会用多种不同的术语来表示，这种多样性给数据整合和分析带来了很大困难。以下将结合具体项目，阐述术语标准化目前存在的问题、系统实现方法及应用实例。

（一）术语标准化目前存在的问题

1. **术语同义词问题** 不同医生、不同系统可能会使用不同的词汇来表示同一种概念，比如"高血压"和"血压高"、"心梗"和"心肌梗死"等，这种同义词的存在会导致数据在整合时出现冗余和混乱。

2. **术语标准化问题** 临床数据中存在大量特定于某些机构或医生的术语和缩写，这些术语在不同系统之间无法进行有效匹配和整合，需要进行标准化处理才能实现数据的互操作性。

3. **缺少标准化诊断和治疗代码** 医生通常会使用自己习惯的诊断和治疗方式记录临床数据，因此缺乏统一的标准化诊断和治疗代码，使得数据无法进行有效比对和分析。

当数据经过归一化处理后，可对临床数据充分利用，无论医生书写的是标准词汇还是非标准词汇，都可以通过数据加工转化来实现数据的充分利用。

在术语标准化后，一个标准化的术语标准字典库至关重要。平台根据ICD-10、ICD-9、MeSH、ACT编码等国际医学标准，搭建术语标准字典库，如疾病、药品、症状、检验、检查等。该标准体系包含术语的同义词、上下级词、映射关系等。同时，平台根据国家标准、卫生行业标准以及业务厂商实际应用，构建值域字典近百个，以满足其他原始字段的标准化需求。

（二）术语标准化系统实现方法

使用值码转换归一系统，实现术语标准化。首先基于项目需求，配置项目相关信息，包括标准字典等，治理人员配置转码字段，创建转码任务。然后使用机器辅助转码服务，复用过往的转码历史结果，提供转码推荐，并根据不同的转码类型和内容提供不同的算法推荐，从而降低人工转码的工作量。最后，人工对机器推荐内容进行复核和补充，生成完整的转码对照任务结果。这些结果可以通过Excel文件下载或自动回填至数据库，为项目提供便利并实现利用的高效性。

（三）术语标准化应用实例

在具体案例中，值码转换归一化被应用于大型医院的诊断和手术等领域，通过人工标注、质检以及特殊标注规则的方式对原始数据进行处理。

诊断方面，经过三轮人工标注和质检，准确率达到95%以上才能通过。对于特殊诊断，采用特殊标注规则进行处理，例如在诊断名称后添加特定术语。最终经过值码转换，某医院诊断数量从原始的9 357万个去重为432万个，再转换为107万个值码。

手术方面，经过两轮人工标注和质检，同样要求准确率达到95%以上才能通过。针对特殊手术，也采用特殊标注规则进行处理，例如手术名称拆分和术语映射等。最终经过值码转换，该医院手术数量从原始的1 065万个去重为107万个，再转换为40万个值码。

此外,为大型医院建立了包含69个值域类型的值域字典,用于对数据进行映射和转换。这一过程有助于提高数据的准确性和一致性,确保医疗数据的质量。

术语的归一化对临床医学领域具有重要意义。首先,能促进不同医疗机构和部门之间的信息交流与共享,使得医疗数据和知识共享更加便捷高效。其次,归一化的医学术语有助于降低因术语混用或误解而导致的诊断和治疗错误,提升临床决策和诊断的准确性,并避免了信息传递中的歧义和混淆。此外,统一的医学术语标准能够支持跨机构、跨领域的临床研究和知识管理,为医学研究提供更为可靠和一致的数据基础。最后,术语的归一化对医疗信息技术系统的互联互通至关重要,有利于构建更加完善的电子病历和健康信息交换系统。综上所述,临床医学术语的归一化有助于提高医疗信息的质量和效率,促进医疗信息的共享与交流,进而提升临床医学的服务质量和效果。

二、患者主索引

患者主索引建设指将来自不同数据源的关于同一患者的信息进行匹配整合,确保这些信息能够被准确地关联到同一患者身上。在临床医疗数据治理中,患者数据的归一化问题表现在多个方面。以下将结合具体项目,阐述患者主索引目前存在的问题、系统实现方法及应用实例。

(一)患者主索引建设目前存在的问题

1. **数据来源多样性**　患者数据来源多样,包括医院信息系统、电子病历、检验报告、影像学检查等多个系统和部门产生的数据,不同系统、部门的数据格式、命名规范、编码标准等存在差异,导致患者数据的不一致和不完整。

2. **数据重复性**　在医疗机构中,同一患者可能在不同的系统中有多个重复的数据记录,例如多次就诊、重复检查等,这些重复数据会影响数据的准确性和完整性。

3. **标识不一致性**　患者数据中的标识信息,如姓名、性别、身份证号等,可能存在拼写错误、格式不一致等问题,导致数据无法对应或重复对应,影响数据的准确性和连续性。

4. **数据集成困难**　由于不同系统的数据格式和规范不同,数据集成和关联存在困难,难以将从不同系统中获取的患者数据进行整合分析,影响医疗数据的综合利用。

患者主索引建设是医疗数据治理中的一个关键步骤,有助于提高医疗服务的效率和质量,同时也为医学研究和公共卫生监测提供了可靠的数据基础。随着健康医疗大数据的价值日益凸显,患者主索引建设的重要性也在不断增加。

(二)统一患者主索引建设系统实现方法

针对上述问题,平台在汇聚各个数据源和系统数据的基础上,提供了患者主索引匹配策略管理功能,包括构建因子加权规则,支持管理匹配策略所涉及的匹配标识符、数据合规校验方法、匹配规则、优先级等关键信息。通过该管理功能,大数据平台能够实现患者数据的准确匹配和关联,提高数据的质量和一致性。

这种机制可以通过设定因子加权规则和匹配规则,根据不同因素和权重对匹配数据进行评估和比对。同时,平台可以管理匹配策略的标识符,确保匹配过程中的唯一性和准确性。此外,数据合规校验方法可以确保匹配过程符合相关法律法规和标准,保障数据安全和隐私。

通过管理匹配策略相关信息,平台可以有效地处理海量匹配任务,提高数据匹配的精确性和效率。这种能力对于医疗健康领域特别重要,可以帮助医疗机构更好地管理和利用患者数据,从而支持临床决策和健康管理。

(三) 统一患者主索引建设应用实例

在具体的项目实施中,治理人员可根据实际需求设计 EMPI 匹配算法。通过任务管理系统,可以选择数据来源和匹配算法,并发起患者主索引计算任务。一旦系统接收到任务运行指令,就会主动获取患者原始数据和匹配算法,然后按照优先级逐一匹配校验,以确定是否满足对应算法的特征。最终,系统将生成患者的主索引号,确保数据匹配的准确性和完整性。

在大型医院案例中,根据对医院数据情况的分析,制定符合项目需求的 EMPI 匹配规则。匹配规则为身份证号 + 姓名、姓名 + 性别 + 出生日期 + 电话两种。根据所提供的数据情况,原始患者数据量为 2 341 万条,经过合并计算后为 1 696 万条,合并率为 30.19%。这两种匹配规则提供了不同维度和组合的信息,以确保患者主索引的准确性和匹配率。通过身份证号、姓名、性别、出生日期和电话等信息的组合,可以有效地识别、合并同一患者的数据,从而实现数据的整合和管理。利用这些匹配规则,医院可以更好地管理患者数据,提高数据匹配的准确性和效率,为患者提供更好的医疗服务。

患者主索引建设的标准化管理对医疗信息系统有重要作用。首先,它能够提升医疗信息的质量和准确性,确保患者的身份信息在医疗记录中得到正确记录和管理,避免因为重复或混乱的记录而导致信息错误。其次,患者主索引建设能够促进医疗信息的共享和互通,不同医疗机构和部门可以更加便捷地共享和交换患者的医疗信息,提高医疗协作效率,尤其在多个医疗机构或跨科室诊疗的情况下。最后,患者主索引建设还可以改善医疗信息系统的管理和安全性,有助于更好地保护患者的个人医疗信息,确保医疗信息的安全和隐私保护。综上所述,患者主索引建设在提升医疗信息的质量和可靠性、促进医疗信息的共享与协作,以及加强对医疗信息的管理和安全保障等方面发挥着重要作用。

三、专病数据生产

专病数据生产是指对特定病种或疾病进行数据收集、整理、存储和分析的过程。通过专病数据生产,可以建立起针对某一特定病种的数据集合,包括患者的临床信息、诊断依据、治疗方案、疗效评估等多方面数据,这种专病数据的集合就是专病库。通过专病库建设可以将医院内积累的大量数据按照不同病种建设为多维动态、不断累积的病种库,对数据进行大数据治理和复杂逻辑结构化处理,可以在此基础上进行深度分析和挖掘,建立专项的科研课题进行回顾性和前瞻性科研分析;找寻体征、诊断、用药、治疗方式等数据的相关性,分析不同治疗方案的优劣性,优化诊疗路径,优化治疗和临床指南,进行药品临床试验和药品评价研究。

科研大数据平台在数据归一化的基础上,构建通用专病数据集、专属专病数据集和专病术语标准字典。面向不同的专病应用方向,通过从医疗大数据中台中抽取经标准化治理及脱敏后的符合相关入库条件的数据,进行全流程专病数据集深度治理,治理步骤包括通用数据提取及清洗、专病结构化特征提取、患者信息数据融合、数据映射、术语字典标准化处理、数据质控。数据范围应涵盖相关患者院内医疗及院外随访等诊疗全周期,包括门急诊和住院在内的各类临床诊疗数据,如病历文书、检验检查、医嘱用药等,以及院后随访数据、生物样本数据、组学研究数据等各类数据。经过全面的数据标准化处理,可形成规范而健全的专病数据集,支撑专病数据的进一步科研应用。

科研大数据平台还可以基于典型病种的诊断分析、用药、地域等排名进行图表展示,高质量、全面地展示专科专病科研数据库概况。提供专病队列构建工具,支持专病科研流程建立、跟踪和管理。专病科研队列构建工具支持 CRF 可视化设计、科研方案设计、数据抽取、数据自动采集、CRF 自动/半自动填写、患者数据全景展示、科研病例管理、病种管理、数据清洗、多角色协同、数据导入/导出、线上科研统计分析等功能;支持构建复杂专病库字段,以满足专病深度科研的需要;支持根据具体临床问题和场景建立临床预测模型,选择诸如深度学习、随机森林、XGBoost、回归分析等不同的建模算法开展临床预测模型建设;支持多因素逻辑回归、线性回归、Cox 回归、KM 生存曲线、相关分析、单因素分析、描述性统计研究。平台统计分析结果可保存,方便管理科研成果。提供智能辅助诊疗预测模型的标准化产品页面,主要通过简易人机交互系统,实现手动填入疾病参数后,输出模型计算决策结果以及模型解释结果。此外,平台还支持专病科研数据分析,支持根据指标类型智能采用多种统计图表,提供智能报告、数据洞察等可视化分析功能,帮助专病方向科研课题的高效完成。

在大型医院的具体案例中,平台成功建立了三个专病库,分别是肺癌专病库、乳腺癌和宫颈癌专病库,以及糖尿病专病库。具体成果如下。

肺癌专病库:约 82 个数据模型,约 2 000 个业务字段,约 7 万名患者,约 109 万人次就诊,总共入库数据约 1 亿 7 000 万条。

乳腺癌和宫颈癌专病库:约 2 000 个业务字段,约 5 万名患者,约 105 万人次就诊,其中住院约 29 万人次,门诊约 76 万人次。

糖尿病专病库:约 1 500 个业务字段,约 25 万名患者,约 241 万人次就诊,其中住院约 43 万人次,门诊约 198 万人次。

专病库的建立为医院专科科研工作提供了强有力的数据支持,为科研人员和临床医生提供了丰富的数据资源,有助于深入研究和诊疗各类专病。

四、一体化、自动化数据治理

一体化数据治理是一种综合性方法和框架,涵盖了数据采集、存储、治理、分析和应用的全过程管理,致力于确保数据在整个生命周期中的可靠性和价值。自动化数据治理是借助人工智能、机器学习和自动化技术,采用智能化数据治理流水线增强数据治理的功能和效率。在大型医院科研大数据平台建设中,采用一体化、自动化数据治理思维,研发了自动化数据治理、数据治理脚本自动生成、智能编码以及智能医学文本结构化等工具。

自动化数据治理,涵盖结构化数据治理及非结构化数据治理,并提供统一工作流调度功能,可按照数据治理需求动态编排工作任务串行、并行执行。大数据科研平台、专病库等应用的数据通常需要经过多个数据治理步骤,例如数据汇聚、数据映射、电子病历段落拆解、患者主索引整合、医学文本变量提取等,并且不同的任务之间有依赖关系。基于工作流任务,可以将数据治理过程的不同处理步骤按照业务需求,编排一个整体的工作流,并能够定期自动发起治理任务并进行监控、异常处理等,实现不同数据治理任务间的前后依赖运行,减少任务之间的等待时长,提高数据治理生产效率。

数据治理脚本自动生成,通过对原始数据进行基础分析,根据企业分类、业务系统类型等信息,创建通用数据治理模板库,并持续沉淀和完善数据治理模板。针对具体数据治理任务,通过关联源数据,自动生成治理映射文件并由人工审核确认后,再生成可执行的 SQL 及ETL 工具可运行的配置文件,支持用户按需开展任务编排、执行、暂停、取消、查看等日常任务调度功能,最终实现源数据到目标数据的数据灌注及质控工作,达到自动生成的目标,进而降本增效。

智能编码功能,通过大数据分析处理技术将采集到的病案编码数据进行数据清洗并建立编码规则库,将待编码疾病、手术与规则库中规则进行相关性度量后实现自动编码。针对主要诊断和手术的选择、单个手术对应多个编码,以及合并编码、附加编码的问题,需建设更完善的编码解决方案,使系统更加智能,为编码工作服务。此外,建立非标准与标准疾病名称、手术名称编码对应关系的知识库,并支持知识库的自学习机制。该知识库可自动识别医师书写的疾病和手术操作名称与 ICD 字典库中标准名称的对应关系,并自动判断编码员审核完成的病案中出现的规则,通过自学习机制在使用中逐步完善编码知识库。

智能医学文本结构化,通过应用自然语言处理和机器学习等技术,将医学文本数据转化为结构化数据。该功能可以识别出医学文本中的实体,如疾病、症状、药物、手术等,协助将医学文本中的各种实体提取出来,并给予适当标记。通过关系抽取技术,自动识别并提取出疾病与症状之间的关系、药物与治疗效果之间的关系等,从而使医学文本的结构更加明确和丰富。将不同的医学文本数据进行合并和规范化,使其具备一致的结构和格式,方便后续分析和应用。

智能化数据治理流水线在大型医院案例中取得了显著成效,成功处理了来自 17 家厂商、18 个系统的 451 亿多条数据和 1 万多张表以及 22 万多个字段。经过治理后,形成近200 个数据模型和 6 000 多个字段,存储了约 85 亿条数据,这些数据模型已被应用于通用科研库、患者 360 库和专病库。通用科研库包含大约 80 个数据模型和 2 500 个字段,其中可供检索的字段超过 500 个,治理后的结构化字段超过 40 个,覆盖了主诉、病史、影像、病理、心电、内镜等通用诊疗数据,字段包括家族疾病、吸烟情况、病变标志、免疫组化标志、分子病理变异基因等内容。肺癌专病库包含 82 个数据模型,约 2 000 个业务字段、300 个变量提取以及 1 500 个直接映射字段,纳入 6 万多名患者,约 109 万人次就诊记录,总计入库数据超过 1 亿 7 000 万条。

智能化数据治理流水线的优点包括:数据统一性,通过数据治理流水线,不同来源的数据可以统一加工处理,确保数据的一致性和统一性;数据质量提升,流水线能够进行数据清洗和质量控制,消除数据中的错误和冗余,提高数据的准确性和完整性;数据可用性,经过流水线处理的数据更易于访问和利用,提高了数据的可用性和可发现性;数据分析支持,规范化的数据模型和字段提取,有助于支持医学科研和临床实践中对大规模数据进行分析和挖掘;通用适用性,经过智能化治理的数据可供多个应用场景使用,包括通用科研库、患者 360库以及专病库,提高了数据的通用适用性和灵活性。

综上所述,智能化数据治理流水线作业可以更好地满足医院对数据管理和利用的需求,提高了数据的整体效益和应用价值。

参 考 文 献

［1］国家质量监督检验检疫总局,国家标准化管理委员会.标准化工作指南 第 1 部分:标准化和相关活动的通用术语:GB/T 20000.1—2014［S］.北京:中国标准出版社,2014.

［2］国家卫生健康委员会.卫生健康信息基本数据集编制标准:WS/T 370—2022［S］.北京:中国标准出版社,2022.

［3］王华生.医学本体论的历史演变［J］.中国医药导报,2009,6(1):156-158.

［4］李恒杰,李军权,李明.领域本体建模方法研究［J］.计算机工程与设计,2008,29(2):381-384.

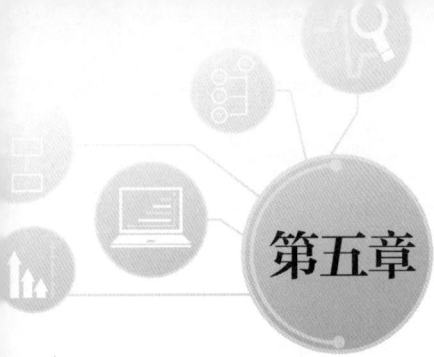

第五章 医院科研大数据平台构建与应用

第一节 科研大数据平台功能架构设计

科研大数据平台将院内电子病历系统、检验检查管理系统、护理管理系统等相关诊疗系统的数据进行整合,形成可快速检索的科研大数据平台,并在此基础上提供患者全景查看、科研项目管理、随访管理等功能,以更好地支持和引导科研活动,促进临床科研的创新与发展,整体架构设计如图 5-1 所示。

科研大数据平台基于科研数据中心,提供患者或诊疗数据智能检索、患者全景查看、科研项目管理、随访管理、统计分析、科研数据驾驶舱等功能,以支撑队列研究或病例对照研究相关临床科研数据获取、数据查看、数据处理等服务。

首先,基于通用病种或专病的科研数据中心,为院方管理层提供科研数据驾驶舱功能,包括科研数据概览、诊疗数据概览等功能,详细展示数据库资源中患者分布情况,包括患者数量、患者人口学信息(性别、年龄等)分布、疾病类型分布、手术类型排名、时间分布、地域来源分布地图等。通过科研数据驾驶舱,一方面方便用户了解不同维度临床诊疗数据的变化情况(如提供不同时间的人群分布图、并发症分布等),另一方面便于启发用户对某一个疾病领域的科研灵感。

其次,为临床科研工作者、临床医生等提供患者诊疗数据的智能检索和详情查看功能。基于自然语言处理和机器学习方法,以及数据治理的成果,平台提供智能检索功能,对患者进行精准、细颗粒度建模,从而快速定位和筛选满足特定条件的患者。在找到相关患者后,通过患者全景视图功能,可全方位查看该患者的历史诊疗记录。

再次,为临床科研工作者、临床医生等提供临床科研数据的检索、指标设计和数据导出、统计分析功能,满足临床科研提取数据、处理数据、统计分析数据的需要,是科研大数据平台最核心的部分。

最后,为临床科研工作者提供随访管理功能,即服务于前瞻性研究的数据获取场景,为用户提供 CRF 表单设计、随访方案设计、随访表单移动端填写、随访数据统计分析等功能。

第二节 科研大数据平台数据模型设计

随着医疗信息化的发展,医院诊疗数据量呈指数级增长。为了更好地管理、分析和利用这些海量数据,科研大数据平台建设成为大型医院的有力抓手。科研大数据平台是一个集数据采集、存储、处理、分析和应用于一体的综合性系统,其数据模型设计直接影响平台的性能。合理的数据模型设计能够提高数据管理效率、加速数据分析过程、支持更复杂的数据应用等。

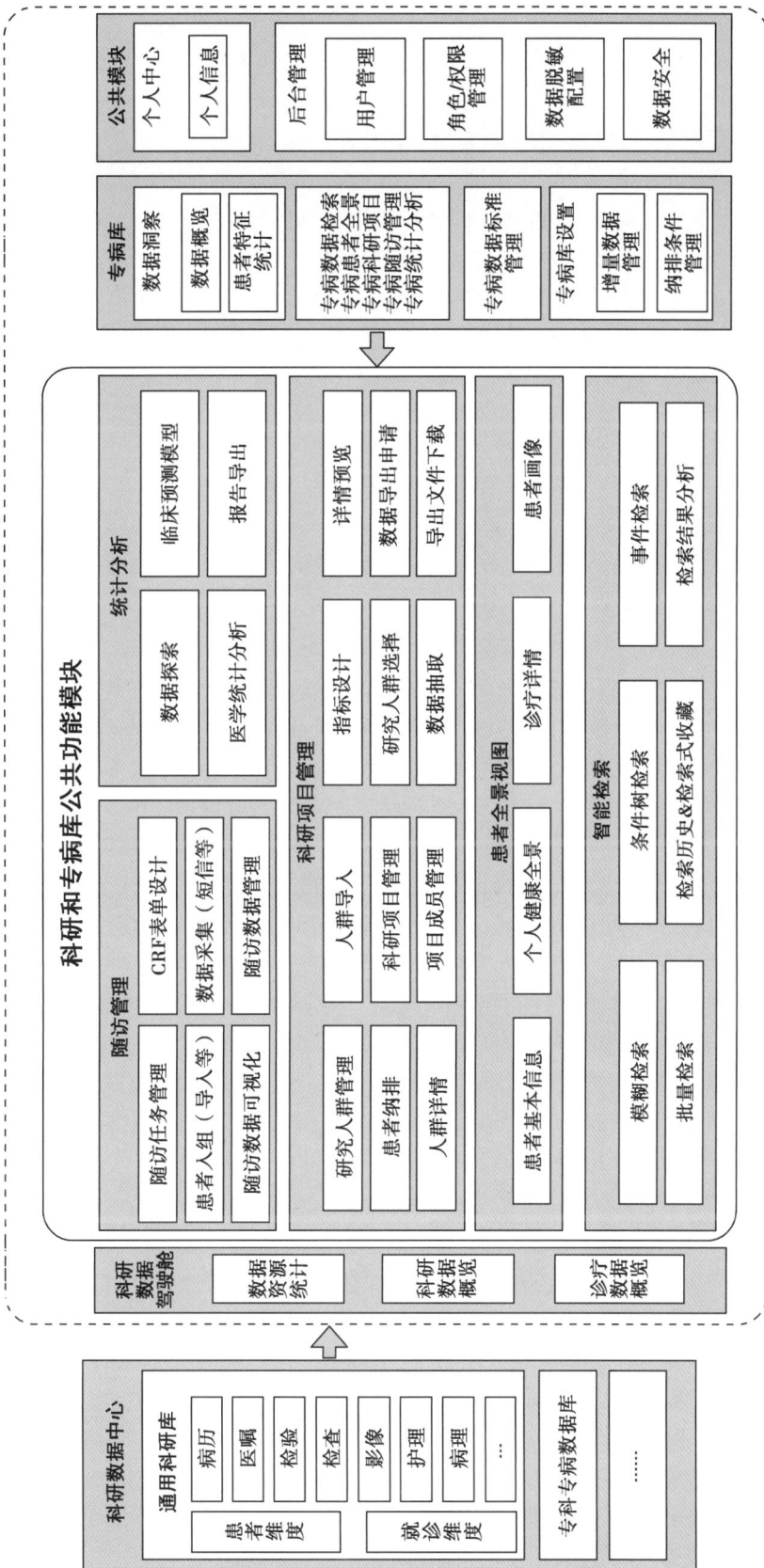

图 5-1　科研大数据平台整体架构

　　数据模型是数据特征的抽象,其中数据是描述事物的符号记录,模型是现实世界的抽象。数据模型从抽象层次上描述了系统的静态特征、动态行为和约束条件,为数据库系统的信息表示与操作提供了一个抽象的框架。数据模型包括数据结构、数据操作和数据约束三部分。

　　根据临床诊疗规范以及疾病的发展规律,参考疾病相关信息学语义模型,在理解疾病诊断、治疗、预后等方面的标准流程后,整理出关键的诊断指标、治疗手段、预后因素,从而形成结构化的医学知识库,构建面向疾病的数据模型,使数据的建模从传统的面向事件活动方法演变为真正的面向疾病建模,为后期的数据挖掘提供标准化、结构化的数据保障。在通用数据模型的基础上,为进一步完善典型病种的研究,可结合典型病种诊疗指南、专家共识等意见,利用数据挖掘和机器学习等技术,构建符合实际研究需要的专病数据集。

一、数据模型内容

(一) 数据结构

　　数据结构是计算机存储、组织数据的方式,主要描述数据的类型、内容、性质以及数据间的联系等,是目标类型的集合,即指向相互之间存在一种或多种特定关系的数据元素的集合。这种"结构"就是指数据元素之间存在的关系,分为逻辑结构和存储结构。目标类型是数据库的组成成分,一般可分为两类:数据类型、数据类型之间的联系。数据类型如数据库任务组(data base task group,DBTG)网状模型中的记录型、数据项,关系模型中的关系、域等,联系部分有 DBTG 网状模型中的系型等。数据结构是数据模型的基础,数据操作和约束基本建立在数据结构上,包括数组、栈、链表、队列、树、图、堆和散列表等多种分类。每种数据结构都有其特定的应用场景和优势。例如,数组可以在内存中连续存储多个元素,通过数组下标进行访问,但数组的大小固定后无法扩容;栈是一种特殊的线性表,只能在线性表的一端操作,常用于后缀表达式的求值、中缀到后缀表达式的转换等场景;散列表则常用于值域较大但状态很稀疏的应用,如状态压缩记忆化搜索,实现映射功能等。数据结构往往和高效的检索算法和索引技术有关,通过精心选择的数据结构可以带来更高的运行或者存储效率。

(二) 数据操作

　　数据模型中数据操作主要描述在相应的数据结构上的操作类型和操作方式。它是操作算符的集合,包括若干操作和推理规则,用于对目标类型的有效实例所组成的数据库进行操作。数据库中的数据操作主要分为以下几类。

　　读取数据:从数据库中读取数据,包括查询数据、读取数据记录等操作。

　　更新数据:对数据进行修改和更新,包括修改数据的值、添加新数据或删除数据等操作。

　　插入数据:向数据库中添加新的数据记录。

　　删除数据:从数据库中删除某些数据,可能包括删除数据记录、删除表或删除字段等操作。

　　数据模型必须定义这些操作的确切含义、操作符号、操作规则(如优先级)以及实现操作的语言,上述操作是对系统动态特性的描述。

　　此外,数据操作还包括数据收集、数据清洗、数据整理、数据转换、数据分析、数据验证和数据保存等步骤,以确保数据的准确性、完整性和有效性。

　　在实际应用中,根据具体的需求和场景,数据操作可能涉及更复杂的逻辑和算法,例如数据压缩、数据索引、数据缓存以及数据优化算法等,以提高数据处理的效率和速度。

　　综上所述,数据操作是数据库管理和数据处理中的关键环节,对于保证数据质量、实现数据的有效利用和支撑业务决策具有重要意义。

（三）数据约束

数据模型中的数据约束主要描述数据结构内数据间的语法、词义联系、彼此制约和依存关系，以及数据动态变化的规则，以保证数据的正确、有效和相容。数据约束是完整性规则的集合，用以限定符合数据模型的数据库状态，以及状态的变化。约束条件可以按不同的原则划分为数据值的约束和数据间联系的约束；静态约束和动态约束；实体约束和实体间的参照约束等。

二、数据模型层次

数据模型通常分为三个主要层次：概念模型、逻辑模型和物理模型。

（一）概念模型

概念模型是从用户的角度出发，对现实世界中的数据进行抽象和模拟的模型。它主要关注数据的逻辑结构和数据之间的关系，而不关心具体的物理实现方式。在概念层数据模型中，会使用一些实体、关系、属性等概念来描述数据。实体表示现实世界中的某些对象，关系表示实体之间的联系，属性则是实体的特征。概念的描述包括：记号、内涵、外延，其中记号和内涵（视图）最具实际意义。

（二）逻辑模型

逻辑模型是将概念模型转化为计算机系统中的实现方式的模型，是对概念模型的拓展和细化，其组成要素包括实体类型、列、主键、外键和索引等。它主要关注数据的组织方式和存储方式，并且会考虑数据的完整性、安全性等因素。在逻辑模型中，会使用一些表格、字段等概念来描述数据，其中表格表示实体，字段表示属性。逻辑建模是数据仓库实施中的重要一环，因为它能直接反映业务部门的需求，同时对系统的物理实施有重要的指导作用，其作用在于可以通过实体和关系勾勒出企业的数据蓝图。

（三）物理模型

物理模型是数据模型的最底层，是一种面向计算机物理表示的模型，描述了数据在储存介质上的组织结构。物理模型包括表空间、文件、数据块、行、列、索引和分区等要素，在这一层，需要考虑数据的存储优化、备份和恢复等问题，不仅与具体的数据库管理系统（DBMS）有关，还与操作系统和硬件有关。每一种逻辑数据模型在实现时都有其对应的物理数据模型。

在医院信息系统医疗数据的基础上，以满足临床科研需求为出发点，结合现行的医疗卫生行业数据标准和政策文件，借鉴医疗科研大数据平台或研究型数据库建设的相关研究文献，广泛搜集原始数据项并整理、归类，然后按照卫生信息数据元的基本模型和属性模型对数据元进行抽象、命名和描述。

1. **制定初版数据模型需求**　根据临床科研方向的具体研究需求，完成对应临床科研数据集标准内容规划编制，明确相关定义和数据质量要求。

2. **从临床专业角度出发完善数据模型**　由医学人员进一步协助临床专家进行国内外相关疾病方向专病文献复盘、对具体临床数据需求开展调研，以及支持对相关的现有医学数据字典标准规范等调研工作。

3. **完成整体数据标准模型的编制和整理**　整体数据需求分析工作完成后，由医学人员根据专病病案数据库的建设要求，对相关数据集字段进行编制整理，形成规范化的字段标准表单。

第三节　实体关系模型

实体关系模型（entity-relationship model），也被称为实体关系图、ERD、E-R 图、实体联系模型或实体联系模式图,是一种用于数据库设计的结构图。一个实体关系模型包含不同的符号和连接符,用于显示两个重要的资讯:系统范围内的主要实体,以及这些实体之间的相互关系。其中,实体是指客观世界中可区别于其他对象的事件或物体,关系则指这些实体在系统内的互相关联。例如,一个人、一处位置或一件事情都是一个实体。下面列举几个常见的实体关系图。

一、机构实体

机构实体 E-R 图关系见图 5-2。

图 5-2　临床服务业务域 - 实体 - 机构 E-R 图

二、患者实体

患者实体 E-R 图关系见图 5-3。

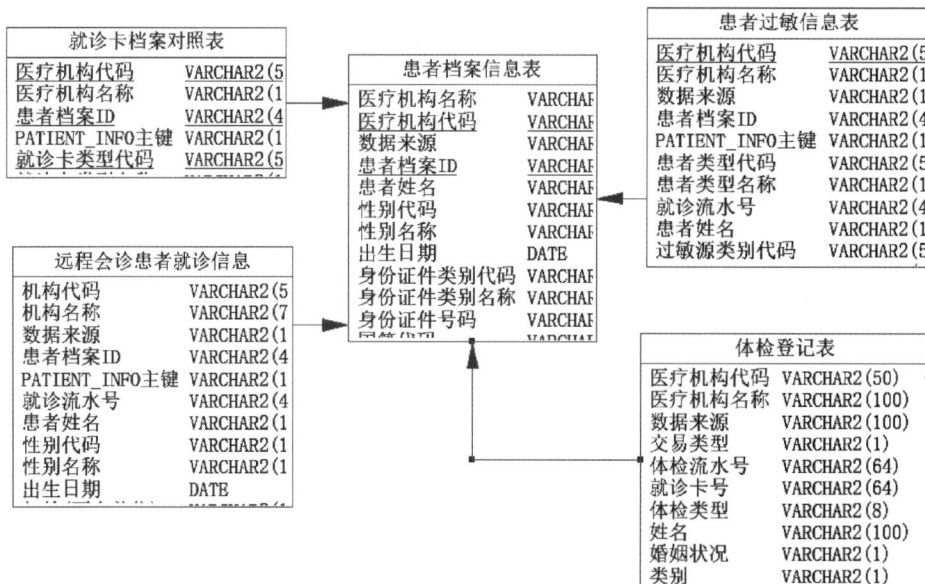

图 5-3　临床服务业务域 - 实体 - 患者 E-R 图

三、就诊活动

就诊活动 E-R 图关系见图 5-4。

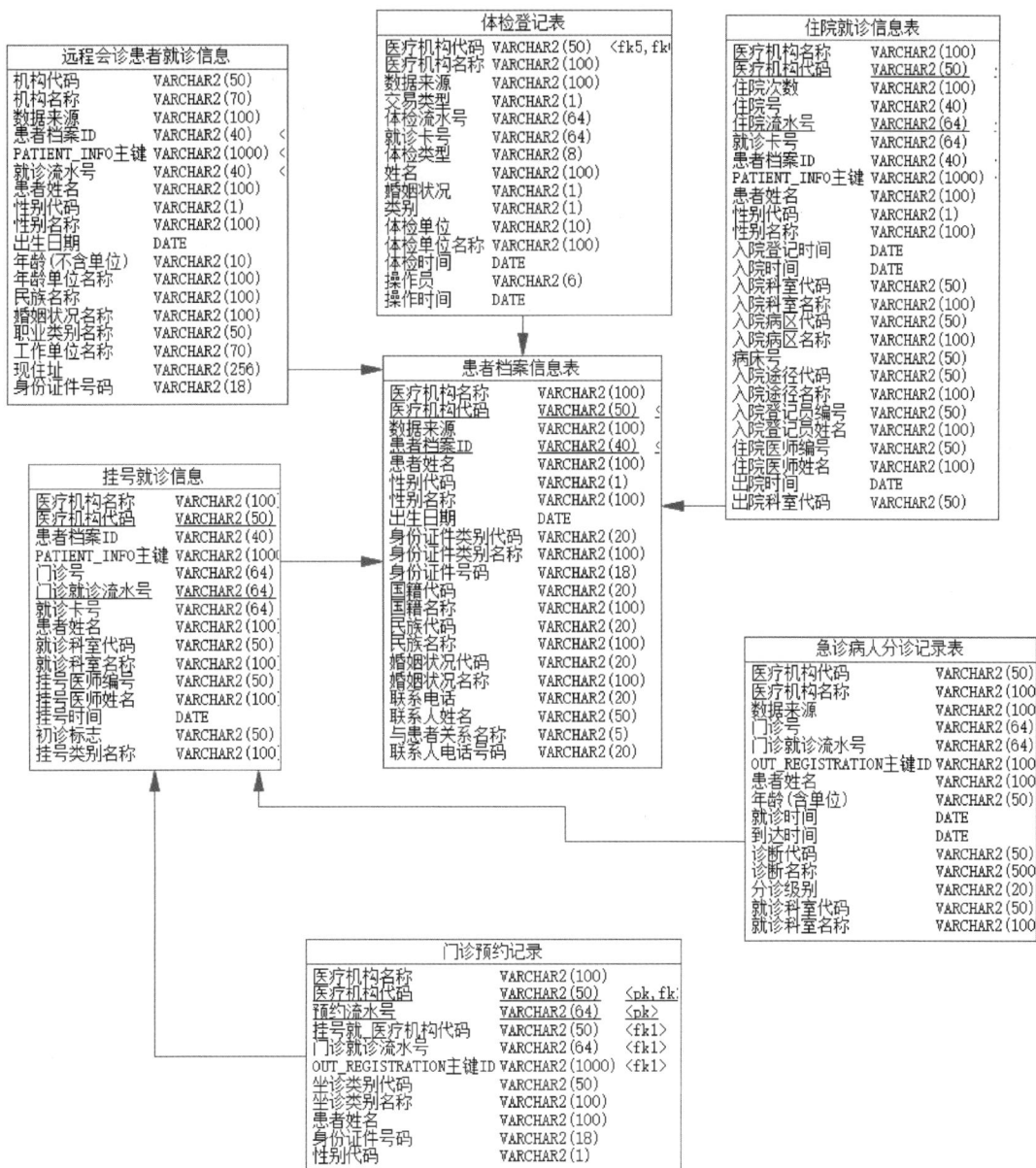

远程会诊患者就诊信息

机构代码	VARCHAR2(50)
机构名称	VARCHAR2(70)
数据来源	VARCHAR2(100)
患者档案ID	VARCHAR2(40)
PATIENT_INFO主键	VARCHAR2(1000)
就诊流水号	VARCHAR2(40)
患者姓名	VARCHAR2(100)
性别代码	VARCHAR2(1)
性别名称	VARCHAR2(100)
出生日期	DATE
年龄(不含单位)	VARCHAR2(10)
年龄单位名称	VARCHAR2(100)
民族名称	VARCHAR2(100)
婚姻状况名称	VARCHAR2(100)
职业类别名称	VARCHAR2(50)
工作单位名称	VARCHAR2(70)
现住址	VARCHAR2(256)
身份证件号码	VARCHAR2(18)

体检登记表

医疗机构代码	VARCHAR2(50)	⟨fk5,fk⟩
医疗机构名称	VARCHAR2(100)	
数据来源	VARCHAR2(100)	
交易类型	VARCHAR2(1)	
体检流水号	VARCHAR2(64)	
就诊卡号	VARCHAR2(64)	
体检类型	VARCHAR2(8)	
姓名	VARCHAR2(100)	
婚姻状况	VARCHAR2(1)	
类别	VARCHAR2(1)	
体检单位	VARCHAR2(10)	
体检单位名称	VARCHAR2(100)	
体检时间	DATE	
操作员	VARCHAR2(6)	
操作时间	DATE	

住院就诊信息表

医疗机构名称	VARCHAR2(100)	
医疗机构代码	VARCHAR2(50)	
住院次数	VARCHAR2(100)	
住院号	VARCHAR2(40)	
住院流水号	VARCHAR2(64)	
就诊卡号	VARCHAR2(64)	
患者档案ID	VARCHAR2(40)	
PATIENT_INFO主键	VARCHAR2(1000)	
患者姓名	VARCHAR2(100)	
性别代码	VARCHAR2(1)	
性别名称	VARCHAR2(100)	
入院登记时间	DATE	
入院时间	DATE	
入院科室代码	VARCHAR2(50)	
入院科室名称	VARCHAR2(100)	
入院病区代码	VARCHAR2(50)	
入院病区名称	VARCHAR2(100)	
病床号	VARCHAR2(50)	
入院途径代码	VARCHAR2(50)	
入院途径名称	VARCHAR2(100)	
入院登记员编号	VARCHAR2(50)	
入院登记员姓名	VARCHAR2(50)	
住院医师编号	VARCHAR2(50)	
住院医师姓名	VARCHAR2(100)	
出院时间	DATE	
出院科室代码	VARCHAR2(50)	

患者档案信息表

医疗机构名称	VARCHAR2(100)	
医疗机构代码	VARCHAR2(50)	
数据来源	VARCHAR2(100)	
患者档案ID	VARCHAR2(40)	
患者姓名	VARCHAR2(100)	
性别代码	VARCHAR2(1)	
性别名称	VARCHAR2(100)	
出生日期	DATE	
身份证件类别代码	VARCHAR2(20)	
身份证件类别名称	VARCHAR2(100)	
身份证件号码	VARCHAR2(18)	
国籍代码	VARCHAR2(20)	
国籍名称	VARCHAR2(100)	
民族代码	VARCHAR2(20)	
民族名称	VARCHAR2(100)	
婚姻状况代码	VARCHAR2(20)	
婚姻状况名称	VARCHAR2(100)	
联系电话	VARCHAR2(20)	
联系人姓名	VARCHAR2(50)	
与患者关系名称	VARCHAR2(5)	
联系人电话号码	VARCHAR2(20)	

挂号就诊信息

医疗机构名称	VARCHAR2(100)
医疗机构代码	VARCHAR2(50)
患者档案ID	VARCHAR2(40)
PATIENT_INFO主键	VARCHAR2(1000)
门诊号	VARCHAR2(64)
门诊就诊流水号	VARCHAR2(64)
就诊卡号	VARCHAR2(64)
患者姓名	VARCHAR2(100)
就诊科室代码	VARCHAR2(50)
就诊科室名称	VARCHAR2(100)
挂号医师编号	VARCHAR2(50)
挂号医师姓名	VARCHAR2(100)
挂号时间	DATE
初诊标志	VARCHAR2(50)
挂号类别名称	VARCHAR2(100)

急诊病人分诊记录表

医疗机构代码	VARCHAR2(50)
医疗机构名称	VARCHAR2(100)
数据来源	VARCHAR2(100)
门诊号	VARCHAR2(64)
门诊就诊流水号	VARCHAR2(64)
OUT_REGISTRATION主键ID	VARCHAR2(100)
患者姓名	VARCHAR2(100)
年龄(含单位)	VARCHAR2(50)
就诊时间	DATE
到达时间	DATE
诊断代码	VARCHAR2(50)
诊断名称	VARCHAR2(500)
分诊级别	VARCHAR2(20)
就诊科室代码	VARCHAR2(50)
就诊科室名称	VARCHAR2(100)

门诊预约记录

医疗机构名称	VARCHAR2(100)	
医疗机构代码	VARCHAR2(50)	⟨pk,fk⟩
预约流水号	VARCHAR2(64)	⟨pk⟩
挂号就_医疗机构代码	VARCHAR2(50)	⟨fk1⟩
门诊就诊流水号	VARCHAR2(64)	⟨fk1⟩
OUT_REGISTRATION主键ID	VARCHAR2(1000)	⟨fk1⟩
坐诊类别代码	VARCHAR2(50)	
坐诊类别名称	VARCHAR2(100)	
患者姓名	VARCHAR2(100)	
身份证件号码	VARCHAR2(18)	
性别代码	VARCHAR2(1)	

图 5-4　就诊活动 E-R 图

四、医嘱处方活动

医嘱处方活动 E-R 图关系见图 5-5。

患者档案信息表

字段	类型	键
医疗机构名称	VARCHAR2(100)	
医疗机构代码	VARCHAR2(50)	
数据主题	VARCHAR2(100)	
患者档案ID	VARCHAR2(40)	<pk, fk1, fk32>
患者姓名	VARCHAR2(100)	
性别代码	VARCHAR2(1)	
性别名称	VARCHAR2(100)	<pk2>
出生日期	DATE	
身份证件类别代码	VARCHAR2(20)	
身份证件类别名称	VARCHAR2(100)	
身份证件号码	VARCHAR2(18)	
国籍代码	VARCHAR2(20)	
国籍名称	VARCHAR2(100)	
民族代码	VARCHAR2(20)	
民族名称	VARCHAR2(100)	
婚姻状况代码	VARCHAR2(20)	
婚姻状况名称	VARCHAR2(60)	
联系电话	VARCHAR2(20)	
联系人姓名	VARCHAR2(60)	
与患者关系名称	VARCHAR2(6)	
联系人电话号码	VARCHAR2(20)	
户籍地址-其他部分	VARCHAR2(6)	
现住址	VARCHAR2(256)	
现住址-邮编	VARCHAR2(20)	
现住址-其他部分	VARCHAR2(60)	
工作单位名称	VARCHAR2(60)	
职业类别代码	VARCHAR2(20)	
职业类别名称	VARCHAR2(60)	
医疗保险类别代码	VARCHAR2(60)	
医疗保险类别名称	VARCHAR2(100)	
过敏药物名称	VARCHAR2(100)	
过敏史标志	DATE	
就诊时间	VARCHAR2(10)	
PATIENT_INFO主键	VARCHAR2(1000)	<pk2>
操作时间	DATE	

住院就诊信息表

字段	类型	键
医疗机构名称	VARCHAR2(100)	
医疗机构代码	VARCHAR2(60)	
住院次数	VARCHAR2(40)	
就诊流水号	VARCHAR2(40)	<pk, fk2, fk3, fk42>
患者档案ID	VARCHAR2(64)	
PATIENT_INFO主键	VARCHAR2(1000)	<fk1>
患者姓名	VARCHAR2(100)	
性别代码	VARCHAR2(1)	
性别名称	VARCHAR2(100)	<pk2>
入院时间	DATE	
入院登记时间	DATE	
入院科室代码	VARCHAR2(60)	
入院科室名称	VARCHAR2(100)	
入院病区代码	VARCHAR2(100)	
入院病区名称	VARCHAR2(50)	
床位号	VARCHAR2(60)	
入院途径代码	VARCHAR2(50)	
入院登记员编号	VARCHAR2(50)	
住院医师编号	VARCHAR2(60)	
住院医师姓名	VARCHAR2(60)	
出院时间	DATE	
出院科室代码	VARCHAR2(50)	
出院科室名称	VARCHAR2(60)	
医疗保险类别代码	VARCHAR2(50)	
医疗保险类别名称	VARCHAR2(50)	
医疗付费方式代码	VARCHAR2(50)	
医疗付费方式名称	VARCHAR2(100)	
住院状态代码	VARCHAR2(100)	
住院状态名称	VARCHAR2(100)	
婚姻状况代码	VARCHAR2(20)	

挂号就诊信息

字段	类型	键
医疗机构名称	VARCHAR2(100)	
医疗机构代码	VARCHAR2(50)	
PATIENT_INFO主键	VARCHAR2(1000)	<pk, fk2, fk3, fk42>
门诊就诊流水号	VARCHAR2(64)	<fk1>
就诊卡号	VARCHAR2(64)	
患者姓名	VARCHAR2(100)	
就诊科室代码	VARCHAR2(50)	
就诊科室名称	VARCHAR2(100)	<pk2>
挂号医师姓名	VARCHAR2(50)	
挂号医师代码	VARCHAR2(50)	
挂号时间	VARCHAR2(100)	
初诊标志	DATE	
挂号类别代码	VARCHAR2(100)	
挂号类别名称	VARCHAR2(60)	
挂号途径代码	VARCHAR2(60)	
挂号途径名称	VARCHAR2(100)	
预约途径代码	VARCHAR2(100)	
预约途径名称	VARCHAR2(100)	
医疗保险类别代码	VARCHAR2(100)	
医疗保险类别名称	VARCHAR2(100)	
挂号员编号	VARCHAR2(50)	
挂号员姓名	VARCHAR2(50)	
就诊时间	DATE	
退号标志	VARCHAR2(100)	
最后修改时间	DATE	
交易流水号	VARCHAR2(50)	
交易类型名称	VARCHAR2(50)	
数据主题	VARCHAR2(100)	<pk2>
OUT_REGISTRATION主键	VARCHAR2(1000)	<pk1>
患者档案_医疗机构代码	VARCHAR2(50)	<fk3>
患者档案_医疗机构代码2	VARCHAR2(60)	<fk5>
患者档案_患者档案ID	VARCHAR2(40)	<fk4>
患者档案_PATIENT_INFO主键	VARCHAR2(1000)	<fk6>

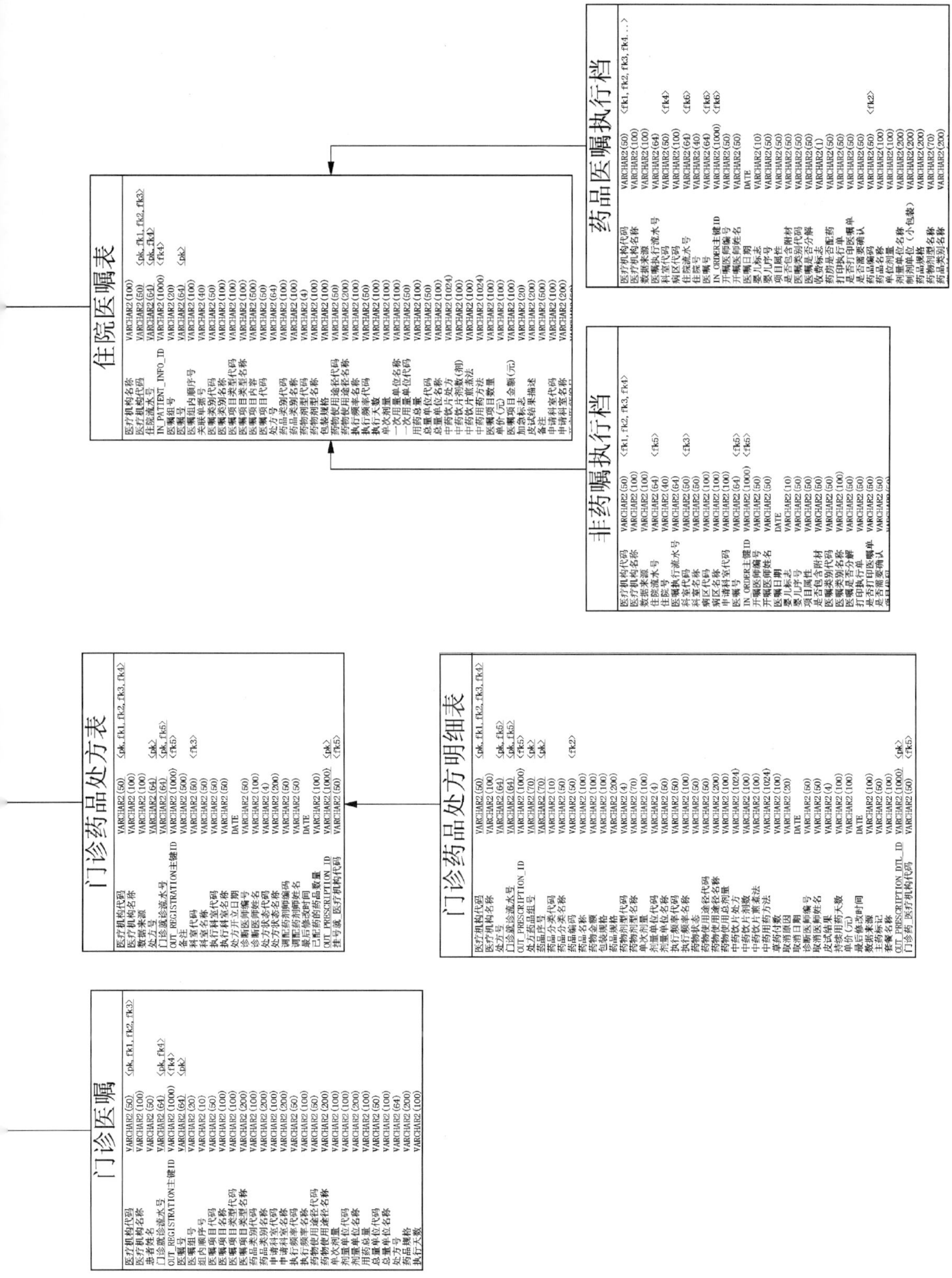

住院医嘱表

药品医嘱执行档

非药嘱执行档

门诊药品处方表

门诊药品处方明细表

门诊医嘱

图 5-5　医嘱处方活动 E-R 图

五、检验活动

检验活动 E-R 图关系见图 5-6。

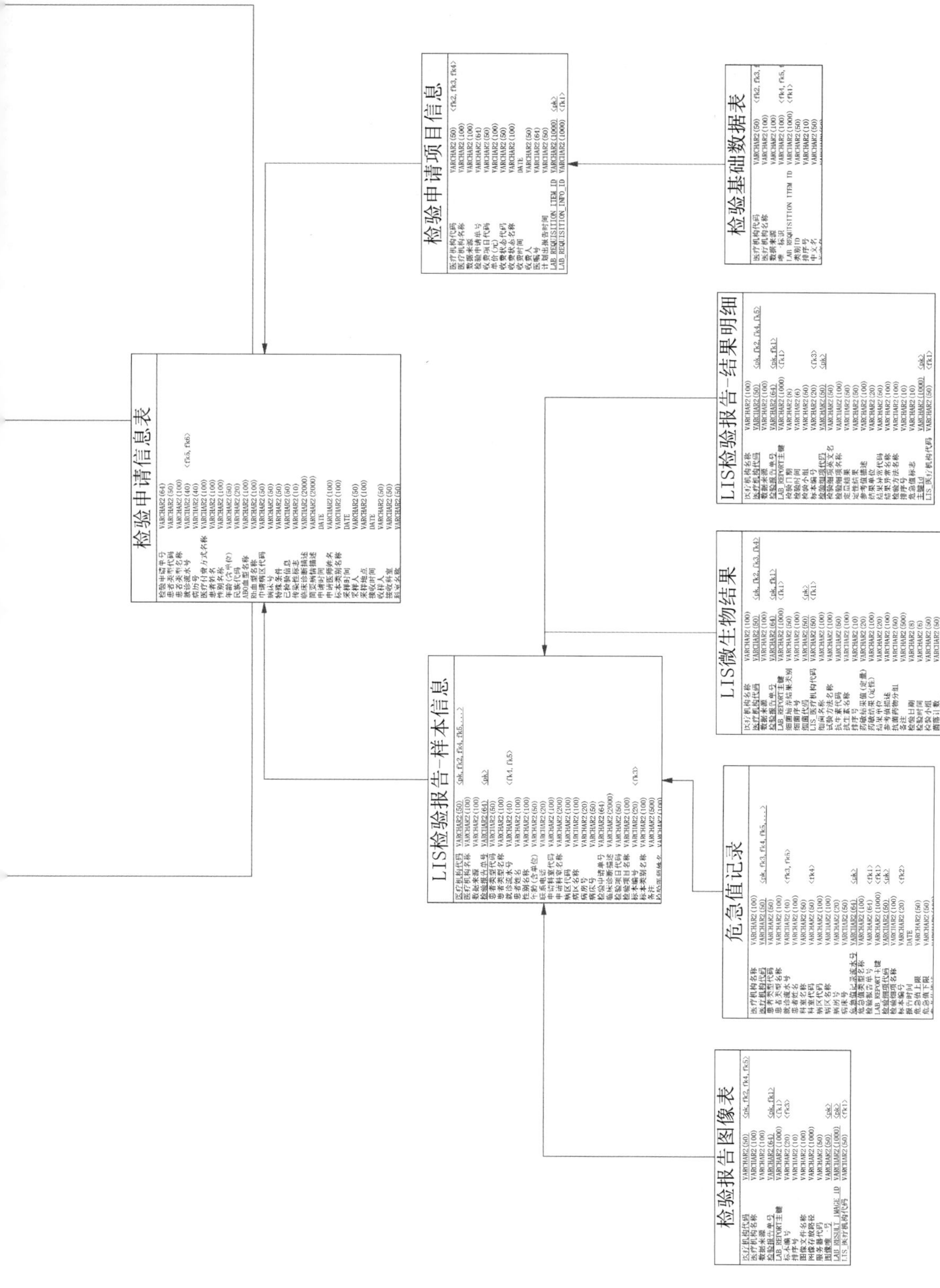

图 5-6　检验活动 E-R 图

六、物理检查

物理检查 E-R 图关系见图 5-7。

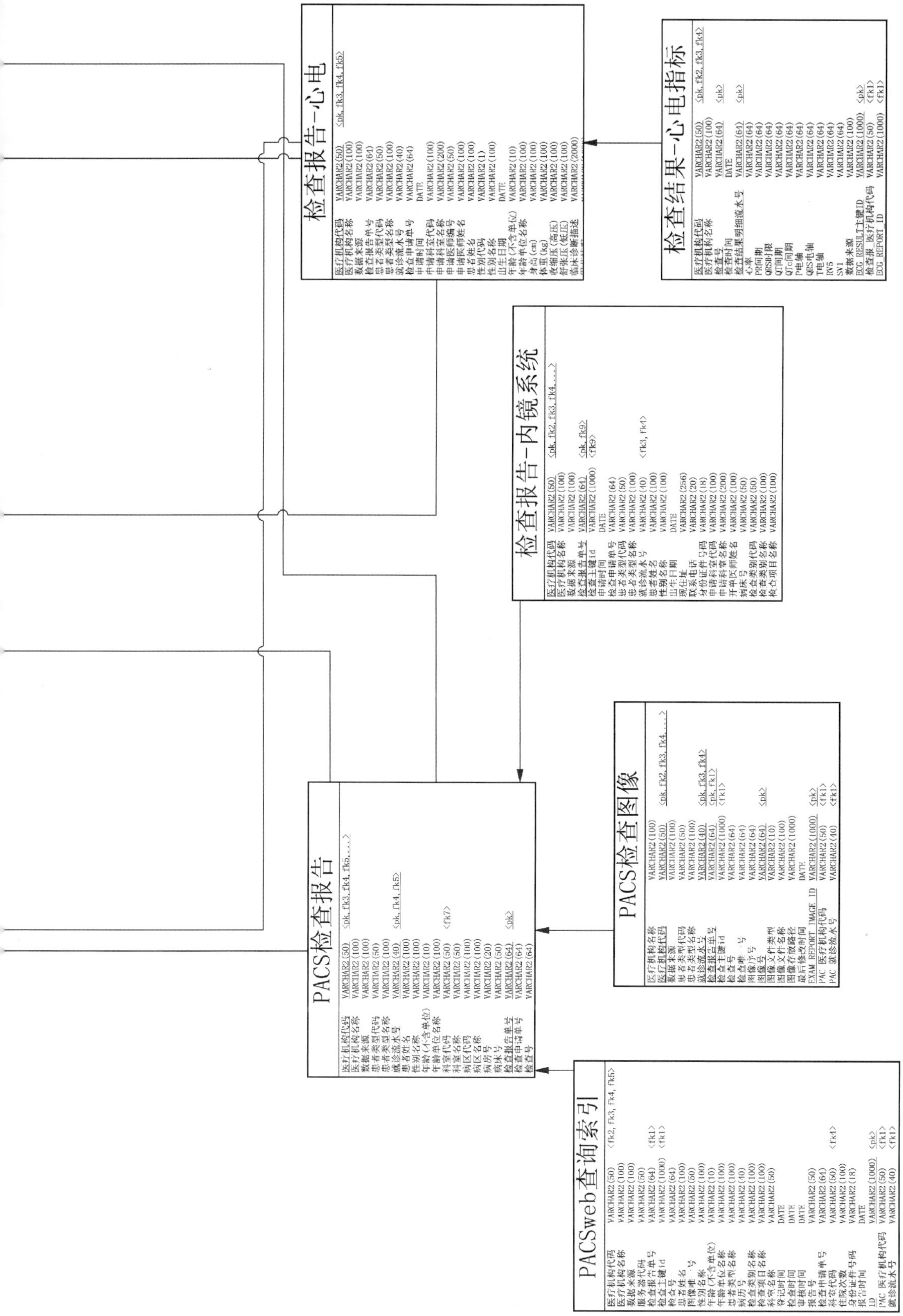

图 5-7　物理检查 E-R 图

第四节 科研大数据平台功能设计与应用

一、数据驾驶舱

(一)建设需求

近年来,随着医疗信息化的不断发展,临床数据呈爆发式增长,为临床科研提供了丰富的数据资源。临床科研场景对数据平台数据洞察的需求也随之提高,主要表现在以下几方面。

1. **数据量的爆炸式增长** 现代科研领域的数据量呈指数级增长,研究者需要更有效的数据分析工具从海量数据中提取有价值的信息。

2. **对数据洞察的需求不断提升** 研究者不再满足于对数据进行简单的统计分析,而是希望能够深入挖掘数据背后的规律和知识,发现新的科研方向和突破点。

3. **数据可视化技术的进步** 数据可视化技术的发展使研究者能够更加直观地理解数据,并发现数据中的规律和趋势。

4. **人工智能技术的应用** 人工智能技术,如机器学习和深度学习,可以帮助研究者进行数据挖掘、模式识别等,发现隐藏在数据中的规律。

(二)建设意义

数据驾驶舱作为数据可视化工具,可以汇总并展示不同来源的数据,提供对复杂系统的实时洞察。在临床科研领域,数据驾驶舱发挥着至关重要的作用。

1. **提示数据质量和完整性** 数据驾驶舱可以整合多个来源的数据,例如电子健康记录、实验室结果和临床试验数据等。通过数据结构化、标准化指标的统计展示,数据驾驶舱可以向医疗机构管理者提示科研平台中的数据体量及质量情况,为平台管理者提供更准确和完整的视图。

2. **辅助科研数据探索和洞察** 数据驾驶舱提供交互式可视化,使研究人员能够快速探索和发现诊疗数据中的模式、趋势和关联。研究人员可以使用数据驾驶舱来优化研究设计、调整患者招募策略并设计临床科研策略。

3. **支撑数据驱动的决策制定** 基于院方数据,驾驶舱通过高质量发展指标评价体系的建立,统计重点观察指标。通过直观的仪表板和可视化图表,管理人员可以对运维、效率、医疗质量等维度的情况进行感知,以辅助决策制定。

(三)建设成效

驾驶舱的建设具有两个核心内容:数据资源大屏、科研专病大屏。

1. **数据资源** 数据资源概览大屏通过展示数据汇聚过程、数据总量及增量情况、数据覆盖范围、数据质量情况等维度指标,对数据汇聚、数据治理过程以及平台数据资源分布情况进行全景展示(图5-8)。

(1)主指标:通过数据量、数据容量、日增数据量、日增容量来体现数据汇聚的总规模和增量汇聚规模;使用就诊人次、患者数量和时间范围从诊疗维度对平台数据资源进行展示。

(2)业务数据分布:按照业务领域分解,共包含门诊、住院、检查、检验等多个业务维度下的数据资源,并且以门(急)诊病历、住院病历、检查报告、检验报告等表达数据规模以及分布。

(3)数据汇聚监控:使用折线图对数据日增变化趋势进行展示。

(4)数据来源:使用列表对汇聚数据的来源系统数据量及增量进行展示。

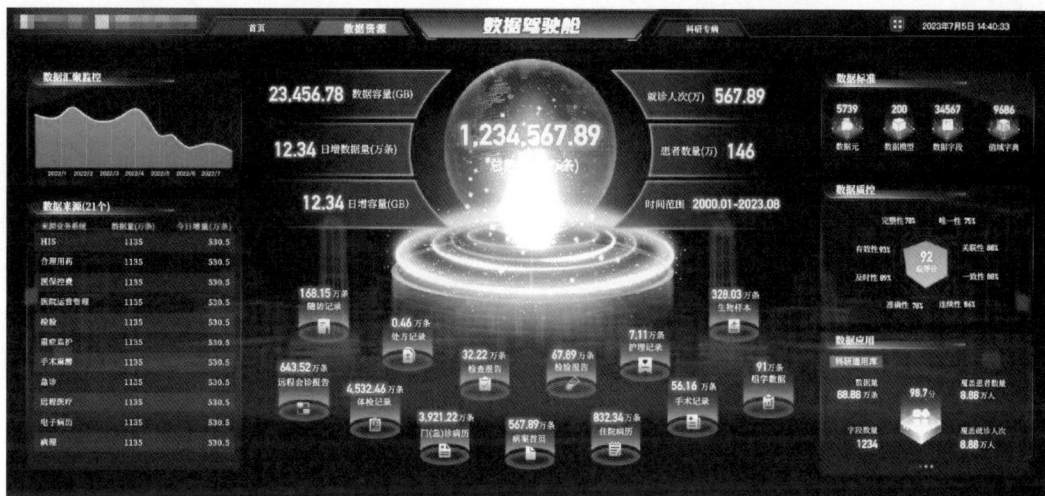

图 5-8　数据资源大屏全景图

（5）数据标准：使用数值指标展示数据标准化之后形成的数据元、数据模型、数据字段和值域字典数量，直观展示平台数据标准化效果。

（6）数据质控：使用雷达图展示平台数据质控各部分的评分及总评分，使用户对平台数据质量进行整体把握。

（7）数据应用：对于平台形成的应用专题数据集，使用数据量、字段数量、覆盖患者数量、业务日期范围对其进行描述，细分展示各应用库数据情况。

2. **科研专病**　科研专病大屏基于科研平台，展示平台科研资源分布，以及患者地域时间分布的相关指标。

（1）患者人口学信息：通过地域分布地图、年龄分布柱状图，展示平台纳入患者的基本特征。

（2）诊疗信息：通过就诊时间分布和就诊科室 Top 10 分布，对就诊情况进行统计展示。

（3）疾病分布：统计诊断总数、住院诊断数、门（急）诊诊断数和诊断 Top 10 分布图，展示平台疾病分布情况。

（4）手术分布：统计手术例数、四级手术例数和手术 Top 5 玫瑰图，展示平台手术分布信息。

（5）医嘱分布：统计门诊处方数、住院医嘱数以及药品 Top 20 词云图，展示平台纳入医嘱的分布情况。

（6）检查分布：统计展示检查总人数和各类别检查数分布情况。

（7）检验分布：统计展示检验总人次、住院检验人次、门（急）诊检验人次以及检验 Top 条形图。

（8）诊疗路径分布：统计展示科研通用库高频诊断的热门就诊／入院科室及热门出院科室人次分布。

二、智能科研检索与可视化

（一）建设背景

经过多年发展，医院信息化系统已日趋完善，但在浩如烟海的既往历史数据中收集目标患者数据,仍存在诸多瓶颈和困难。临床科研在患者入组、信息收集等方面的阻碍已影响到高质量临床研究的开展。

1. **数据分散且难以获取** 医疗机构的数据分散在不同的电子病历系统中,数据格式不统一,难以获取和整合。同时,不同电子病历系统间壁垒分明,没有接口进行诊疗数据的对接。这些问题阻碍了大规模临床研究对同一患者、同次诊疗数据的映射整合,也影响对目标患者集的关联查找。

2. **数据质量问题** 我国临床研究中的数据质量问题普遍存在,包括缺失数据、错误数据和不一致数据,影响研究结果的准确性和可靠性,同时也影响患者集检索的准确率和召回率。

3. **数据检索层级复杂且数据量过大** 临床科研的检索语义结构往往较为复杂,面对海量的历史诊疗数据,常规行式数据存储可能导致长时间的检索卡顿甚至系统崩溃。

(二)建设意义

建立综合科研大数据平台,通过数据治理流程和智能检索模块,完善电子病历系统互联互通机制、优化提升数据质量、提高海量数据复杂语义的检索效率,对提高医院临床研究质量具有重大意义。

(三)建设成果

智能检索功能模块为医疗科研人员筛选病历、临床试验人员招募患者等场景,提供模糊检索、批量检索、条件树检索、归一检索及事件检索,以及检索结果图表分析、一键导入人群、患者全景视图展示、检索历史收藏等数据检索功能,帮助用户高效精准地锁定所需患者及相关病历,省去烦琐低效的翻找病历寻找目标患者的过程。

除了支持目标患者集的多维检索命中,智能检索作为临床科研分析流程的起点,还支持与受试者群体收集、科研队列、随访模块功能进行灵活跳转与数据对接。

1. **模糊检索** 模糊检索针对临床医生为了解平台数据情况进行广泛数据探索,以及在课题设计阶段进行灵感发现等科研场景,纳入诊断名称、手术名称、药品名称等文本字段,支撑用户对文本字段进行广而全的全文检索。

用户可以基于想要检索的病种、药品等信息,提炼关键词进行自由检索,如哮喘、肾癌切除术、血小板计数、肺炎等。用户输入关键词时,系统会根据用户输入内容,推荐候选词供用户进行勾选;用户也可以选择自由输入,忽略候选词的推荐(图 5-9)。

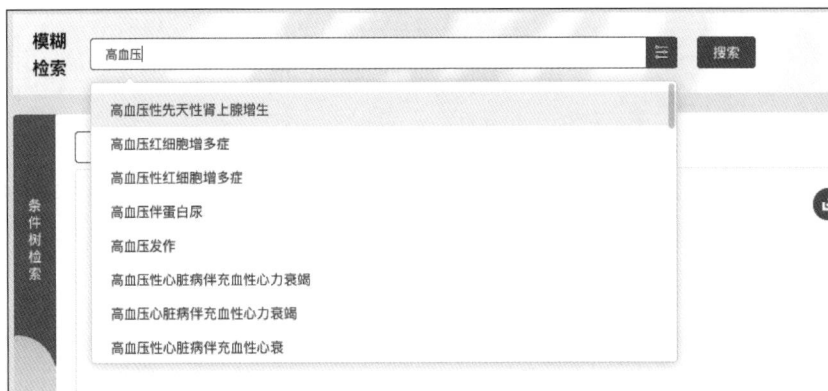

图 5-9 模糊检索

2. **批量检索** 批量检索可用于进行目标字段值的批量精准命中,以精确导入项目的纳入患者或纳入诊疗信息,对接临床医生在日常工作中通过 Excel 收集病历的习惯。

系统目前支持患者编号、病案号、就诊流水号、就诊号等索引字段,用户自由选择索引字段并批量输入编号值,即可精确提取所需患者或目标病历(图 5-10)。

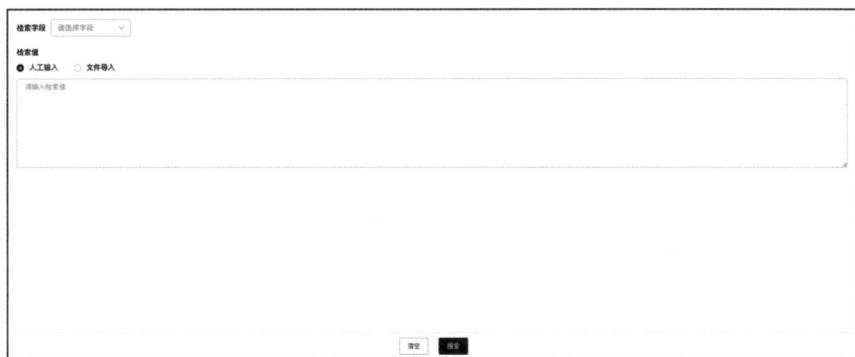

图 5-10　批量检索

3. 条件树检索　条件树检索为临床科研最常使用的一种检索方式,以多维的条件组合角度、灵活的语义表达方式、便捷的纳排检索式组合,满足临床科研检索的大部分使用场景。

条件树检索支持用户在画布中,从纳排检索树的根节点出发,按照课题设计的纳排要求,组合检索条件,条件之间使用"且"与"或"的关系进行联结,实现将自然语言向检索语言的转换(图 5-11)。条件树检索功能主要有以下几个特征。

(1) 多维度检索范围:条件树检索支持患者、就诊和组合三种维度的检索:患者维度检索符合检索条件的患者,所有检索条件需要在同一位患者的一次或多次就诊中被满足;就诊维度检索符合检索条件的病历,所有检索条件需要在同一次就诊中被满足;组合维度将患者维度与就诊维度集成在树中,从而进行患者与就诊组合层级的语义检索。当用户选择组合检索时,平台支持用户在树中节点交汇处切换该节点下条件所处维度,条件间的组合维度也会展示在该处。

多种检索维度的设置实现了对诊间检索和诊内检索的划分及有机融合,支撑多样的检索需求。

(2) 多类型检索逻辑:在根节点新建检索节点后,页面会出现输入框组供用户进行筛选条件配置,输入框组包括字段选择框、逻辑关系选择框及值域框。对于不同的检索字段类型,平台提供了不同的检索逻辑:

对于文本类字段,检索逻辑提供了"等于""模糊包含"以及"精确包含"三种关系选择。对于数值类字段,平台配备了常见的取值大小关系的逻辑判断式,包括"等于""大于""大于等于""小于"等。对于时间类型的字段,平台内置时间选择器,支持使用"早于""晚于""介于"进行任意时间范围的设置。对于部分文本类字段,平台支持在值域框给出字段的所有可能值,以供使用者进行勾选,称为"枚举字段"。枚举字段可以避免出现因不熟悉平台数据,而无法获得理想检索值的情况。

(3) 关联条件:条件树中部分字段支持关联检索条件的配置,例如,"药品名称"字段确认后,系统支持用户添加对手术行为的关联描述,如"药品类别名称""药品剂型名称""医嘱开始执行时间""剂量单位名称""执行频率名称"等,对使用药品的特征进一步限定。

关联条件的功能,使得用户可以在就诊维度进一步锁定检索条件的特征,比如检索药品二甲双胍时,可根据临床科研的检索需求,筛选片剂型或胶囊剂型,以过滤无效信息。

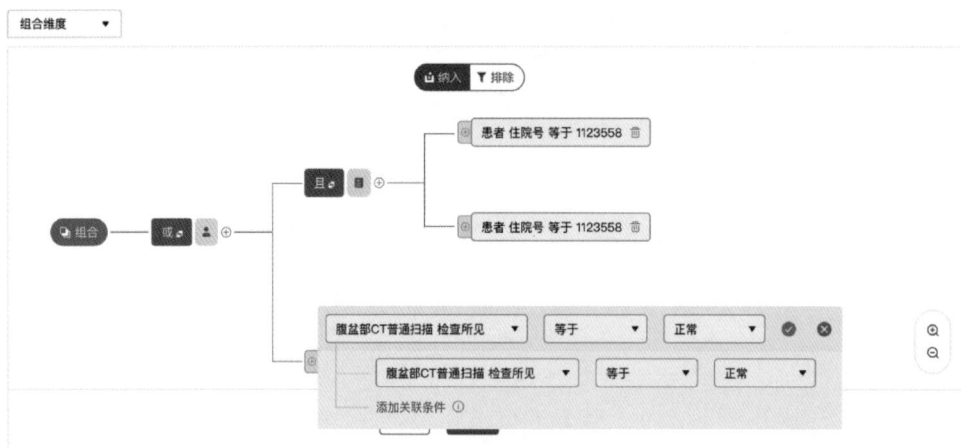

图 5-11 条件树检索

4. **归一检索** 基于标准化数据治理流程,临床诊断、药品、手术、检验和检查术语均按照标准字典进行归一,转化为标准术语,供平台进行检索、指标提取和数据集成分析等科研操作。

归一化的标准术语确保了术语和编码在整个平台的一致性,可带来以下好处。

(1)提高数据质量和可靠性:标准化消除了术语差异和歧义,确保不同来源和格式的数据使用相同的术语和代码,提高数据的质量和可靠性,使研究人员能够自信地比较和分析数据。

(2)增强数据可检索性:标准化术语允许研究人员使用一致的术语和代码搜索或检索数据,大大提高了数据的可检索性,使研究人员能够快速找到所需的信息。

(3)促进数据共享和协作:术语标准化促进了不同研究机构和研究人员之间的数据共享和协作。通过使用共同的术语和代码,研究人员可以轻松整合数据并进行多中心研究。

(4)加速研究发现:归一化使研究人员能够更有效地搜索和分析数据,从而加快研究发现的过程。通过消除术语差异,研究人员可以更轻松地识别数据模式和趋势,并得出有意义的结论。

基于标准化数据治理流程进行术语标准化对临床科研平台至关重要。通过提高数据质量、增强数据可检索性、促进数据共享和协作以及加速研究发现,为研究人员提供了强大且可靠的数据基础。

对于归一化字段,临床医生可能会出现无法找到习惯用语的对应标准值的情况,基于这一需求,平台提供归一检索功能,建立存储临床医师惯用语的原始词字段到归一化字段的映射关系,以支持用户通过原始词找到对应的归一词,再使用归一词进行全面、标准化的检索。

5. **事件检索** 事件检索主要针对复杂的检索场景,为用户提供建立条件间前后时间关系的检索语义逻辑。在临床科研的课题设计中,对术前术后指标对比、术前用药、围术期指标等带有时间关系的条件往往比较关注,基于此,事件检索应运而生,满足科研人员进行涉及时间关系的纳排需求。

用户可定义一个诊疗事件作为关键事件,并选择事件的某一时间作为 T0 时间如就诊时间、随访日期、出院日期、出生日期等,基于 T0 时间定义时间窗口,以支持其他筛选条件以此为时间基准进行筛选条件的定义。

确定好关键事件后,用户可在筛选条件树中添加更多纳入与排除条件,以增加检索结果集的准确度、满足课题的纳排需求。系统支持用户对纳排条件和关键事件集建立时间联系,并对关键事件和纳排条件进行关联条件的添加以细化检索式含义,从而实现真实世界研究中常见的纳排要求(图 5-12)。

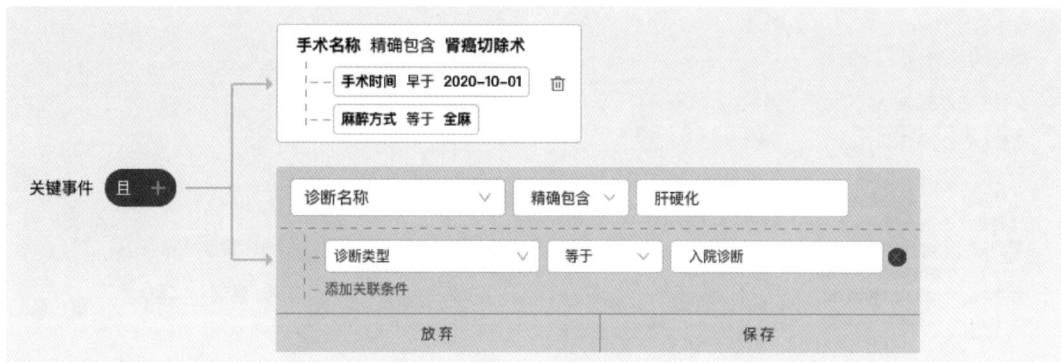

图 5-12　事件检索

6. **检索结果展示**　检索结果页上方会对本次检索的命中情况以及本次检索的检索式进行展示,展示本次检索的基本信息,提供用户检索概况。此外,在模糊检索、条件树检索中,系统支持用户点击检索式,以返回条件配置页面对该检索式进行复用或修改。

检索结果页下方,系统以就诊、患者两个维度对检索结果进行展示,就诊维度以一次就诊为最小单位,展示就诊的时间、科室、主诉及现病史等基本信息,以及用户搜索关键词或条件式的命中信息;患者维度以患者为最小单位,展示患者的非敏感基本信息,如性别、出生日期等,并展示用户搜索关键词或条件式的命中信息。

在检索结果页面,用户可以跳转患者全景视图查看诊疗详情和患者全景信息;可以对当前检索式进行收藏;可以查看检索历史和收藏夹进行检索条件的复用;可以点击"导入到人群"按钮进行检索与人群的对接(图 5-13)。

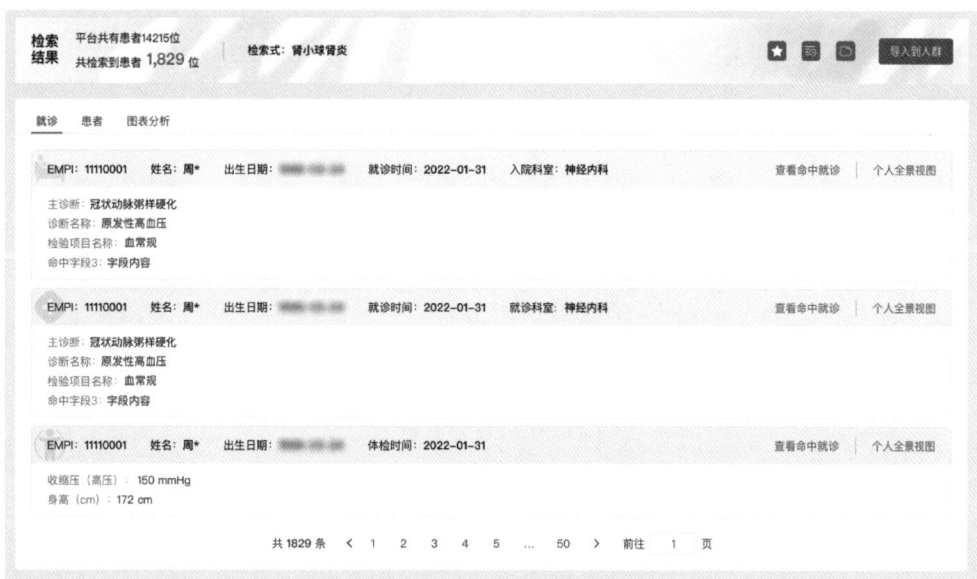

图 5-13　检索结果展示

7. **图表分析**　除了就诊和患者两个查看维度,检索结果页面还提供对检索结果集的图表分析功能,帮助用户对关键词或条件式命中患者进行多维可视化了解(图 5-14)。

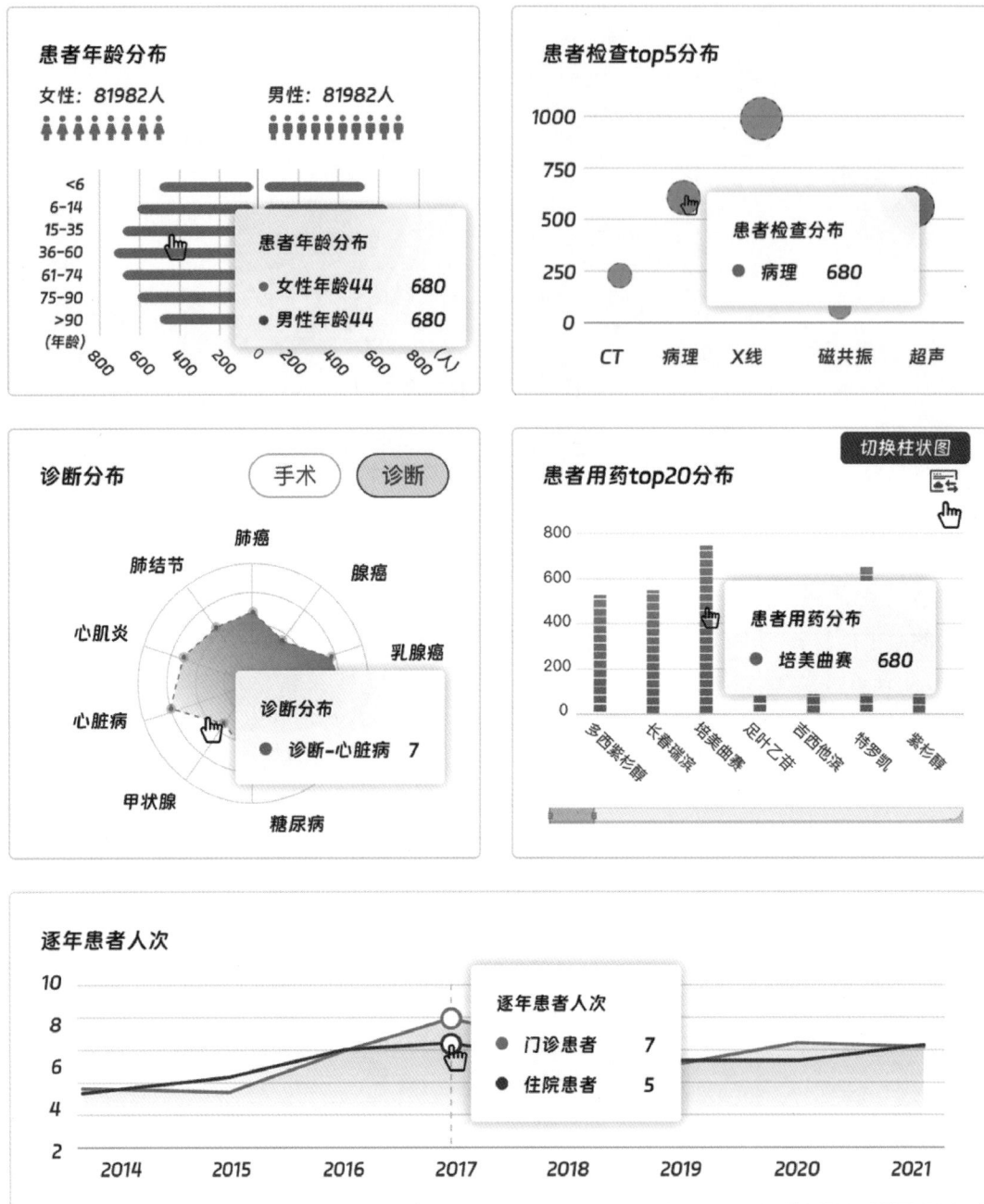

患者年龄分布

女性:81982人　　　男性:81982人

| 患者年龄分布 |
| 女性年龄44　680 |
| 男性年龄44　680 |

患者检查top5分布

| 患者检查分布 |
| 病理　680 |

诊断分布　手术　诊断

| 诊断分布 |
| 诊断-心脏病　7 |

患者用药top20分布　切换柱状图

| 患者用药分布 |
| 培美曲赛　680 |

逐年患者人次

| 逐年患者人次 |
| 门诊患者　7 |
| 住院患者　5 |

图 5-14　图表分析

(1) 患者地域分布图,以热点地图的形式展示命中患者的地域分布。

(2) 患者年龄、性别分布,使用双向柱状图对各年龄段、各性别的命中患者数量进行统计展示。

(3) 患者检查分布,以散点图的形式展示该次检索命中数据集中检查数量最多的检查项目类别信息。

（4）诊断、手术分布图，使用雷达图的形式展示命中患者的高频诊断、手术信息。

（5）患者用药分布，使用词云图描述，对检索命中集中的用药信息进行整合、统计、分析，展示药品分布情况。

（6）逐年患者人次，以年度为单位的双条形图形式，统计展示命中的逐年门诊和住院就诊的患者人次。

8. 检索结果导入　在检索结果展示页，系统支持用户将检索结果导入研究人群，构建研究队列，以便为后续临床研究的开展收集相关患者集。

用户点击"导入到人群"按钮，即可在弹窗中选择已有人群进行导入，同时也支持用户在没有合适人群时点击新增按钮，新建人群并导入。

9. 检索历史及收藏　系统在检索结果页对当前检索式进行收藏，收藏后该检索式会在检索收藏夹中展示，供用户后续进行复用等操作。

在检索首页、检索结果页中，均有检索历史与收藏夹的功能区或入口，方便用户随时翻看检索历史或收藏夹，并提供用户点击检索式一键复用的功能。

10. 检索热词统计　用户在科研探索阶段，通过检索热词功能可以查看平台检索情况，为科研探索提供灵感及方向。

三、患者全景 /360 视图

（一）建设背景

随着计算机技术的发展和网络技术的普及，医疗信息化逐渐成为医疗健康领域的重要发展方向。在传统医疗模式下，患者信息通常分散在不同的医疗机构和系统中，难以实现整合和共享。患者信息的碎片化和分布化不仅增加了医疗服务的难度和成本，还降低了医疗效果和患者满意度。建立患者全景系统可以整合并统一患者的信息来源，实现患者信息的一体化处理和管理，为医疗服务提供更好的支持和保障。

因此，建立患者全景系统成为医疗信息化发展的新趋势，可以充分考虑患者的个性化需求和全面治疗情况。倡导以患者的需求和权益为出发点，提供全面、连续、个性化的医疗服务，使患者能够更好地了解并管理自己的疾病，提高医疗效果和患者满意度。此外，在医疗技术不断进步和医疗服务复杂性增加的环境下，单一医生难以胜任所有医疗任务的问题日益明显。多学科医疗团队的组建已经成为提高医疗质量和效果的重要手段。多学科医疗团队由各种医疗专家和技术人员组成，团队间需要共享患者的信息和数据，协同工作，为患者制定最佳的治疗方案。建立患者全景系统可以为多学科医疗团队提供患者的全面信息和动态变化，以指导团队的决策和行动。

患者全景系统通过整合和分析患者的所有历史和实时数据，提供便捷、迅速、有效的医疗信息浏览方式，并实现按照时间轴的患者信息追溯和对比，包括医疗记录、病史、药物处方、实验室结果等，以全面了解患者的疾病状态、治疗方案和需求，为医疗团队和患者本人提供更好的决策支持和个性化治疗方案。患者全景系统的特点是拥有统一视图功能，可将患者信息整合在一个视图内，通过一个联网、整合、清晰的视图，可以对患者跨多个科室、多个医院系统的全部信息进行查阅。患者全景系统的用户界面友好，操作简单，专门为医疗行业设计使用。

（二）建设意义

患者全景系统建设是对患者数据进行全面、系统化管理的重要体现,不仅提升了医疗服务质量,也为医务人员提供了更全面、准确的患者信息,促进医疗资源的合理配置,提高医疗决策的科学性。

1. 系统建设使得医疗机构能够将患者的各类信息集中管理,包括个人基本信息、就诊记录、检查结果、诊断信息、用药记录等。用户可以通过一个统一的平台快速查阅患者的完整信息,避免信息孤岛和重复录入等问题。

2. 基于患者全景的数据分析,医疗机构可以更准确地了解患者的健康状况、疾病风险和治疗效果,从而为患者提供个性化的医疗服务。例如,可以根据患者的病史和生活习惯制定诊疗方案。

3. 系统建设提供了丰富的数据资源,为医疗机构的管理决策和科学研究提供重要支持。医疗机构可以通过对患者数据的分析和挖掘,发现数据规律和趋势,为决策者提供科学依据,指导医疗政策和战略制定。同时,患者的数据还可以为医学研究提供重要的数据支持,促进医学科研的发展和进步。

（三）建设成果

患者全景系统建设后,从全部患者指标统计、患者检索、个人全景、诊疗详情及患者画像等多个功能展示患者全流程就诊记录,使用户更好地了解患者的健康状况,为患者提供更精准、个性化的医疗服务（图 5-15）。

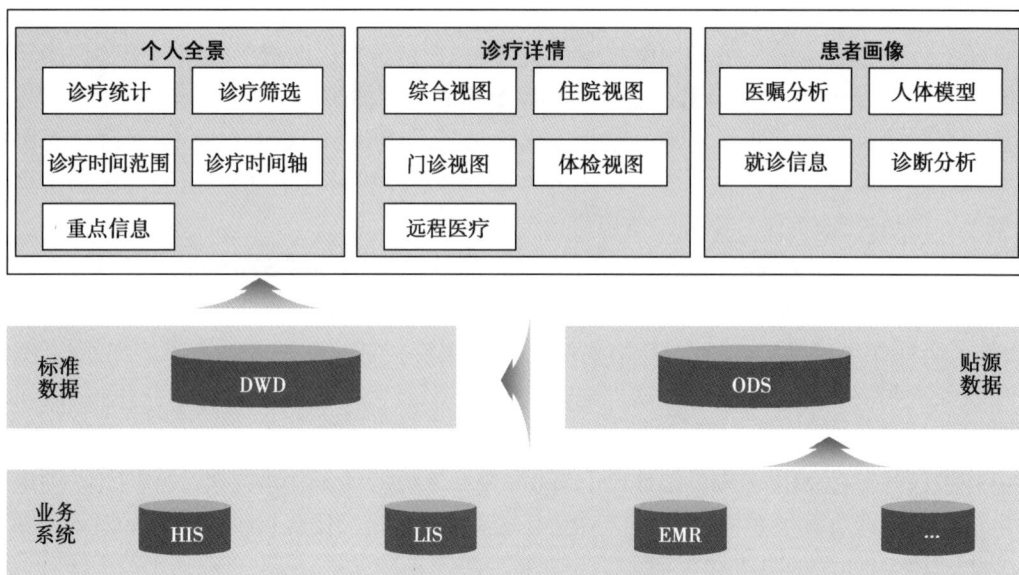

图 5-15 患者全景系统建设

1. **首页** 系统首页提供患者检索及统计指标功能。支持患者身份证号、门诊号、住院号等信息检索,检索后可查看患者详细就诊记录。

根据数据治理结果,从患者全景的患者数量、就诊数量、时间跨度等指标进行统计并采用数字形式展示。同时,为更好地方便用户对系统内数据进行查看,采用多种展示图表,对患者就诊人次分布、性别年龄分布、地域分布、病历类型分布、药品分布及诊断分布进行展示,更直观、更便捷、更快速地展示患者全景数据统计分析情况（图 5-16）。

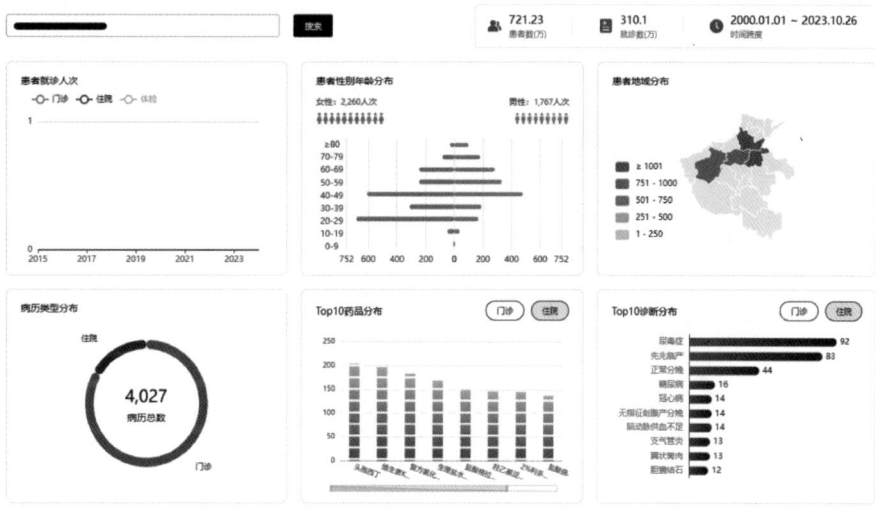

图 5-16　系统首页界面

2. **个人全景**　展示患者就诊类型统计、就诊时间轴及时间轴中概览信息。通过展示患者在不同时间点的就诊记录、用药记录、检查结果、手术记录、检验记录等数据,将患者的就诊情况按照时间顺序进行排列,由此呈现患者整个就诊历程的情况,使临床及科研人员快速了解患者就诊历史,追溯到患者最早的就诊情况,提升科研效率及治疗质量(图 5-17)。

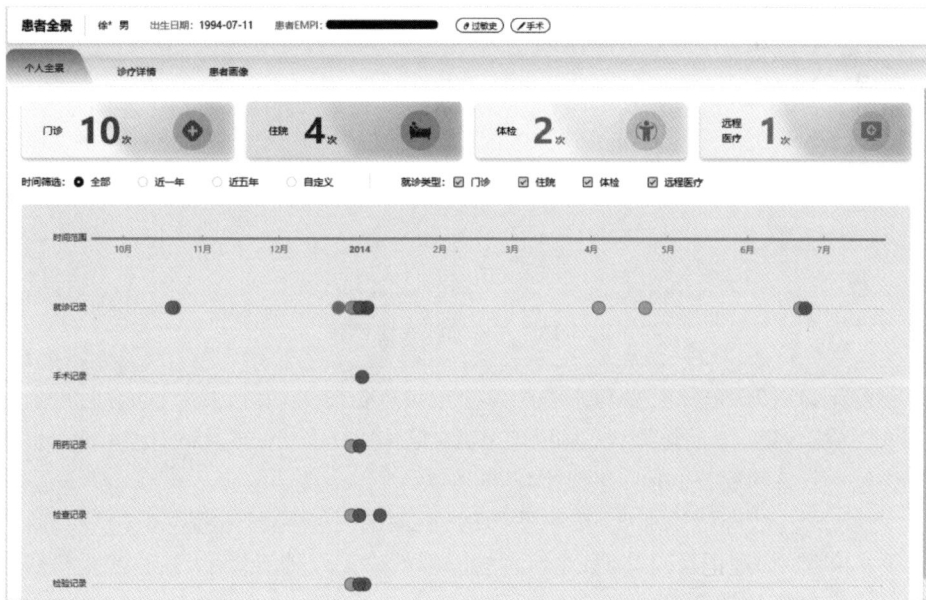

图 5-17　系统个人全景界面

(1) 患者就诊类型统计:通过对患者就诊数据进行分析,生成唯一主索引号,展示患者所有就诊记录的统计分析情况,包含门诊就诊次数、住院就诊次数及体检就诊次数。

（2）就诊筛选：时间筛选功能支持用户根据时间范围来筛选患者的就诊记录。用户可以选择特定的近一年、近五年或自定义时间段，查看患者在该时间范围内的就诊情况和医疗数据；就诊类型筛选功能支持用户根据就诊类型来筛选患者的就诊记录，就诊类型包括门诊就诊、住院就诊、体检就诊等。

（3）诊疗时间轴：时间轴展示患者全流程的就诊记录、手术记录、用药记录、检查记录及检验记录信息。它以点的形式展示患者相应记录及记录概览信息，用户通过点击概览信息，可快速定位到相应的诊疗详情。

3. **诊疗详情**　用于科研及临床人员查阅患者历次就诊记录的详细信息，了解患者的病情、诊断、检验检查报告及效果等内容，帮助医务人员更好地了解患者的病情和治疗情况，做出更准确的诊疗决策。

诊疗详情界面可查看患者在就诊过程中的所有诊疗记录，包括门诊、住院及体检多种类型的就诊记录。各就诊记录详细包含了就诊科室、医生、就诊时间、诊断情况、用药情况、治疗方案、护理情况、检验检查情况及病历文书等。用户可以通过患者360视图系统中的诊疗详情功能，了解患者就诊的全部情况，以便更好地进行疾病管理和制定治疗计划。此外，诊疗详情功能还可以根据时间轴展示患者就诊记录历程，方便医生进行跟踪观察（图5-18）。

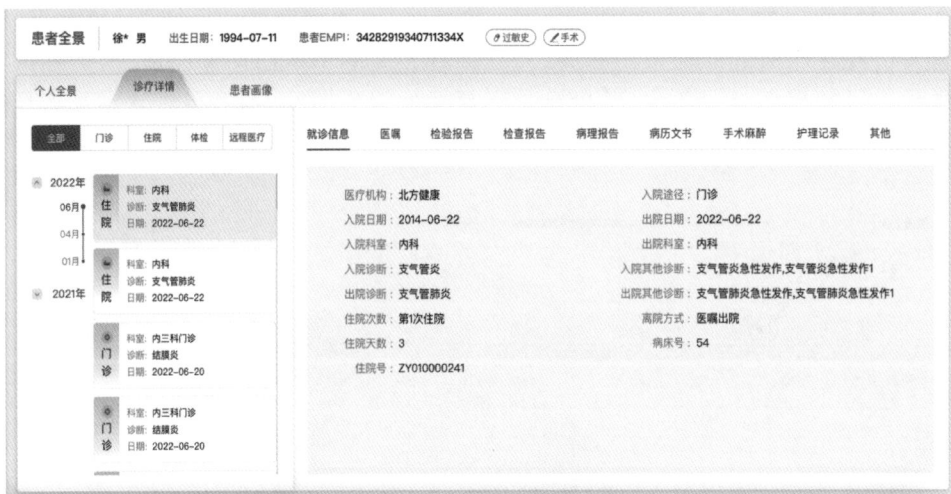

图5-18　系统诊疗详情界面

（1）诊疗记录：按照就诊类型对患者的诊疗记录进行分类，并按照就诊时间排序，用户可通过全部、门诊、住院、体检类型，快速筛选患者的就诊时间。同时，诊疗记录展示患者就诊概览信息，包括就诊科室、诊断信息、就诊日期等。

（2）就诊分类：结合就诊维度，按照就诊信息、医嘱、检验报告、检查报告、病理报告、病历文书、手术麻醉、护理记录及其他，对患者的详细就诊记录进行展示，使临床及科研人员准确、快速地了解患者的就诊情况。

4. **患者画像**　通过对患者全流程就诊记录的统计及分析，展示患者就诊基本情况、诊断图表分析、医嘱分析及全部费用分析。同时结合患者就诊过程中产生的诊断信息，形成人体三维模型，展示诊断信息对应的器官部位，并对部位进行高亮设置及操作展示。

（1）患者就诊指标统计：展示患者在院就诊总次数、住院天数及科室分布、就诊科室、血压信息等情况。诊断指标统计，展示患者在门诊及住院类型下相应的诊断数量统计。医嘱分析，主要针对患者就诊过程中的医嘱内容进行统计，展示主要药品、检验项目、检查项目等信息。费用分析，通过对患者就诊费用的统计，展示患者就诊总费用及在不同就诊类型、不同费用类型下的具体费用信息。

（2）患者人体模型：该功能对患者就诊信息中的诊断、年龄、性别等信息进行分析，展示不同性别、不同年龄段的患者人体模型。通过诊断信息，可展示不同诊断对应人体模型的器官部位，人体模型及器官支持 360 度旋转查看，便于临床及科研人员更清晰地了解患者病情。

患者全景系统后续将在医疗服务、健康管理、医疗资源优化、医学研究等领域持续发展和进步，为提升医疗卫生事业的质量和水平奠定重要基础。其未来的应用应重视以下几方面。

1）重视患者服务：在满足医院临床日常工作如辅助临床管理、经营决策、医疗研究上，将其用于患者服务方面的探索更加深入。

2）重视区域应用：患者在各级医疗机构中产生大量医疗信息，这些信息在区域内的互联互通、共享利用，可使各类医疗机构、公共卫生机构、互联网医院更好地协同开展医疗服务，这也是医疗机构建设患者全景视图时需要积极探索的应用方向。

3）重视信息安全：患者全景视图应用需要重视使用权限管理，应具备操作记录留痕追溯的管理功能，提供给第三方的视图开发要采用分级授权机制，同时要考虑医疗行业的行政管理要求和法律监管要求，重视信息安全与患者隐私保护。

四、全流程科研管理

（一）建设背景

科研项目与随访管理的全流程科研管理建设源于医学研究的不断发展和临床实践的需求。随着科技的进步和医疗水平的提高，临床对于医学研究的需求也日益增加。

在疾病发病机制的复杂性方面，越来越多的疾病被认为是由多种因素共同作用的结果，包括基因、环境、生活方式等。这种复杂性使得科研人员需要大量的数据和资源进行研究和探索，以期找到疾病的发病机制和有效的治疗手段。传统的医学研究往往面临着数据收集和管理不规范、分析方法落后、资源共享不便等问题，难以满足复杂临床场景下的研究需求。

在临床诊疗的个体差异性方面，每个患者的情况都是独特的，临床诊疗需要根据患者的具体情况制定治疗方案。这种个体差异性要求医疗科研系统能够提供丰富的患者数据和精准的分析，以支持医生制定个性化的诊疗决策。

在医疗资源方面，不同地区、不同医疗机构之间的分配存在不均衡现象。医疗科研系统的建设可以帮助优化医疗资源的配置，提高医疗服务的质量和效率。

同时，随着大数据和人工智能的发展，各项技术取得了显著的进展，为医疗科研提供了新的方法和手段。全流程的科研功能可以利用这些技术来处理和分析大量医疗数据，发现疾病规律和治疗策略。各地政府高度重视医疗行业的发展和科研工作，出台了一系列政策和措施支持和推动医疗科研系统建设。例如，《"健康中国 2030"规划纲要》明确提出要推进医疗健康信息化建设，加强医疗大数据应用等。

因此,建设全流程科研管理是医疗行业发展和科研工作的需求,涉及疾病发病机制的复杂性、临床诊疗的个体差异性、医疗资源的分配不均、大数据和人工智能技术的发展以及国家政策的支持和推动等多方面因素。

(二)建设意义

在当前信息化时代背景下,全流程科研管理建设已成为医学研究领域的必然趋势。通过利用先进的信息技术和数据管理方法,构建一个完善的全流程科研管理功能,有助于提升医学研究的水平和竞争力,推动医学科学的发展。

1. 系统建设可以帮助医学研究人员更便捷地进行数据的收集、整合和管理,确保数据的准确性和完整性。

2. 促进医院和科研机构之间的信息共享和合作,实现临床数据、科研数据和医学知识的整合与共享,有助于加速科研成果的转化和临床实践的提升。

3. 系统提供先进的数据分析工具和方法,可以更加深入地挖掘数据背后的信息,从而为医学研究提供更多有价值的发现。

4. 科研项目及随访还可以促进研究资源的共享和协作,推动多学科交叉的研究合作,加速科研成果的转化和应用。

5. 通过临床科研系统建设,可以提高医疗服务的质量和效率,帮助医生和研究人员更准确地诊断疾病、制定治疗方案,从而为患者提供更好的医疗保健服务。

(三)建设成果

全流程科研项目管理功能使用对象为临床科研工作者,通过提供研究人群管理、科研项目管理功能,帮助临床科研工作者解决临床科研中研究人群无法高效管理、研究指标数据无法快速查找和处理等问题。在前瞻性研究中,通过提供随访项目管理、任务统计等功能,帮助医生在诊后复查、专病科研、生存分析等多个场景中精准开展随访工作,以自动化、个性化、跨平台等特点解决随访工作中遇到的各种难题,从而提升患者就医体验,提升医护工作效率(图5-19)。

1. **研究项目管理**　提供基于研究人群的科研项目管理功能,主要包括研究项目创建、已有项目查看、项目删除、数据导出申请等功能(图5-20)。

(1)研究项目创建:用户可以根据科研需求创建研究项目,并选择符合要求的研究人群。项目的创建包括4个步骤,分别是项目基本信息编辑、项目人群选择、指标设计和数据抽取。

(2)研究项目管理:在创建项目后,可对项目进行发布,项目发布后提供项目成员管理、项目成果管理、项目数据导出等功能。在项目发布后,项目成员可查看该项目的数据情况,并可基于该数据进行统计分析、结构化指标提取、数据导入、数据导出等操作;可进行删除、修改等操作;可进行归档操作,归档后的项目只能查看,无法编辑。项目列表会展示该账号下创建的所有项目以及归属于某一个项目成员的项目信息,包括项目名称、更新时间、项目状态等。

(3)项目成员管理:提供研究成员管理功能,可以添加系统内的成员到项目中,成员拥有使用项目数据的权限,例如,成员可以对项目内数据进行统计分析、数据导出等操作。项目成员列表可展示参与该项目的成员姓名、联系方式、研究方向、工号等内容。

(4)项目成果管理:系统提供基于该项目的成果管理功能,包括成果录入、成果编辑、成果下载、成果删除等。成果类型包括期刊论文、专利、专著、标准、获奖、课题项目等。

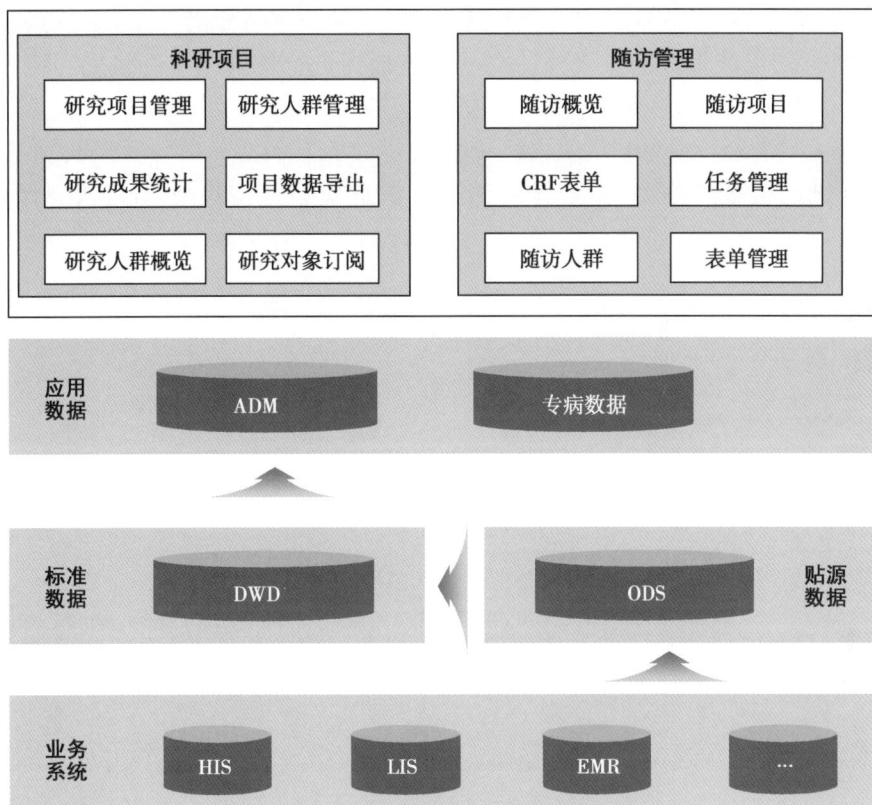

图 5-19 全流程科研项目管理建设成果

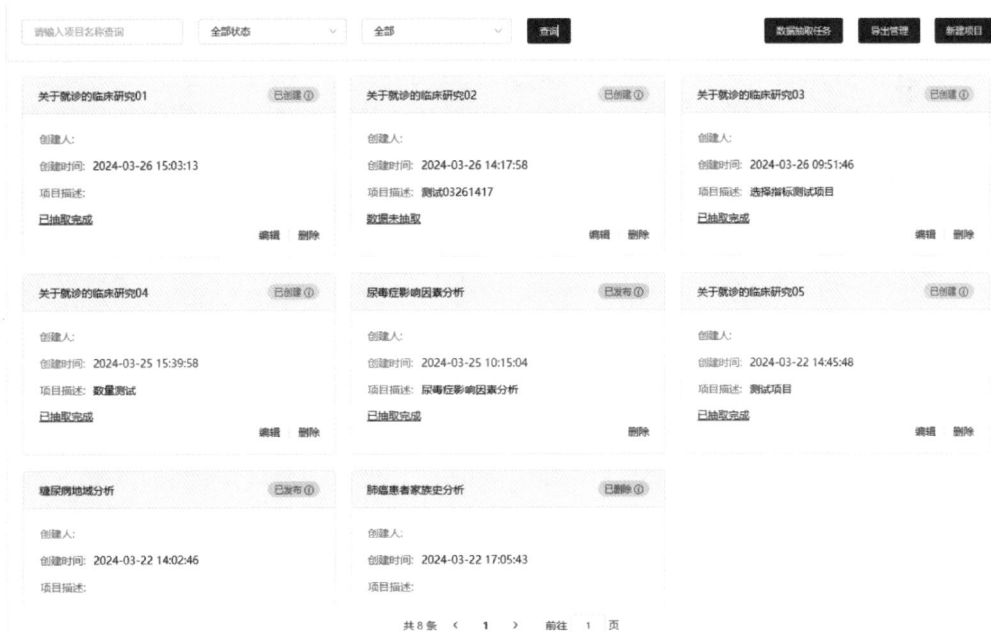

图 5-20 研究项目管理界面

（5）项目数据导出：数据导出提供导出预览、敏感数据脱敏后导出功能,用户签署数据安全使用与知识产权保护协议并提交导出申请后进行审批,审批通过后,可导出相关数据。

2. 研究人群管理 通过分析院内科研需求,为了对研究患者群体数据的重复使用,提供研究人群创建和管理功能,具体包括研究人群创建、研究人群订阅、研究人群概览等功能（图 5-21）。

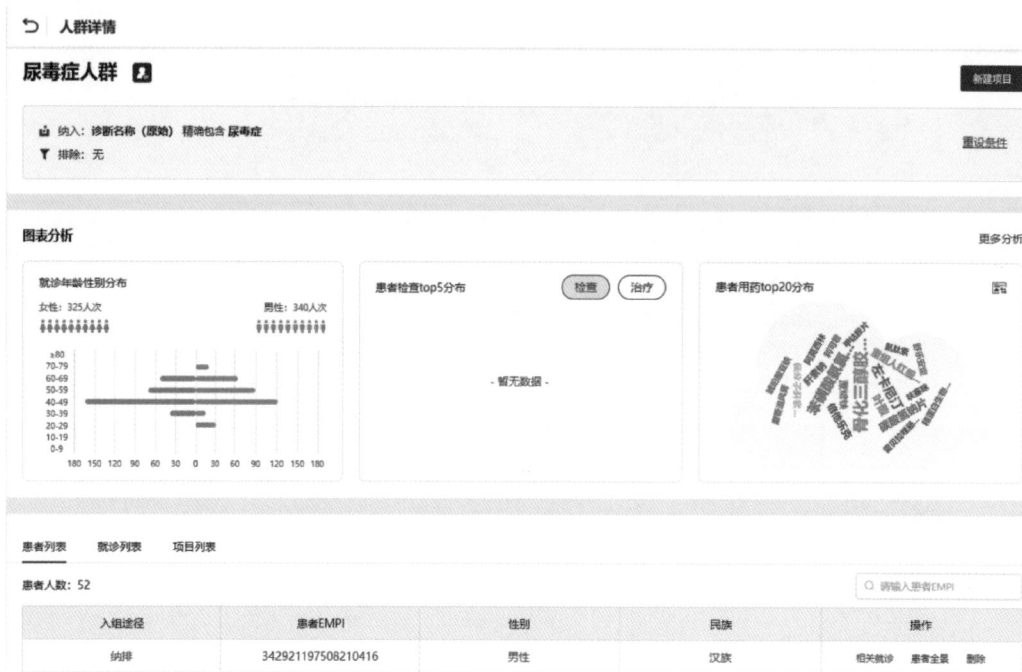

图 5-21 研究人群管理界面

（1）研究人群筛选：提供研究人群创建功能,支持利用条件树检索创建研究人群。在创建人群后,可对研究人群的纳排条件进行修改。

（2）研究人群订阅：提供研究人群订阅功能,在订阅后,系统可根据纳排条件定时更新患者,当有新的符合纳排条件的患者进入系统时,该患者及其相关病历将会自动加入该人群。

（3）研究人群概览：提供研究人群概览功能、研究人群图表分析展示、人群中患者详情链接和就诊详情列表展示等。研究人群图表展示包括年龄性别分布展示、检查分类 Top 展示、用药词云展示等。患者列表展示该患者的基本信息及就诊信息等。

3. 研究成果统计 系统提供全平台研究成果统计功能,可按照科室进行统计。成果统计指标包括成果总数、项目成果产出率、成果类型分布、成果中课题经费总数、成果获奖人次、科技论文核心期刊收录分布、科研课题类型分布指标。除此以外,还提供成果的详情查看和下载功能（图 5-22）。

4. 随访概览 该功能主要为用户提供一个全面、简洁的概览页面,让用户快速了解随访项目的基本统计情况和当前随访任务的统计情况。

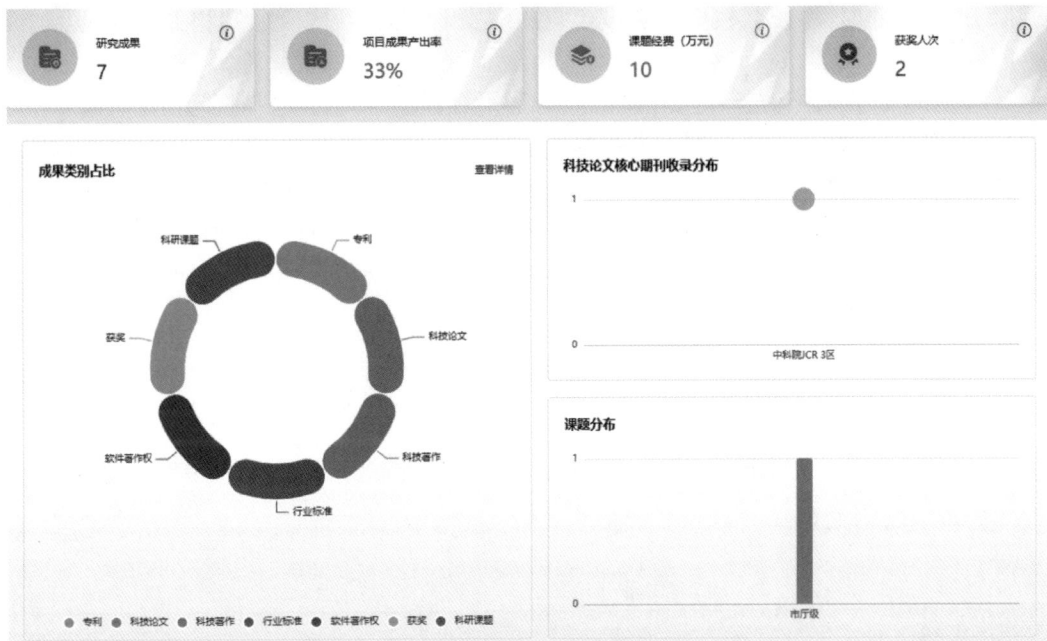

图 5-22 研究成果统计界面

（1）随访项目及随访患者分析：包含当前用户已完成的随访项目及进行中的随访项目数量统计，也包含已随访的患者数量及待随访的患者数量统计信息。

（2）随访任务日历：通过日历的形式，突出展示有随访任务的日期，点击随访日期后，同步展示该日期下待随访任务名称、随访中任务名称及已随访任务名称（图 5-23）。

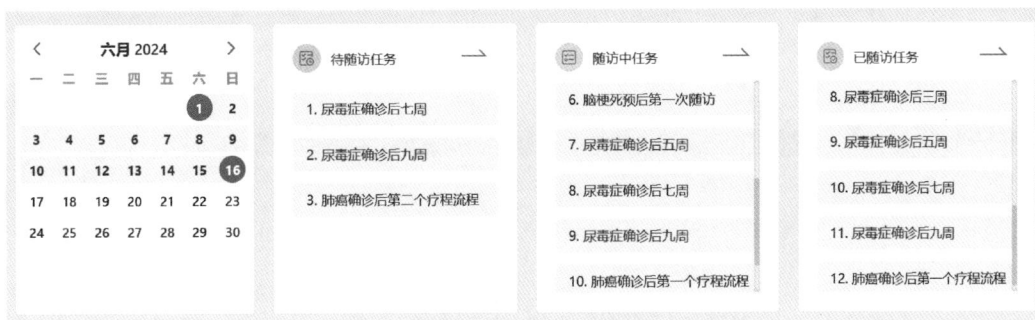

图 5-23 随访概览界面

5. **随访项目** 通过随访项目模块，用户可以根据实际随访需求，建立随访任务阶段、添加随访患者及统计项目进度、分析项目数据情况等（图 5-24）。

（1）随访项目列表：展示用户所有随访项目信息，包含项目的创建人、状态、项目创建时间等内容。

（2）项目创建：支持两种项目创建方式。一是通过与科研项目关联创建；二是手动输入项目基本信息，完成项目创建。基本信息完成后，开展项目任务设计，支持按照不同的随访阶段，对随访方式、随访起止时间、任务表单进行自定义设置。在多人合作的情况下，用户需要将随访任务分配给不同的负责人，这些负责人可以是平台中任意用户，负责具体的随访活动。此时,系统会根据任务设定自动触发随访活动,同时通知相关负责人及时跟进任务。

（3）随访人群:对随访患者进行管理,导入科研项目创建随访项目时,随访患者同步科研项目人群信息,手动创建随访项目,并可通过手动输入、就诊患者同步、Excel表格导入形式,完善随访项目人群列表。

（4）项目统计:包含任务统计及表单统计两部分。任务统计对项目中创建任务的表单发送数量、回复数量及回复率进行统计展示。表单统计针对患者回复的各表单的具体情况进行统计分析,展示患者具体回复消息。

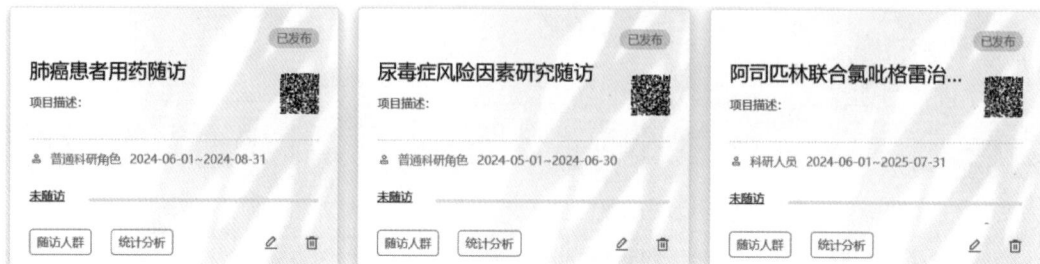

图 5-24　随访项目界面

6. **CRF 表单**　提供个性化表单设计模块。CRF 表单设计可以根据随访任务的需求,收集患者的基本信息、病史、症状、体征、检查结果等多维度数据。随访表单设计支持根据不同的随访任务和患者情况,定制不同的表单内容,支持个性化随访,满足不同患者的需求。同时考虑数据的安全性和隐私保护,确保患者随访数据得到妥善保护,防止数据泄露和滥用（图 5-25）。

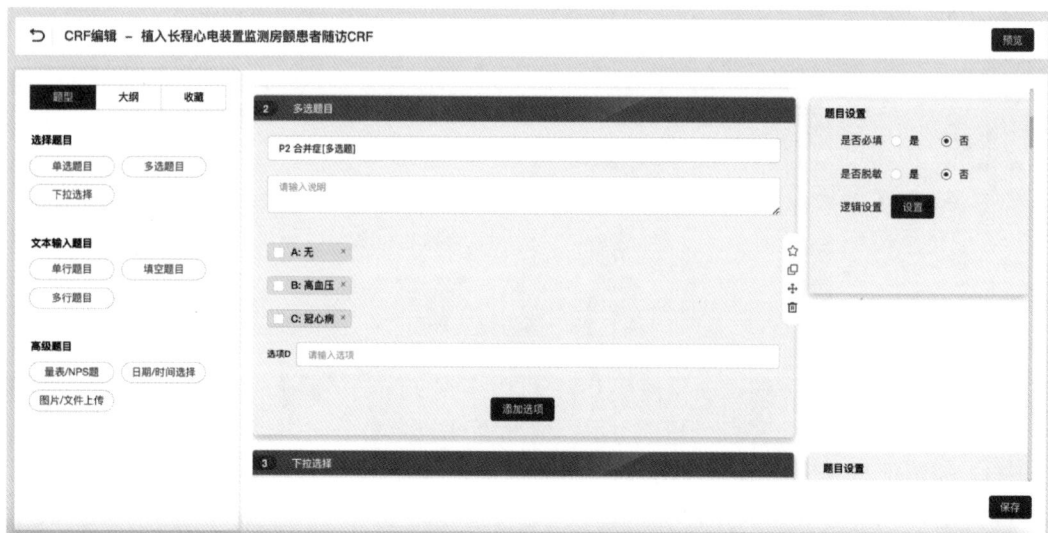

图 5-25　CRF 表单界面

（1）CRF 表单列表:展示全部随访表单信息,实现对表单基本信息的查看。

（2）CRF 表单创建:系统提供选择题型、文本输入题型及高级题型 3 大类共 13 小类的题型设置,用户可根据具体随访任务的目的和内容,确定需要收集哪些信息,并根据具体情况进行定制化设计。在表单设计中,可以设置字段规则,如是否必填、字段格式、是否脱敏、是否显示等,以确保患者填写信息的准确性和完整性。

7. 任务管理　任务管理用于对随访任务进行全面概览、进度查看、任务停止及各患者进度监控,同时实现对随访任务手动发送随访表单(图 5-26)。

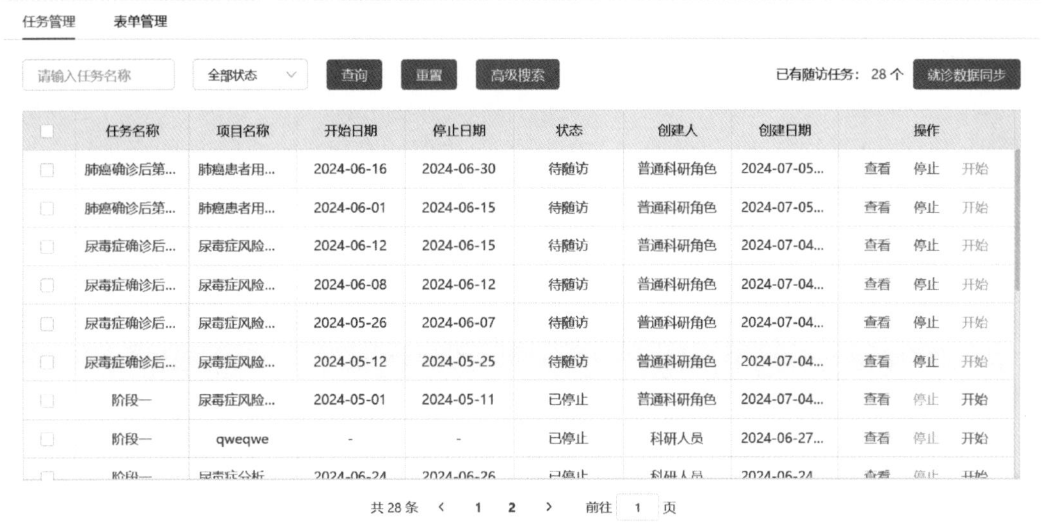

图 5-26　任务管理界面

(1) 任务管理列表:展示随访任务名称、开始日期、停止日期等信息,用户可通过列表,查看任务涉及的具体随访人群及停止随访任务等操作。

(2) 表单管理:支持查看所有项目患者的进度及随访结果,也可按照实际需求对患者发送消息或拨打电话,完善随访结果。

随着医疗技术和临床研究方法的不断发展,建设更加完善的全流程科研管理系统,使其更加智能化和个性化,提供更加精准和个性化的临床研究方案和治疗方案。此外,系统将与各种先进的医疗设备和技术无缝对接,实现医疗数据的实时采集和分析,为临床研究提供更多的数据支持。在后续发展中,系统将与云计算、人工智能等前沿技术相结合,实现对临床研究数据的深度挖掘和分析,为医学科研提供更多创新思路和解决方案。最重要的是,全流程科研管理系统的建设将促进医疗机构之间的合作与交流,形成良好的医疗信息共享和协同研究机制。

五、统计分析与数据挖掘

(一) 建设背景

临床诊疗数据的统计分析与数据挖掘在提高医疗保健质量和改善患者预后方面发挥着至关重要的作用。近年来,临床科研产出作为医学从业人员职称评聘指标及医疗机构服务质量排名指标而广受重视,这使得我国临床科研水平获得了突飞猛进的发展。

虽然我国临床科研论文数量庞大、增长迅猛,但高影响力论文的比例相对较低、科研产出成果转化的数量有限。2021 年,我国发表的医学论文数量位居世界第二,但高被引论文(被引用次数排名前 10%)的比例仅为 8.9%,远低于美国的 20.2% 和英国的 15.3%,反映出我们在研究课题设计、统计分析方法学等方面与欧美国家之间的差距。

由于临床医生日常执业负担严重,难以分配足够的时间进行临床数据整合与分析。临床数据往往收集困难且耗时,医生在数据收集整理之余,往往没有太多时间对课题设计,如对照、盲法等进行优化,从而导致样本量不足、对照组设置不当和盲法不严谨等缺陷,这些缺陷继而又会影响统计分析结果的可靠性。此外,统计分析方法落后也会导致分析结果质量下降。

(二)建设意义

统计分析与数据挖掘模块的建设,通过智能化、自动化的统计分析流程引导,全面的数据处理、数据分析能力支撑,前沿的 AI 能力构建,为医学临床科研人员补足统计分析知识上的缺口。其通过自动化算法推荐大大节省了用于临床科研的无效时间,辅助临床医生将更多的精力放在研究方案的设计上,提高科研产出数量的同时,更有效提高了科研产出的质量。

(三)建设成果

1. **数据配置**　数据配置功能模块为用户提供新建分析任务的入口,支持用户对选定数据集的基本情况进行浏览及变量类型的配置。

(1)新建任务:基于科研项目抽取的数据,平台支持将其导出或导入至统计分析模块,以进行简单的描述性分析、差异性分析以及建模分析,简单了解数据集的分布情况及变量间的相关关系。

新建分析任务的弹出窗口中,用户需要选定来源项目,将项目中的抽取数据及随访数据以便于统计分析的格式进行抽取整合。用户也可在相应科研项目的发布页面点击统计分析按钮,快捷完成新建任务流程(图 5-27)。

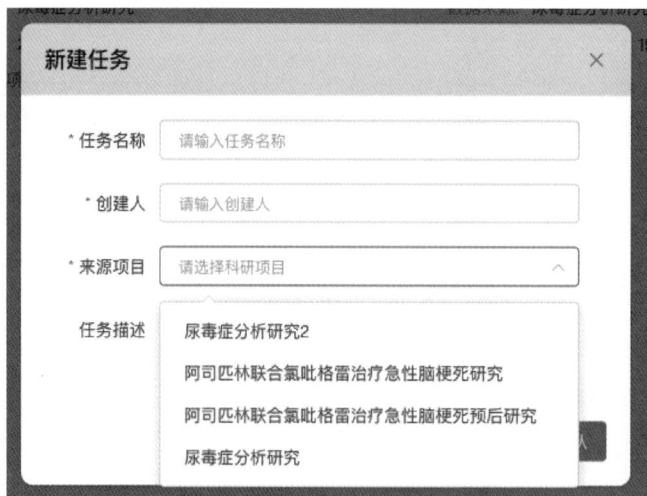

图 5-27　新建任务界面

(2)数据查看　在平台完成对科研项目的数据整合后,用户可点击相应任务卡片,进入数据集概览页面查看数据源及数据分布情况。数据集概览以患者 EMPI 作为主键,按照研究阶段的顺序进行原始数据的整合展示,以便用户了解数据集的详细情况;同时,用户点击数据分布页签,可查看系统对每个字段数据分布的统计结果,展示逻辑如下。连续型变量,包括统计样本量、最小值、最大值、中位数、下四分位数、上四分位数、均值、标准差和填充率 9 个指标。离散型变量,包括统计变量取值、样本量、样本比例、填充率 4 个指标(图 5-28)。

图 5-28　数据集概览界面

(3) 变量类型确准:支持对系统判定的数据集变量类型进行人工确准,支持更改变量类型,支持对等级变量顺序进行调整。系统基于数据模型,对各字段初始赋无序离散型、连续型、时间及大文本变量类型,用户可根据实际数据情况及数据使用需求,对变量类型进行调整(图 5-29)。

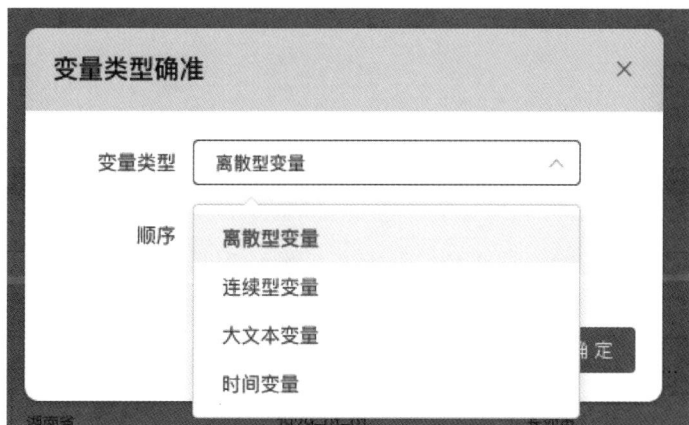

图 5-29　变量类型确准界面

2. **描述分析**　通过提供描述图表、交叉表以及相关性分析三个功能,支持用户对数据集建立直观的可视化分析图表,洞察数据分布特征及变量间的相关关系。

(1) 描述图表:支持内置条形图、折线图、饼图、玫瑰图、散点图、箱线图等图表组件,用户可基于统计分析任务已有字段及变量类型,对想要观测的变量进行可视化组合(图 5-30)。

151

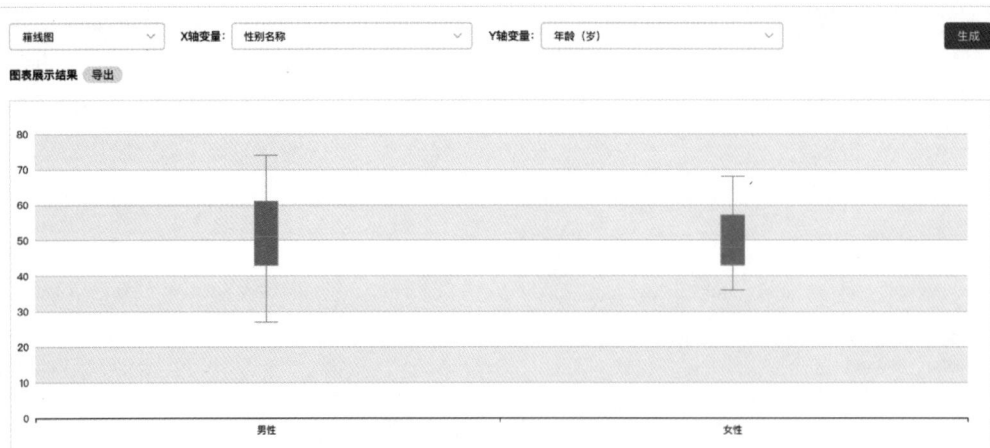

图 5-30　描述图表界面

（2）交叉表：交叉表支持查看变量之间的分布关系。用户拖动变量至 X 轴及 Y 轴框，系统将返回两个变量的交叉分布情况（图 5-31）。

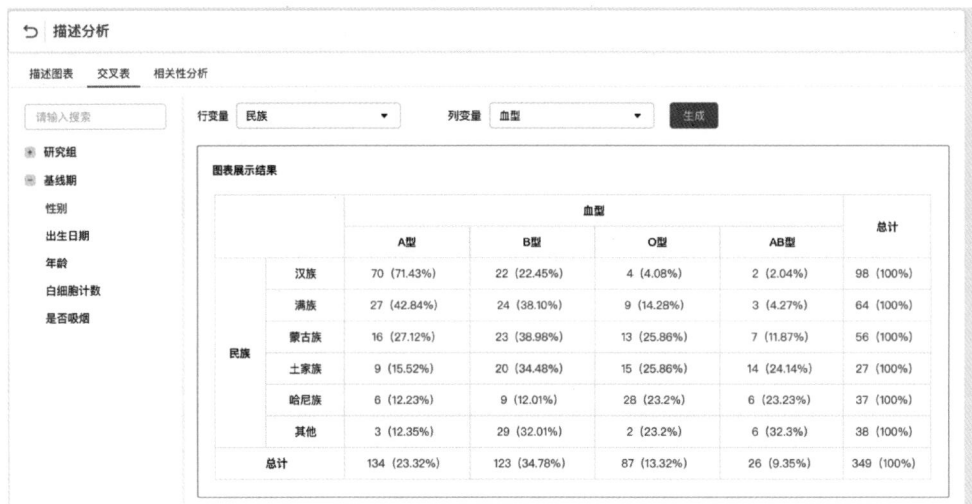

图 5-31　交叉表界面

（3）相关性分析：支持对选定变量进行相关系数查看，以对变量间关系进行初步判断。

支持用户输入拟进行相关性分析的字段，在下拉框中点击确定，系统返回相关性热力图及分析表格。

3. **数据处理**　数据处理模块为用户提供数据清洗、数据变换以及字段构建功能，支持用户对数据集中的缺失值、异常值进行处理，对数据进行所需的函数变换、标准化变换以及分箱变换，同时支持使用原始字段，经过逻辑计算生成所需的计算字段，以更好地满足建模分析需求。

（1）数据清洗：支持对数据集的异常值、缺失值进行处理，支持自动识别异常值、用户自定义异常值边界以及缺失值自动补充等（图 5-32）。支持用户点击字段树中字段，对字段进行清洗，点击后会展示原始数据的数据分布情况及样本缺失情况。

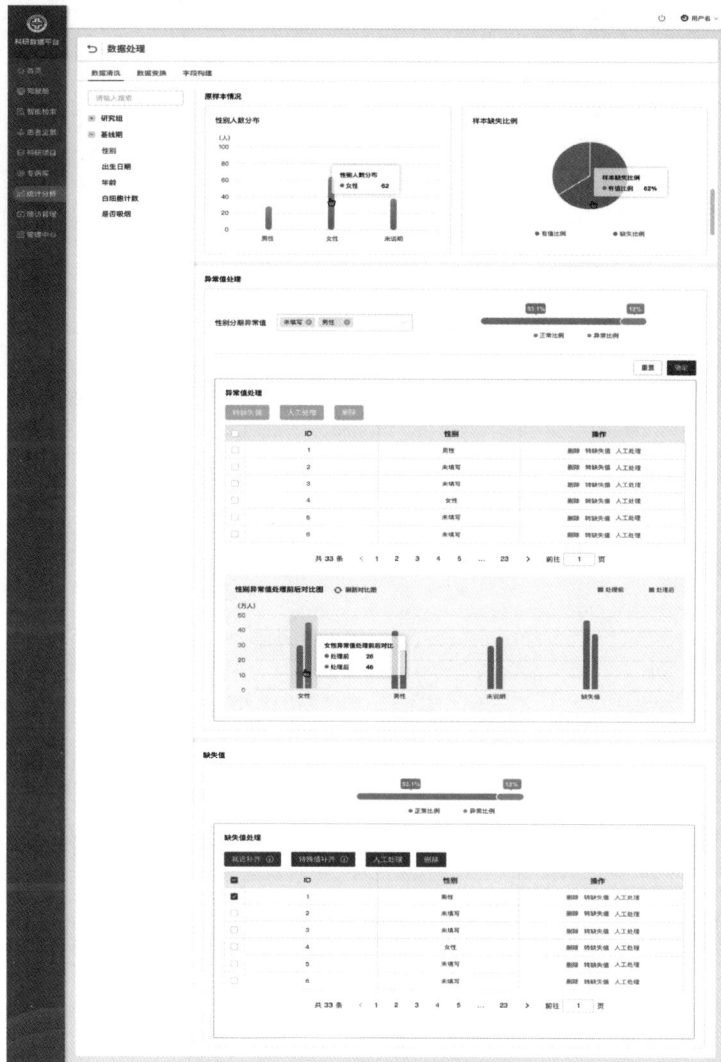

图 5-32　数据清洗界面

　　在异常值处理模块,支持用户基于选择字段定义异常值,以进行异常值的处理。处理方式包括转缺失值、人工处理及删除,对于不同类型的字段,提供不同的异常值选定逻辑。异常值处理完成后,会对异常值前后处理的结果进行统计并以条形图的形式展示,系统支持用户批量操作。

　　在缺失值处理模块,支持用户基于选择字段对数据中缺失值进行填充,填充方法包括就近补齐、特殊值补齐、人工处理以及删除。缺失值处理完成后,会对缺失值前后处理的结果进行统计并以条形图的形式展示,系统支持用户批量操作。

　　(2) 数据变换:支持对变量进行数据变换,以转变为适合进行统计分析的数据形态,变换形式包括函数变换、数据标准化以及数据分箱。支持用户点击"函数变换",在弹窗中进行所需变换信息的配置,包括需要进行变换的字段、变换后生成字段的名称以及变换函数。支持用户点击"数据标准化",在弹窗中进行标准化信息的配置,包括需要进行变换的字段、变换后生成字段的名称以及标准化方法。支持用户点击"数据分箱",在弹窗中选择连续变量分箱或离散变量分箱:连续变量分箱配置框需要用户对源字段、新字段名称、分箱数、分箱方法以及因变量(聚类分箱需要)等信息进行配置;离散变量分箱配置框需要用户对源字段和需合并分类进行配置。在数据变换中间区域,展示各字段的数据分布情况(图 5-33)。

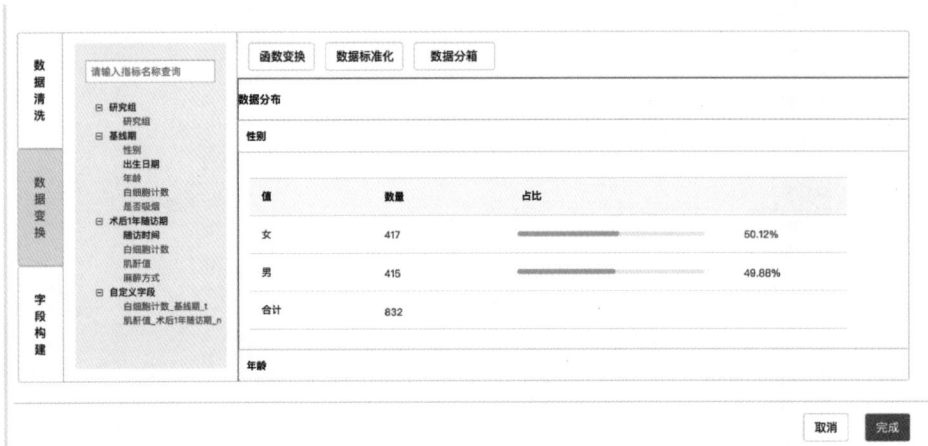

图 5-33　数据变换界面

(3) 字段构建:支持用户新增字段,字段由数据集中原有字段计算生成。在字段构建页面中,用户需对新字段进行命名,并规定基于数据集原有字段进行计算的字段生成逻辑;支持用户在计算规则式区域,结合页面左侧字段结构树,进行计算规则式的生成;在配置完规则后,点击"生成"按钮,新字段会展示在左侧字段结构树最下方"自定义字段"中(图 5-34)。

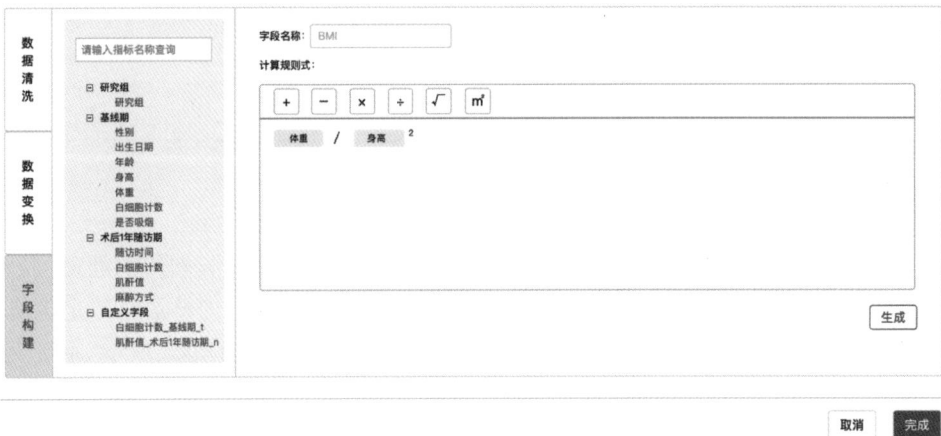

图 5-34　字段构建界面

4. **建模分析**　建模分析支持用户使用系统内置分析方法或编写代码,对数据集进行数据分析与挖掘。

(1) 算法分析:支持用户使用系统内置的方法进行分析,包括经典统计学方法及机器学习算法。点击卡片列表的建模分析,进入算法分析页面,页面初始为空白,用户需要在左侧下拉列表中选择分析方法,分析方法列表中配置分析方法的解释说明文字;选定分析方法后,右侧变量配置页面会根据用户选择进行相应变更;支持用户拖拽左侧字段进行变量配置框内容的填充,也支持用户在右侧进行下拉选择;在分析变量配置完成后,点击"分析",即可生成 SCI 认可格式的分析图表;点击"复制",可将图表复制至剪贴板;同时支持用户点击"下载报告",下载该数据集的分析报告(图 5-35)。

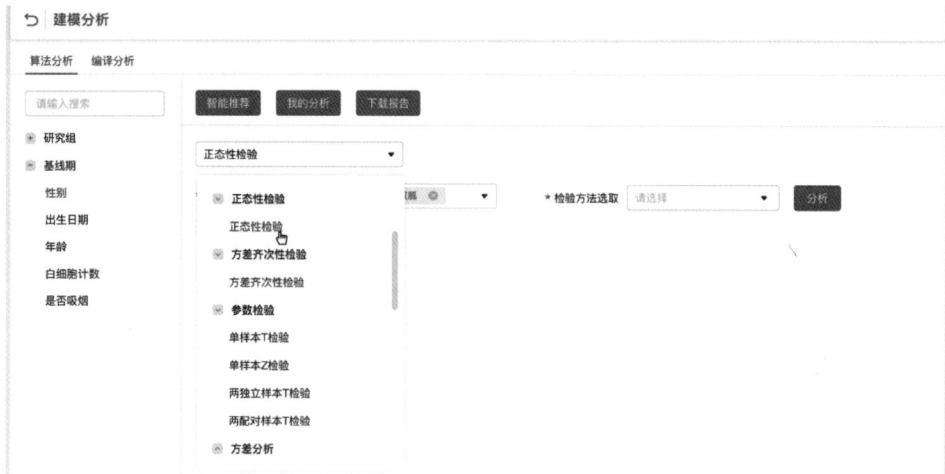

图 5-35 算法分析界面

(2) 分析方案智能推荐:平台支持向用户推荐分析算法。在算法分析页面的右上角,配置分析的因变量及自变量或配对变量,平台可基于配置情况,进行适合分析方法的智能推荐,为临床科研提供思路(图 5-36)。

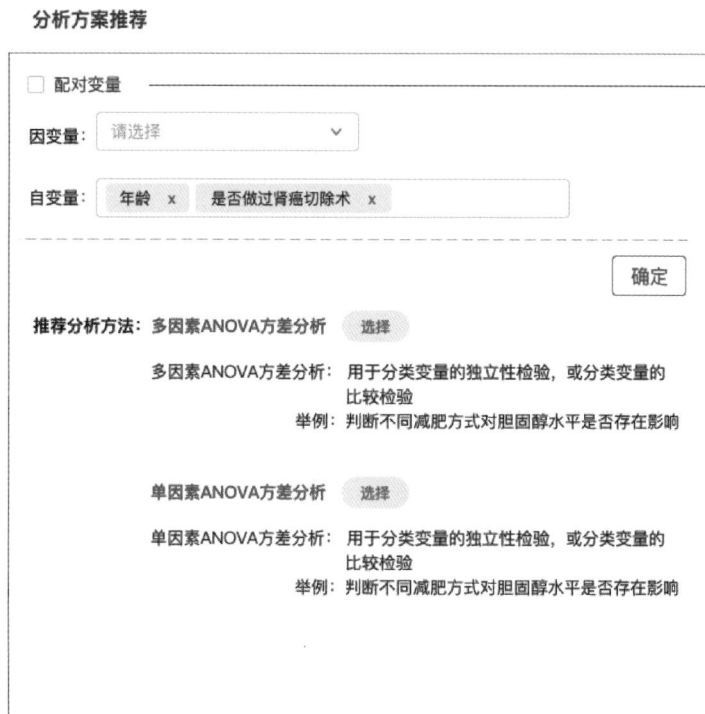

图 5-36 分析方案推荐界面

（3）我的分析：支持用户查看历史分析记录，便于用户集中进行数据分析尝试后，在论文撰写阶段再进行集中回顾及结果整理；"我的分析"功能支持用户进行历史记录的重命名及删除，便于操作过程中对有价值的结果进行标记（图5-37）。

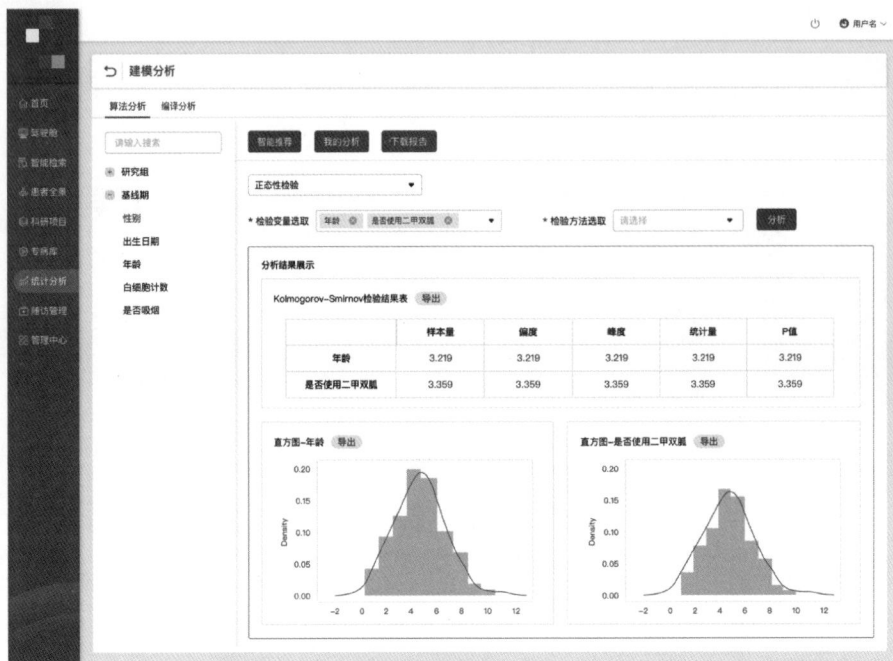

图 5-37　我的分析界面

（4）编译分析：当系统内置算法无法满足用户的使用需求时，平台支持用户编写 R/Python 代码对数据集进行编译分析。平台提供在线编译器，内置常见的数据处理及分析扩展包，支撑熟悉 R 及 Python 代码的用户编写代码，对数据集进行数据清洗及分析（图5-38）。

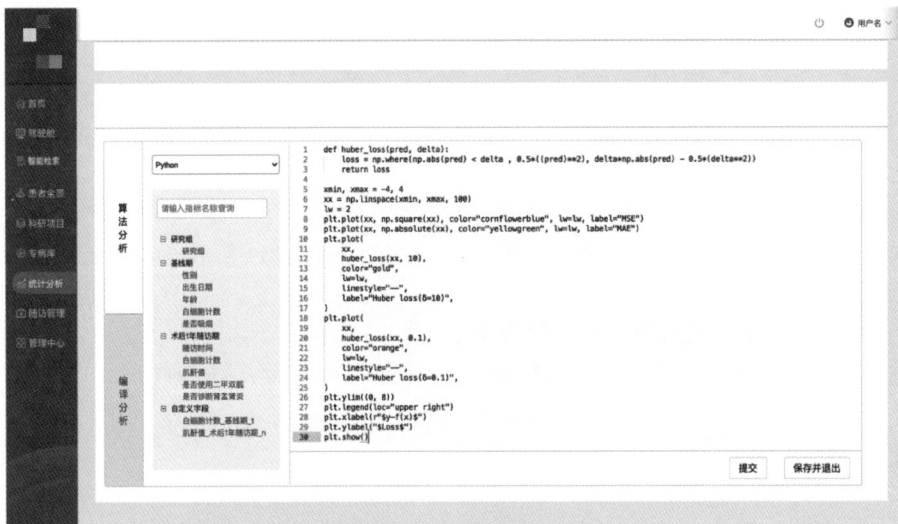

图 5-38　编译分析界面

六、管理中心

（一）建设背景

随着平台数据的使用及用户在权限管理、安全管理、系统监控等方面需求的日益增长，平台管理工作的复杂性和多样性不断提高。传统的手工管理方式已经无法满足平台管理的需求，需要建立一个高效、智能、全面的后台管理中心来支撑整个平台运行。

（二）建设意义

建立管理中心可提高平台整体的管理效率、工作质量和数据安全性。通过管理中心的建设实现了临床科研工作的标准化和规范化。通过制定临床科研工作流程和管理规范，建立临床科研数据的标准化和规范化管理体系，提高临床科研工作的质量和可靠性，保障临床科研数据的准确性和完整性。

建立管理中心实现了科研工作的安全保障和风险控制。通过建立临床科研数据的安全管理体系和权限控制机制，保护临床科研数据的安全和隐私，防止数据泄露和滥用。同时，还可以实现对临床科研工作风险的及时监测和预警，保障临床科研工作的安全和稳定。

（三）建设成果

1. **数据审批**　系统建设数据导出的审批功能，管理员可对用户数据导出申请进行审批。审批通过后，用户可以多次下载数据。用户的下载记录也会被记录，管理员可查看系统数据的下载记录。平台支持根据个性化的需求，建立多级流程审批，确保数据导出及下载的安全性。

同时，为确保审核用户及时看到待审核消息，系统还提供消息提醒功能，确保审核及时性及申请流转流畅性（图 5-39）。

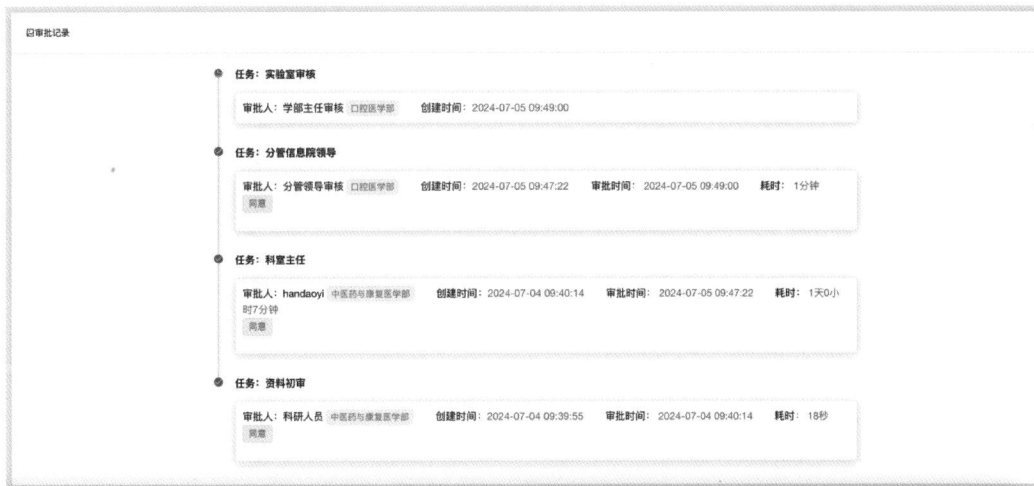

图 5-39　数据审批界面

2. **基础设置**　系统提供用户管理、角色管理、系统字典和脱敏配置等设置功能。

（1）用户管理：提供用户增删改查、密码重置等功能。

（2）角色管理：提供角色定义、为用户分配角色功能。角色可理解为权限类型，先创建角色，再将该角色和具体的用户关联，这些用户即可获得该角色下的所有权限（图 5-40）。

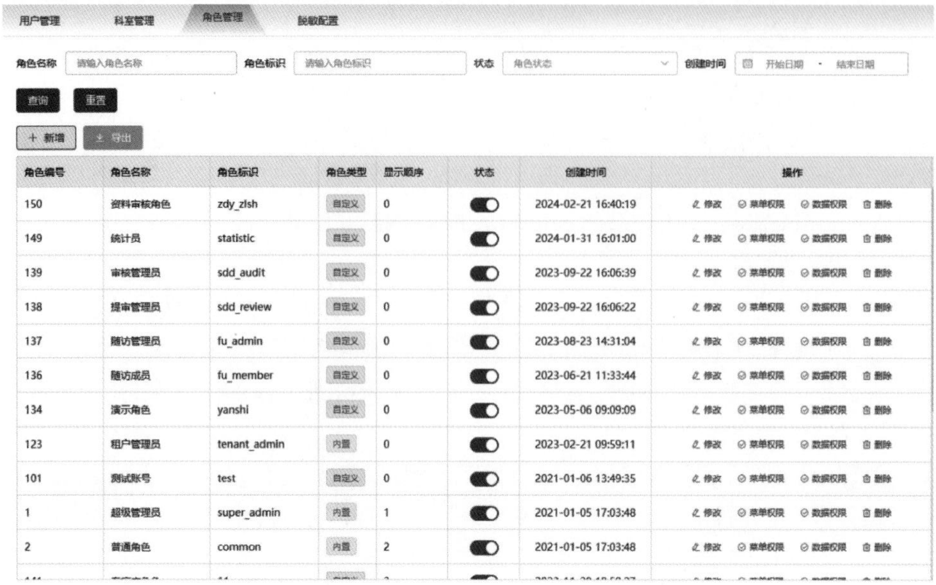

图 5-40　角色管理界面

（3）系统字典：提供系统字段管理功能，用户可上传相关的科室字典等在平台上管理。

（4）脱敏配置：提供病历脱敏处理，保护患者隐私与信息安全。开启脱敏配置后，可选择对患者的姓名、手机号、身份证号、电话号码等隐私信息进行隐藏（图 5-41）。

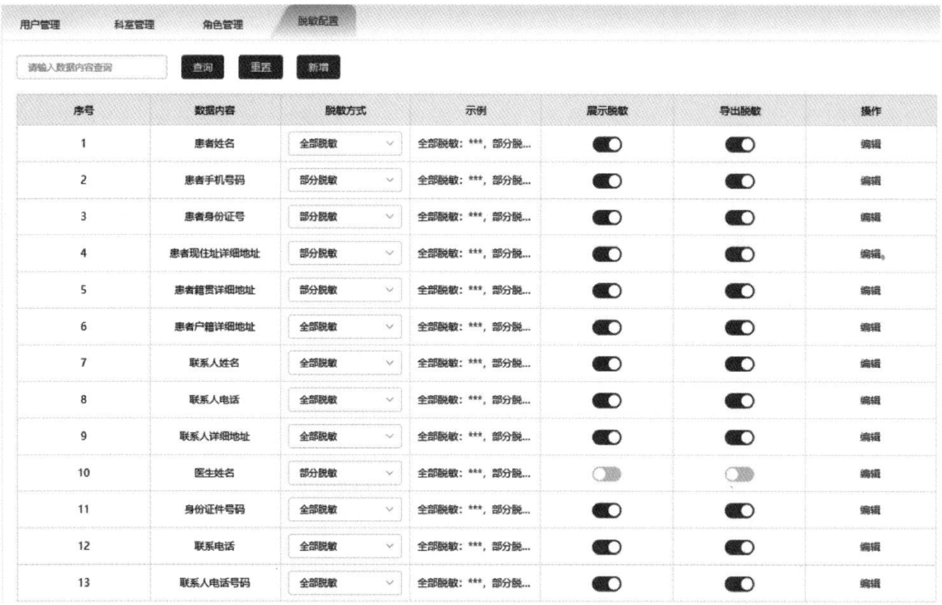

图 5-41　脱敏配置界面

3. **系统日志**　日志管理提供登录日志和操作日志管理。系统可记录账号在系统中登录与操作的日志，方便管理员查看账号操作情况或查找有问题的日志记录。其中，登录日志记录账号登录系统的时间、地点、IP 等信息；操作日志提供用户操作时间、操作功能模块记录、IP 等信息（图 5-42）。

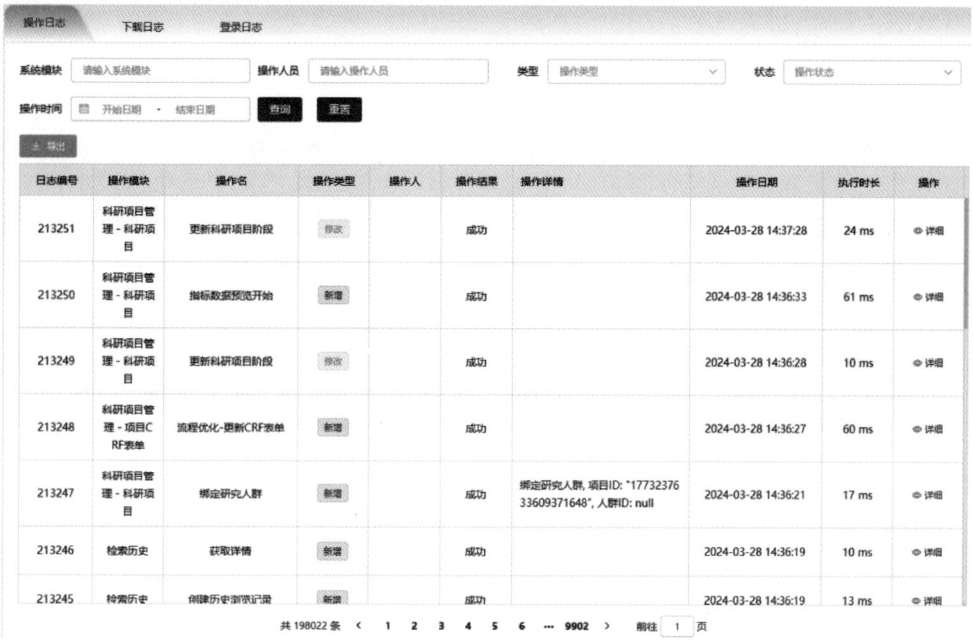

图 5-42　系统日志界面

4. **消息中心**　消息中心模块包括待审批消息及相关通知查看、待阅及已阅消息的筛选及列表查看等功能。消息中心可帮助不同角色的用户快速处理相关事项,减少中间处理时间,提高平台使用效率(图 5-43)。

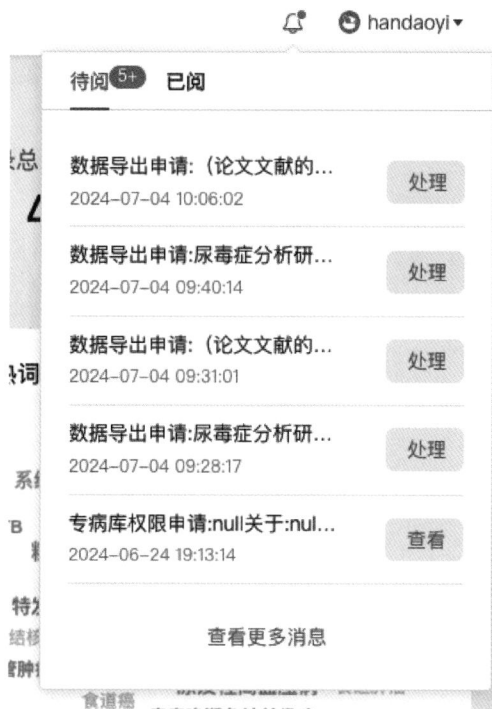

图 5-43　消息中心界面

在后续工作中,随着业务的不断深入及平台对安全与权限的不断深入和变化,管理中心功能将成为整个平台的重要组成部分。

加强用户体验优化:在界面设计上,建设拥有更加简洁、直观、美观的用户界面,提供清晰的导航和操作路径,降低用户的认知和学习成本。在个性化配置上,允许系统管理员根据个人喜好和工作需求,自定义界面布局、主题颜色、快捷方式等,提升个性化体验。

功能模块扩展:后台管理中心采用模块化设计,使各个功能模块之间松耦合,便于扩展和维护。加强与第三方服务集成,集成自动化工作流引擎等,提升系统的整体功能性和灵活性。

数据安全和隐私保护:强化数据加密,加强对敏感数据的加密存储和传输,确保数据在整个生命周期内的安全性。提供严格权限控制机制,实现细粒度的权限控制,确保用户只能访问其被授权的数据和功能。完善审计和日志记录功能,记录更加完善的用户操作日志,便于追踪和审计,确保系统行为的可追溯性和合规性。

系统监控和维护:建立实时监控,提供实时的系统监控功能,监控如资源使用情况、性能指标、错误日志等,以便及时发现并解决问题。提供异常报警功能,配置异常报警机制,当系统出现异常或性能下降时,能够及时通知系统管理员进行处理。

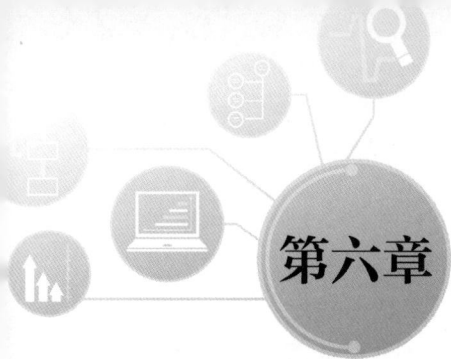

第六章 人工智能计算平台

第一节　人工智能计算平台发展

随着人工智能（artificial intelligence,AI）技术的飞速发展及其应用场景的不断拓展,人工智能计算平台作为支撑该领域发展的关键基础设施日益受到重视。人工智能计算平台以其高性能计算能力、并行分布式计算、专用硬件加速、灵活的软件支持、可扩展性和安全性等特点,为人工智能技术的研究、开发和应用提供了强大支撑。

在过去的几年,人工智能计算平台在深度学习、强化学习、自然语言处理、计算机视觉等领域取得了令人瞩目的成就。例如,深度学习在图像识别、语音识别、自然语言处理等任务上取得了突破性进展,而人工智能计算平台的发展为这些算法提供了强大的计算支持。

人工智能计算平台在医疗领域的必要性不言而喻,它们能够处理庞大而复杂的医疗数据,提供精准的诊断和个性化的治疗方案,辅助医生制定决策,优化医疗资源的利用,提升医疗服务的质量和效率。人工智能技术的应用不仅可以改善患者的治疗体验和治疗结果,还有助于推动医学科研的进步,为未来的医疗发展奠定坚实的基础。随着人工智能技术的不断进步以及更多医疗应用场景的不断拓展,人工智能计算平台将继续发挥关键作用,推动智能医疗技术向更广泛医疗场景的渗透和应用,助力人类社会迈向智能化医疗时代。

一、人工智能计算平台发展历程

人工智能计算平台的发展历程可以追溯到 20 世纪 50 年代,随着计算机技术的进步和人工智能理论的发展,人工智能计算平台不断演进和完善。以下简要概述人工智能计算平台的发展历程。

（一）起步阶段

起步阶段（1950—1960 年）:人工智能的起步阶段主要集中在符号推理和专家系统领域,计算平台主要以大型计算机为主,例如 IBM 公司的 System/360 系列。

System/360 的推出是为了解决当时计算机领域面临的标准化和兼容性问题。在此之前,各种计算机系统之间缺乏互操作性,不同厂商生产的计算机往往无法互相兼容。因此,IBM 希望通过 System/360 系列实现不同型号计算机的兼容,为用户提供更灵活、可靠和可扩展的计算机系统。System/360 的推出标志着计算机行业进入了标准化和通用化时代,促进了计算机技术的普及和发展。其模块化设计和兼容性思想对后续计算机系统的设计产生了深远影响,成为计算机体系结构设计的里程碑之一。

（二）知识工程阶段

知识工程阶段（1970—1980 年）:这一阶段着重于人工智能的知识表示和推理,专家系统得到了发展,计算平台逐渐向小型计算机和个人计算机转变,例如 Xerox 公司的 Inter Lisp

和 Symbolics 公司的 Lisp 均为通用高级计算机程序语言。

Inter Lisp 是由 Xerox PARC(帕克实验室)开发的,该实验室在计算机科学和人机交互领域有重要的贡献。Inter Lisp 旨在提供一种强大的编程语言和环境,支持符号计算和人工智能研究。Inter Lisp 主要用于开发人工智能应用和符号计算系统,如专家系统、自然语言理解系统、知识图谱等,在研究和教育领域也得到广泛应用。Inter Lisp 在 Lisp 语言社区中具有一定的影响力,为符号计算和人工智能领域提供了强大的工具和平台,促进了这些领域的发展和应用。

(三)连接主义阶段

连接主义阶段(1980—1990 年):在此阶段,神经网络和连接主义理论开始兴起,计算平台逐渐采用并行处理和分布式计算,例如 Connection Machine 公司的超级计算机。

Connection Machine 公司成立于 1983 年,致力于开发并行计算系统。该公司的超级计算机系列采用了独特的并行处理架构,以应对当时复杂的科学计算和数据处理需求。Connection Machine 公司的超级计算机采用了大规模的并行处理架构,通常以蜂窝结构或网格结构组织处理单元,这种架构使得计算机能够同时执行多个计算任务,并在大规模数据集上实现高效的并行计算和处理。Connection Machine 公司的超级计算机在 20 世纪 80 年代至 90 年代引起了广泛关注,对并行计算和超级计算机技术的发展产生了积极影响。尽管该公司之后停止了超级计算机业务,但其并行计算理念和技术仍对当前并行计算系统的设计和发展产生影响。

(四)统计学习阶段

统计学习阶段(1990 年至今):统计学习方法和机器学习算法目前已成为主流,计算平台发展多样化,涵盖了集群计算、GPU 加速计算、云计算等多种形式,例如 NVIDIA 的 GPU 加速计算平台和 Google 的 TensorFlow 框架。

NVIDIA 的 GPU 加速计算平台是指基于图形处理单元的并行计算架构和相关软件工具,用于加速科学计算、深度学习、人工智能等领域的计算任务。GPU 最初是为了图形渲染和游戏而设计的,具有大规模并行处理单元和高性能计算能力。随着计算需求的增加,人工智能、深度学习等领域对大规模并行计算的需求也在增加,因此 GPU 的并行计算能力被应用于科学计算和数据密集型应用中。当前,NVIDIA 的 GPU 加速计算平台被广泛应用于科学计算、工程仿真、深度学习、机器学习、数据分析等领域。在深度学习和人工智能方面,NVIDIA 的 GPU 也被广泛用于训练和推理深度神经网络,加速了模型训练和推理的速度和效率。NVIDIA 的 GPU 加速计算平台在科学计算和人工智能领域发挥了重要作用,推动了这些领域的发展和应用。GPU 加速计算架构的出现使得大规模并行计算更加容易和高效,为高性能计算和深度学习应用提供了强大的计算能力。

(五)智能边缘计算阶段

智能边缘计算阶段(近年来):随着物联网和边缘计算的发展,人工智能计算平台越来越注重在边缘设备上进行智能处理和决策,例如嵌入式 AI 处理器和边缘计算服务器。

智能边缘计算是一种计算模型和架构,旨在将计算和数据处理能力推向网络边缘,以便更快地响应用户请求、减少网络延迟,并支持实时数据处理和决策。随着物联网设备数量的增加和数据量的爆发式增长,传统的云计算模式面临网络延迟高、数据传输量大、隐私安全等挑战。智能边缘计算在此情形下应运而生,旨在将计算和数据处理功能推向网络边缘,接近数据源和用户终端,以提高响应速度、减少网络传输和处理负担。智能边缘计算作为云计算的补充和延伸,具有重要的意义和价值,为各行各业提供了更灵活、更高效的数据处理和计算能力,推动了数字化转型和智能化应用的发展。

二、国内外人工智能计算平台

(一) AWS AI 计算服务平台

AWS AI 是亚马逊云计算服务平台(Amazon web services,AWS)提供的一系列人工智能服务,旨在帮助开发者快速构建、部署和管理各种智能化应用。AWS AI 服务涵盖了机器学习、自然语言处理、图像和视频分析等领域,为开发者提供了丰富的工具和功能。

AWS AI 包含许多功能强大的组件:Amazon SageMaker 提供全面的机器学习服务,提供端到端的机器学习工作流程,包括数据准备、模型训练、模型优化和部署,支持常见的机器学习框架如 TensorFlow、PyTorch 等,同时也提供自身的算法库和模型优化工具;Amazon Rekognition 提供强大的图像和视频分析服务,可用于实现图像识别、人脸识别、物体检测等功能,支持从图像和视频中识别出人脸、物体、文字等信息,并提供相关的分析和统计;Amazon Polly 提供文本转语音(text to speech,TTS)服务,可将文本转换为自然流畅的语音,并提供多种语音风格和声音效果,支持多种语言和发音;Amazon Lex 提供自然语言处理(natural language processing,NLP)服务,可用于构建聊天机器人和语音交互应用,支持自定义对话流程和意图识别,提供丰富的语音和文本输入输出功能。除了以上列举的服务外,AWS AI 还包括其他诸如 Amazon Translate(文本翻译)、Amazon Transcribe(语音转文本)、Amazon Forecast(时间序列预测)等服务,全面支持开发者在人工智能领域的各种应用需求。通过 AWS AI 平台,开发者可以利用先进的人工智能技术,快速构建智能化应用,提升用户体验和业务效率。

(二) Azure AI 计算服务平台

Azure AI 是微软提供的一系列人工智能计算服务平台,旨在帮助开发者构建智能化的应用和解决方案。Azure AI 覆盖了多个领域,包括机器学习、自然语言处理、计算机视觉等,为开发者提供丰富的功能和服务。

Azure AI 包含许多功能强大的组件:Azure Cognitive Services 提供丰富的 AI 服务,包括语音识别、自然语言理解、图像分析、情感分析等多个领域,支持开发者快速集成 AI 功能到应用中,无须深度学习或专业 AI 知识;Azure Bot Services 是用于构建聊天机器人的平台,支持自然语言处理和对话流程管理,可用于构建各种类型的聊天机器人,如临床科研人员服务机器人、虚拟助手等;Azure Cognitive Search 提供全文搜索引擎服务,支持对结构化和非结构化数据进行搜索和分析,提供强大的搜索、建议和分析功能,帮助用户快速找到所需信息;Azure Video Indexer 提供视频分析服务,支持对视频内容进行智能化处理和分析,包括视频转码、语音识别、情感分析、物体检测等功能,可用于视频内容管理和分析应用。除了以上列举的服务外,Azure AI 还包括其他诸如 Azure Translator(文本翻译)、Azure Speech Service(语音识别)、Azure Text Analytics(文本分析)等服务,全面支持开发者在人工智能领域的各种应用需求。通过 Azure AI 平台,开发者可以利用微软先进的 AI 技术,构建智能化的应用,提升用户体验和业务价值。

(三) Google Cloud AI 计算服务平台

Google Cloud AI 是谷歌云平台提供的一系列人工智能计算服务平台,旨在帮助开发者利用谷歌 AI 技术构建智能化的应用和解决方案。Google Cloud AI 提供了丰富的功能和服务,涵盖机器学习、自然语言处理、计算机视觉等多个领域。

Google Cloud AI 包含许多功能强大的组件:Google Cloud ML Engine 是谷歌云平台提供的机器学习服务,支持在云端训练和部署机器学习模型,提供 TensorFlow 和 scikit-learn 等流行机器学习框架的支持,以及模型版本管理、自动缩放等功能;Google Cloud AutoML 提供自动机器学习服务,旨在简化模型构建和训练过程,提供自动数据预处理、模型选择、超参数优化等功能,使非专业的开发者也能轻松构建高质量的机器学习模型;Google Cloud Natural Language 是谷歌云平台提供的自然语言处理服务,支持文本情感分析、实体识别、语义分析等功能,可用于构建文本分类、情感分析、信息抽取等应用;Google Cloud Vision API 提供图像识别和分析服务,支持图像分类、物体检测、文字识别等功能,可用于构建图像识别、视频监控、图像搜索等应用。除了以上列举的服务外,Google Cloud AI 还包括 Google Cloud Translation API(文本翻译)、Google Cloud Video Intelligence API(视频分析)、Google Cloud Dialogflow(对话式应用开发)等服务,全面支持开发者在人工智能领域的各种应用需求。通过 Google Cloud AI 平台,开发者可以利用谷歌 AI 技术,构建智能化的应用,提升用户体验和业务价值。

(四) 阿里云 AI 计算服务平台

阿里云 AI 是阿里云提供的一系列人工智能服务和解决方案平台,旨在帮助企业和开发者快速构建和部署智能化的应用和系统。阿里云 AI 平台涵盖了多个领域,包括机器学习、自然语言处理、计算机视觉等,为用户提供丰富的 AI 功能和服务。

阿里云 AI 提供了许多功能强大的平台和组件:阿里云机器学习平台(machine learning platform for AI, PAI)是一款全面的机器学习平台,提供数据处理、模型训练、模型调优和部署等功能,支持常见的机器学习框架如 TensorFlow、PyTorch 等,同时也提供自身的算法库和模型优化工具;阿里云 AI 开放平台提供多种 AI 服务和 API,包括语音识别、图像识别、自然语言处理等功能,开发者可以通过调用这些 API,快速集成 AI 功能到应用中,无须自行搭建和训练模型;阿里云的自然语言处理服务包括语音识别、语音合成、文本分析等功能,支持文本情感分析、实体识别、关键词提取等应用场景;阿里云计算机视觉服务包括图像识别、人脸识别、物体检测等功能,可应用于图像分类、智能监控、人脸认证等领域;阿里云智能语音交互服务提供了语音识别、语音合成、语音指令识别等功能,支持构建智能语音交互应用。除了以上列举的服务外,阿里云 AI 还包括语音技术、智能客服、智能推荐等多个领域的解决方案和服务,全面支持企业和开发者在人工智能领域的应用需求。通过阿里云 AI 平台,用户可以快速构建智能化的应用,提升业务效率和用户体验。

第二节　人工智能计算平台架构

人工智能计算平台的基础是强大的硬件设施,包括 CPU、GPU、TPU 等处理器,以及大规模存储设备和高速网络设备,这些硬件资源可以支持复杂的计算任务和大规模数据处理需求。在硬件基础上,人工智能计算平台需要提供完善的软件环境,包括操作系统、虚拟化技术、分布式计算框架等,这些软件组件能够管理硬件资源、实现任务调度和资源分配,保障系统的稳定性和高效性。人工智能计算平台需要集成各种深度学习框架、机器学习算法库和预训练模型,以支持各种人工智能任务的开发和训练,这些算法和模型的优化和调整能提升平台的性能。为了方便开发人员和数据科学家使用人工智能计算平台,通常会提供各种开发工具、集成开发环境（integrated development environment，IDE）、API 和服务接口。这些工具能够简化开发流程、加速模型部署和管理，提高工作效率和产品质量。人工智能计算平台需要具备高级的安全性和可靠性保障机制，包括数据加密、访问控制、身份验证、容错处理等，以应对安全威胁和系统故障挑战。

综合而言，人工智能计算平台是一个复杂而完整的系统，涵盖硬件、软件、算法、工具和安全保障等多个方面，旨在为人工智能应用的开发和运行提供全面支持和保障。通常人工智能计算平台基本架构包含四层，分别为硬件层、软件层、算法层和应用层。

一、硬件层

人工智能计算平台的硬件层是指支撑人工智能任务执行的硬件设备和基础设施，这些硬件资源的选择和配置对于实现高效的人工智能计算至关重要。人工智能计算平台的硬件层设计需要考虑计算需求、存储需求、通信需求以及可扩展性等因素，以实现高性能、高效率和高可靠性的人工智能计算环境。人工智能计算平台基础硬件主要包括：处理器、存储设备和加速器等。

（一）处理器

NVIDIA GPU：NVIDIA 的 GPU 系列，如 Tesla、Quadro、GeForce 等，广泛用于深度学习和高性能计算。主要用于深度学习任务的加速，如神经网络的训练和推理。

AMD GPU：AMD 的 GPU 产品线，如 Radeon Instinct 系列，用于深度学习和科学计算。

Intel CPU：Intel 的 Xeon Scalable 处理器等高性能 CPU，用于各种人工智能计算任务及一般计算任务和控制任务，例如数据预处理、模型加载等。

Google TPU：Google 自研的 TPU 是专为深度学习加速而设计的，即是专为大规模机器学习工作负载而设计的加速器，可提供高性能的张量计算能力。

华为昇腾 AI 处理器：华为自研的 AI 处理器，包括昇腾 910、昇腾 310 等，用于 AI 推理和训练。

百度 Kunlun 芯片：百度自研的 AI 处理芯片，用于深度学习计算。

（二）存储设备

内存（random access memory，RAM）：用于存储运行时的数据和模型参数，快速访问速度对于模型训练和推理至关重要。

固态硬盘（solid state drive，SSD）：用于存储大规模数据集和模型文件，提供较快的数据读写速度。

硬盘（hard disk drive，HDD）：用于长期存储数据和备份，存储容量较大但读写速度相对较慢。

（三）加速器

现场可编程门阵列（field programmable gate array，FPGA）：可编程硬件加速器，用于定制化计算任务加速，如模型推理加速等。

专用集成电路（application specific integrated circuit，ASIC）：定制化的硬件加速器，针对特定任务设计优化，如深度学习推理加速等。

二、软件层

人工智能计算平台的软件层是指支持人工智能任务开发、管理和执行的软件组件和环境。人工智能计算平台的软件层设计需要考虑开发者的使用便捷性、系统的稳定性和安全性,以及与硬件层的高效配合,从而实现对人工智能任务的高效支持和管理。软件层主要包括操作系统、虚拟化与容器化技术以及分布式计算框架。操作系统通常采用 Linux 或 Windows 等系统,用于管理硬件资源并提供基本的运行环境。虚拟化与容器化技术通常使用 Docker、Kubernetes 等技术,用于管理和部署 AI 工作负载。分布式计算框架通常采用 TensorFlow、PyTorch、Apache Spark 等,用于实现分布式计算和模型训练。

三、算法层

人工智能计算平台的算法层是指支持各种机器学习和深度学习算法的软件库和框架。算法层为开发者提供了丰富的工具和资源,可用于构建、训练和优化各种人工智能模型,主要包括:深度学习框架、机器学习算法库、预训练模型和自定义算法和模型。

(一)深度学习框架

TensorFlow:由 Google 开发的开源深度学习框架,支持动态计算图和静态计算图两种模式,提供丰富的 API 和工具,适用于各种深度学习任务和应用场景。

PyTorch:由 Facebook 开发的开源深度学习框架,具有动态计算图的特性,易于使用和调试,广泛应用于研究领域和实验性项目。

Keras:一种高级深度学习框架,可以在 TensorFlow、PyTorch 等后端运行,简化了神经网络模型的构建和训练过程,适用于快速原型设计和实验。

MXNet:由 Apache 开发的开源深度学习框架,支持动态和静态计算图,具有高效的分布式计算和 GPU 加速能力,适用于大规模数据和模型的处理。

Caffe:由伯克利视觉和学习中心开发的深度学习框架,主要用于计算机视觉任务,如图像分类、对象检测等。

Theano:一种早期的深度学习框架,由蒙特利尔大学的机器学习研究组开发,可提供灵活的数学表达和计算图构建功能。

Torch:一种基于 Lua 编程语言的深度学习框架,具有简洁的 API 和高效的计算能力,适用于快速原型设计和实验。

(二)机器学习算法库

scikit-learn:Python 中最流行且被广泛使用的机器学习库之一,包含各种机器学习算法的实现,如监督学习、无监督学习、半监督学习、特征选择、数据预处理等。

XGBoost:基于梯度提升树(gradient boosting tree)算法的高效实现机器学习库,可用于解决各种监督学习问题,如分类、回归、排序等,具有优秀的性能和准确性。

LightGBM:另一种基于梯度提升树的机器学习库,由微软开发,具有更快的训练速度和更低的内存消耗,适用于大规模数据集和高维特征。

TensorFlow Probability:TensorFlow 的一个子库,专注于概率编程和贝叶斯推断,提供各种概率分布、贝叶斯模型和概率图模型的实现。

PyCaret:一个用于快速建立、训练和评估机器学习模型的 Python 库,封装了许多常用的机器学习算法和流程,简化了模型开发和调试过程。

H2O.ai:一个企业级的机器学习平台,提供 H2O-3 和 Driverless AI 两个产品,支持自动化机器学习、深度学习、特征工程等功能。

WEKA:一款 Java 编写的机器学习工具箱,包含各种机器学习算法和数据预处理工具,适用于教学、研究和应用开发。

（三）预训练模型

BERT（bidirectional encoder representations from transformers）：由 Google 开发的预训练语言模型，采用 Transformer 架构，通过预测遮蔽词和下一句预测等任务进行训练，适用于各种自然语言处理任务。

GPT（generative pre-trained transformer）：由 OpenAI 开发的预训练语言模型，采用 Transformer 架构，通过无监督学习的方式在大规模文本数据上进行预训练，适用于文本生成、对话系统等任务。

BERT-WWM（whole word masking）：BERT 的改进版本之一，通过全词遮蔽的方式进行训练，能够更好地处理中文文本和词语之间的关系，适用于中文自然语言处理任务。

RoBERTa（robustly optimized BERT approach）：由 Facebook 开发的改进版本 BERT 模型，通过更大规模的数据和更长的训练时间进行预训练，提高了模型的性能和鲁棒性。

XLM-RoBERTa（cross-lingual language model RoBERTa）：基于 RoBERTa 模型的多语言预训练模型，能够处理多种语言的文本数据，适用于跨语言的自然语言处理任务。

ALBERT（a lite BERT）：由 Google 开发的轻量级 BERT 模型，通过参数共享和跨层参数共享的方式减少模型参数数量，提高模型的效率和速度。

（四）自定义算法和模型

自定义算法和模型是指开发者根据具体任务需求和特定问题的特征，自行设计并实现的机器学习或深度学习算法和模型。这些自定义算法和模型可以在现有的机器学习框架或库的基础上开发，也可以直接使用底层的数学库实现。以下是一些常见的自定义算法和模型。

特征工程：在机器学习任务中，特征工程是非常重要的环节，开发者可以根据领域知识和数据特征，自行设计并提取特征，包括数值型特征、类别型特征、文本型特征等。

传统机器学习算法：如决策树、支持向量机（support vector machine，SVM）、朴素贝叶斯（naive Bayes）、随机森林等，开发者可以根据问题特点调整算法的参数或设计新的算法变种。

深度学习模型：如卷积神经网络（convolutional neural networks，CNN）、循环神经网络（recurrent neural network，RNN）、生成对抗网络（generative adversarial network，GAN）、注意力机制（attention）等，开发者可以自行设计网络结构、损失函数等，以适应特定任务的需求。

优化算法：如梯度下降法、Adam 优化器、遗传算法等，开发者可以根据问题的优化目标和约束条件，选择合适的优化算法或设计新的优化策略。

集成学习方法：如 Bagging、Boosting、Stacking 等，开发者可以自行设计集成学习的方法，结合多个基础模型以提高整体性能。

自定义损失函数：针对特定任务的特殊需求，开发者可以设计和实现自定义的损失函数，如加权损失函数、多任务学习的联合损失函数等。

四、应用层

人工智能计算平台的应用层涵盖了各种人工智能应用场景和解决方案，包括但不限于图像识别、语音识别、自然语言处理、推荐系统、智能问答等。应用层建立在算法层和软件层的基础上，利用各种算法和模型实现具体的功能和业务需求。

（一）图像识别

目标检测：可识别图像中的特定对象，并标注出其位置和类别，如 YOLO（you only look

once)、Faster R-CNN 等。

图像分类：可将图像分为不同类别，如猫、狗、汽车等，常用的模型有 ResNet、VGG 等。

图像分割：可将图像分割成多个区域，并标注出每个区域的像素级别信息，如 Mask R-CNN。

（二）语音识别

语音转文本：可将语音信号转换为文本形式，常用的模型有 DeepSpeech、Google 的语音识别 API 等。

情感分析：可分析语音中的情感色彩，如快乐、悲伤、愤怒等，用于情感智能识别和应用。

（三）自然语言处理

文本分类：可将文本分为不同类别，如新闻分类、情感分类等，常用的模型有 BERT、TextCNN 等。

命名实体识别：可识别文本中的实体，如人名、地名、组织机构名称等，用于信息提取和语义分析。

（四）推荐系统

个性化推荐：根据用户的历史行为和偏好，推荐相关的商品、新闻、视频等，常用的算法有协同过滤、基于内容的推荐等。

（五）智能问答

问答系统：根据用户提出的问题，给出相应的回答，如智能客服、知识图谱问答等，常用的模型有 Transformer-based 模型、BERT 等。

第三节　人工智能计算平台分布式计算

一、分布式计算技术

人工智能平台的分布式计算是指利用多台计算机或服务器共同完成大规模数据和复杂模型的处理和计算任务。分布式计算在人工智能领域发挥着重要作用，可以加速数据处理、模型训练和推理等任务，提高系统的性能和可扩展性。以下是人工智能平台中常见的分布式计算技术。

（一）分布式数据处理

数据并行处理是将大规模数据集分割成多个小批次，在多台计算节点上并行处理，加速数据处理和特征提取过程。分布式存储是利用分布式存储系统存储大规模数据，如 Hadoop distributed file system（HDFS）、Google file system（GFS）等，从而实现数据的高可用性和高可靠性。

（二）分布式模型训练

模型并行训练是将复杂的深度学习模型分割成多个子模型，在多个计算节点上并行训练，加速模型训练过程。模型并行训练需要使用参数服务器，采用参数服务器架构，将模型参数存储在专门的参数服务器上，并通过多个计算节点进行模型参数更新和同步，最终实现分布式模型训练和优化。

（三）分布式模型推理

模型并行推理是将大型模型分割成多个子模型，在多个计算节点上并行执行推理任务，加速模型推理和实时预测。此外,模型需要进行缓存与预热,利用分布式缓存系统缓存模型参数和计算结果,减少重复计算,提高模型推理的速度和效率。

(四)分布式计算框架

常用的深度学习框架都支持分布式计算,如 TensorFlow、PyTorch 等。TensorFlow 和 PyTorch 分布式是利用 TensorFlow 的分布式计算框架,实现模型并行训练和模型并行推理,支持多种分布式计算模式。TensorFlow 还支持跨设备并行计算,例如在 CPU 和 GPU 之间并行计算,或在多个 GPU 或 TPU 上并行计算。这种方式可以利用多台计算机上的多个 GPU 进行并行计算,通过分布式的方式提高训练速度和扩展性。

(五)分布式任务调度与监控

分布式任务调度是利用分布式任务调度系统(如 Apache Mesos、Kubernetes 等),管理和调度分布式计算任务的执行,实现资源的动态分配和调度。分布式任务监控是通过监控系统实时监控分布式计算任务的运行状态和性能指标,及时发现并处理异常情况。

分布式计算在人工智能平台中广泛应用于大规模数据处理、复杂模型训练和实时推理等场景,通过充分利用多台计算机的计算资源和存储资源,提高系统的处理能力和效率,支持更复杂、更快速的人工智能应用。

二、分布式计算关键组件

人工智能平台的分布式计算架构中的关键组件通常包含资源管理器、任务调度器、数据管理器、通信协调器、错误处理器、安全管理器和监控日志系统等。这些组件共同构成了人工智能平台的分布式计算架构,通过有效协同工作,实现对大规模数据和复杂计算任务的高效处理和管理。不同的人工智能平台可能有不同的分布式计算架构设计和实现方式,但通常都会包含上述核心组件以支持分布式计算需求。

(一)资源管理器

负责管理整个分布式计算集群的资源,包括计算节点、存储节点、网络带宽等。管理资源的分配和回收,以确保任务能够在集群中高效执行。

(二)任务调度器

负责将用户提交的计算任务进行调度并分配到合适的计算节点上执行。考虑资源利用率、任务优先级、节点负载等因素进行任务调度和管理。

(三)数据管理器

负责管理分布式计算过程中涉及的数据,包括数据的存储、传输和备份等。提供数据共享和数据访问接口,确保计算节点可以高效地访问所需的数据。

(四)通信协调器

负责管理计算节点之间的通信和协作,确保节点之间可以开展有效的数据传输和消息交互。使用高效的通信协议和传输机制,以降低通信延迟和提高通信吞吐量。

(五)错误处理器

负责监控分布式计算过程中的错误和异常情况,并采取相应的错误处理策略,包括任务失败重试、节点故障处理、数据一致性检查等功能,确保计算过程的稳定性和可靠性。

(六)安全管理器

负责分布式计算环境的安全性,包括身份认证、权限控制、数据加密等功能。确保计算节点和数据的安全,防止恶意攻击和数据泄露。

（七）监控日志系统

负责监控整个分布式计算平台的运行状态，包括节点负载、任务进度、资源利用率等指标，记录运行日志和事件信息，用于故障排查、性能优化和系统分析。

三、常用分布式计算框架

人工智能平台的分布式计算框架是指用于管理和执行分布式计算任务的软件框架，通常包括任务调度、资源管理、数据传输、错误处理等功能，以支持人工智能应用在分布式环境下的高效运行。以下是一些常见的人工智能平台分布式计算框架。

（一）TensorFlow Distributed

TensorFlow 是一个开源的机器学习框架，提供丰富的 API 和工具，支持构建和训练各种机器学习模型。TensorFlow 也支持分布式计算，其分布式计算版本 TensorFlow Distributed 可以在多台计算机或服务器上并行执行训练任务，支持数据并行和模型并行等方式，可以利用多台计算机或服务器共同完成对大规模数据和复杂模型的处理和计算任务。

TensorFlow 采用分布式计算架构，可以将大规模的计算任务拆分成多个子任务，在多个计算节点上并行执行，加速计算过程，其分布式计算架构包括参数服务器（parameter server）、工作节点（worker node）、任务调度器（master node）等组件。TensorFlow 分布式模型训练是将深度学习模型分割成多个子模型，在多个工作节点上并行训练，提供多种分布式训练策略，包括数据并行训练、模型并行训练等，以满足不同场景下的需求。TensorFlow 中的参数服务器用于存储和管理模型的参数，工作节点可以从参数服务器获取参数并更新模型。参数服务器可以单独部署在一个或多个节点上，以提高模型参数的访问效率和并行更新能力。

TensorFlow 提供分布式任务调度器和集群管理器，用于管理和调度分布式计算任务的执行。分布式任务调度器负责给工作节点分配任务，监控任务的执行状态，管理计算资源的分配和释放。TensorFlow 支持将训练好的模型部署到分布式环境中进行推理任务，实现模型的实时预测和应用部署。TensorFlow Serving 是 TensorFlow 提供的专门用于模型部署和推理服务的工具，支持高性能、低延迟的模型推理。

通过 TensorFlow 的分布式计算功能，可以有效利用多台计算机的计算资源，加速模型训练和推理过程，支持大规模数据和复杂模型的处理，满足各种机器学习和深度学习应用的需求。

（二）PyTorch Distributed

PyTorch 是另一个广泛使用的开源深度学习框架，其分布式计算功能 PyTorch Distributed 可以利用多个节点进行模型训练和推理，支持多种分布式数据并行和模型并行策略。

在开始分布式计算之前，需要初始化分布式环境。PyTorch 支持多种后端，如 NCCL、Gloo 等，开发者可以根据具体情况选择合适的后端。数据并行是 PyTorch 中常用的分布式计算方式之一，可以在多个计算节点上并行处理数据，加快训练速度。使用 PyTorch 中的 DistributedDataParallel 可以实现分布式数据并行，将模型和数据同时分布到多个节点上进行训练。模型并行是指将模型的不同部分分配到不同的计算节点上进行计算，适用于大规模模型或内存受限的情况。可以通过手动将模型的不同部分分配到不同的计算节点，并使用 DistributedDataParallel 包装进行模型并行训练。

分布式环境下，数据加载也需要进行相应的处理以保证数据的并行性和一致性。

PyTorch 提供 DistributedSampler 和 DistributedDataLoader 功能来实现分布式数据加载。在分布式计算中,优化器的更新需要进行同步以保持模型参数的一致性。PyTorch 提供 Optimizer 的分布式版本 DistributedOptimizer 来实现优化器的分布式更新。对于大规模任务,可以将计算资源分布在多台机器上进行多机多卡的分布式训练。PyTorch 提供 torch.distributed.launch 工具来启动多个训练进程,并使用 Distributed 包中的通信机制实现分布式训练。在模型训练完成后,可以将模型部署到分布式环境中进行推理,PyTorch 提供多种方式来实现分布式推理,如使用 TorchServe、TorchScript 等。

总体而言,PyTorch 提供了完善的分布式计算支持,可以在多种场景下实现高效、可靠的分布式模型训练和推理。开发者可以根据任务需求和计算资源配置选择合适的分布式计算方式,并进行相应的配置和调整。

(三) Apache Spark

Apache Spark 是由 Apache 软件基金会开发并维护的开源分布式计算框架,旨在提供高性能、易用性和可扩展性的大规模数据处理解决方案。它采用内存计算和弹性数据集(resilient distributed dataset,RDD)等技术,可以加速数据处理和分析任务,并支持多种数据处理场景,包括批处理、实时流处理、机器学习和图形计算等。Spark MLlib 提供机器学习算法库,并支持分布式训练和推理。

Spark 使用内存计算技术,能够将数据存储在内存中并进行高效计算,大大加速了数据处理和分析任务的速度。Spark 可以在集群中动态调整计算资源,从而保障扩展性和灵活性,支持多种分布式存储系统,如 HDFS、Amazon S3 等,能够处理大规模数据集。Spark 使用 RDD 和任务日志记录等机制,能够在节点失败时自动恢复任务,并保证数据处理的可靠性和稳定性。Spark 包括 Spark Core、Spark SQL、Spark Streaming、MLlib、GraphX 等多个模块,分别用于不同类型的数据处理和分析任务,如结构化数据处理、实时数据流处理、机器学习、图计算等。

Apache Spark 在大数据处理和分析领域有广泛的应用,适用于各种场景,包括大规模数据清洗、转换、聚合、实时数据处理、机器学习模型训练、图形数据分析等。由于其强大的功能和灵活的架构,Spark 成为大数据处理领域的主要技术之一,受到业界和学术界的广泛关注及认可。

(四) Horovod

Horovod 是由 Uber 工程团队开发的开源分布式深度学习框架,旨在加速大规模模型训练任务。它利用分布式训练技术,在多个 GPU 或多个计算节点上并行执行深度学习模型的训练任务。通过使用消息传递接口(message passing interface,MPI)实现在多个 GPU 上进行分布式训练,支持 TensorFlow、PyTorch 等框架,开发者可以在不同框架下利用 Horovod 实现分布式训练,而不需要重新编写代码。

Horovod 是专门为分布式深度学习训练任务设计的,可以在多个计算节点上并行执行模型训练。它采用分布式数据并行(data parallelism)和同步梯度更新(synchronous gradient descent)等技术,加速模型训练过程。Horovod 的设计目标之一是提供高性能和扩展性,采用优化的通信机制和并行计算策略,可以充分利用计算资源,并在大规模数据和模型下保持高效率。尽管 Horovod 是为大规模分布式训练而设计的,但也提供简洁易用的 API,使得开发者可以方便地配置和启动分布式训练任务,而不需要深入了解底层实现细节。Horovod 是开源项目,拥有活跃的开发者社区和用户群体,用户可以通过文档、示例代码和社区论坛等渠道获得支持和帮助。

综上所述,Horovod 是一款优秀的分布式深度学习框架,适用于大规模模型训练和高性能计算任务。它的高性能、易用性和多框架支持使其成为深度学习领域的重要工具之一。

(五) Ray

Ray 是由 Anyscale 公司开发的开源分布式计算框架,旨在简化构建和运行分布式应用程序的过程,并提供高性能、可扩展性和灵活性,可以用于构建并执行各种分布式计算任务,包括机器学习模型训练、超参数优化等。

Ray 提供分布式任务调度和执行功能,可以将任务分配到多个计算节点上执行,并管理任务的执行状态、数据传输等,使开发者可以轻松构建和管理分布式计算应用程序。Ray 不仅支持数据并行和模型并行的机器学习任务,还支持通用的分布式计算任务,如批处理任务、流处理任务、超参数优化、强化学习等。此外,Ray 还支持多种编程语言,包括 Python、Java、C++ 等,开发者可以选择合适的语言来编写分布式计算应用程序。

(六) Dask

Dask 是一个灵活的并行计算库,用于处理大规模数据集和执行复杂计算任务,提供类似于 Pandas 和 NumPy 的 API,支持分布式计算,可以在单机或集群上进行并行计算,支持大规模数据处理和机器学习任务。Dask 的特点包括易用性、可扩展性、分布式计算、惰性计算、多数据类型支持和丰富的社区资源等,这些特点使其成为处理大规模数据和执行复杂计算任务的优秀选择。

第四节 人工智能计算平台性能优化与加速技术

人工智能计算平台的加速计算是利用高性能计算设备和优化算法模型来提高计算速度和效率的过程,包括选择适当的处理器(如 GPU、TPU 等)以加速深度学习任务的训练和推理、优化并行计算和数据流程,以及利用加速器(如 FPGA、ASIC 等)来加速特定计算任务。通过加速计算,人工智能计算平台能够更快地处理大规模数据和复杂模型,提高工作效率和处理能力,从而为医疗诊断、科学研究、智能决策等应用场景带来更快速、更精准的计算支持。

一、GPU 加速技术

GPU 加速技术是指利用 GPU 进行并行计算,加速各种计算密集型任务的技术。GPU 加速技术在人工智能、科学计算、图像处理等领域得到广泛应用,可以显著提高计算速度和效率。

CUDA 是 NVIDIA 公司推出的并行计算平台和编程模型,允许开发者利用 NVIDIA GPU 进行通用并行计算。开发者通过 CUDA 可以编写 GPU 加速的代码,利用 GPU 的大规模并行计算能力加速深度学习、科学计算、图像处理等任务。

cuDNN 是 NVIDIA 推出的深度神经网络库,提供针对深度学习任务优化的 GPU 加速计算库。开发者通过 cuDNN 可以利用 GPU 加速进行深度学习模型的训练和推理,提高计算速度和效率。

TensorFlow 和 PyTorch 都支持在 GPU 上进行加速计算,开发者可以通过设置相应的配置来利用 GPU 进行深度学习任务的加速。TensorFlow-GPU 和 PyTorch-GPU 会自动将计算任务分配到 GPU 上执行,利用 GPU 的并行计算能力加速计算过程。

OpenCL 是一种开放标准的并行计算框架,支持多种硬件平台,包括 GPU、CPU、FPGA 等。开发者可以使用 OpenCL 编写跨平台的并行计算代码,利用各种硬件平台的计算资源进行加速计算。

二、FPGA 加速技术

FPGA(现场可编程门阵列)加速技术是指利用 FPGA 芯片进行定制化硬件加速,以提高特定任务或算法计算速度和效率的技术。相比于传统的通用计算设备(如 CPU、GPU),FPGA 具有灵活性高、功耗低、并行计算能力强等优势,在人工智能、网络加速、数据处理等领域得到广泛应用。

FPGA 具有可编程的硬件结构,用户可以根据具体需求设计和定制硬件加速器,适用于不同的应用场景和算法加速。FPGA 可以同时执行多个并行计算任务,具有强大的并行计算能力,适合处理大规模数据和计算密集型任务;还可以快速部署和更新,通过重新编程 FPGA 芯片可以实现新的硬件加速器,方便进行算法优化和性能调整。此外,FPGA 加速技术可以与 CPU、GPU 等其他加速技术结合使用,形成异构计算平台,充分发挥各种计算资源的优势。总之,FPGA 加速器可以实现高性能的计算和数据处理,具有低延迟、高吞吐量等特点,在高性能计算、数据中心等场景中广泛应用。

三、ASIC 加速技术

ASIC(专用集成电路)加速技术是指利用专门设计和定制化的硬件集成电路来加速特定任务或算法的技术。与通用计算设备(如 CPU、GPU)相比,ASIC 具有高度优化的硬件结构和算法实现,可以实现更高的性能和能效比。ASIC 可以充分发挥硬件资源的优势,提高计算性能和效率,实现高性能的计算和数据处理,具有低延迟、高吞吐量等特点。

ASIC 加速技术通常针对特定任务或算法进行优化,例如深度学习推理、加密解密、数据压缩等,可以提供定制化的加速解决方案。ASIC 加速器可以根据具体需求进行功耗优化和设计,实现高性能计算的同时降低能耗,适用于大规模数据中心和云计算环境。此外,ASIC 加速技术可以与 CPU、GPU 等其他加速技术结合使用,形成异构计算平台,充分发挥各种计算资源的优势。总体而言,ASIC 加速器具有稳定性高、长期运行可靠的特点,适用于长时间、高负载的计算任务和数据处理应用。

四、量化计算

量化计算是指利用低精度数据表示和计算方法来进行计算的技术。在深度学习和人工智能领域,量化计算主要应用于神经网络模型的训练和推理过程,可以降低计算复杂度和资源消耗,提高计算速度和效率。

量化计算使用低精度的数据表示方式,例如使用 8 位整数(INT8)、4 位整数(INT4)等来表示权重、激活值等数据,相比于传统的 32 位浮点数(FP32),可以大幅减少数据存储和传输的需求。在量化训练中,将原始的高精度模型(如 FP32)转换为低精度的量化模型(如 INT8),并使用量化后的模型进行训练。在训练过程中,使用量化的数据表示和计算方法,同时结合量化感知的损失函数进行优化。在量化推理中,使用训练好的量化模型进行推理任务。通过量化计算技术,可以在硬件上实现低精度的计算操作,从而降低计算复杂度和能耗,提高推理速度和效率。

综上所述,通过量化计算技术,可以在保持模型性能的同时降低计算资源消耗,适用于边缘设备、移动设备等资源受限的场景,可提高人工智能模型的部署和运行效率。

五、模型剪枝与压缩

模型剪枝与压缩是指通过减少神经网络模型中的参数数量和计算量,以降低模型的复杂度、存储需求和计算资源消耗的技术,有助于提高模型在资源受限环境下的性能和效率。

权重剪枝是指在训练过程中,将较小的权重参数设置为零或删除,从而减少模型中的参数数量。常用的方法包括基于阈值的剪枝和基于梯度的剪枝。

通道剪枝是指将某些通道中的特征图删除或减少,以降低模型的计算量和存储需求。通道剪枝可以通过对通道的权重或特征图的激活值进行剪枝实现。

结构化剪枝是指对模型的整体结构进行剪枝,例如删除整个层(layer)、模块(module)或分支(branch),以实现模型的压缩和简化。

剪枝后微调是指进行模型剪枝后,通过重新训练模型来恢复或提升模型的性能和精度。微调过程可以通过调整学习率、恢复剪枝的参数等方式实现。

模型量化是指将模型中的参数和计算操作转换为低精度的数据表示和计算方法,例如将浮点数参数转换为整数(INT8)、减少激活值的位数等,以降低存储需求和计算复杂度。

模型压缩算法包括各种压缩技术和方法,如低秩分解、稀疏表示、哈希函数等,通过对模型参数进行压缩和编码,减少模型的存储空间和计算量。

知识蒸馏是指将一个复杂模型(教师模型)的知识传递给一个简化模型(学生模型),从而实现模型压缩和简化。知识蒸馏可以通过软标签、对抗训练等方法实现。

这些模型剪枝与压缩技术可以单独应用或结合使用,应根据具体的应用场景和需求选择合适的技术来实现模型的精简和优化,提高模型的部署和运行效率。

六、异构计算

异构计算是指利用多种不同类型的计算资源,如 CPU、GPU、FPGA、ASIC 等,结合起来开展计算任务的技术。不同类型的计算资源具有各自的优势,如 CPU 适用于通用计算、控制流程等任务;GPU 适用于并行计算、图形处理等任务;FPGA 和 ASIC 适用于定制化硬件加速、特定算法加速等任务。通过充分利用各种计算资源的优势,可以提高计算平台的性能和效率。

异构计算需要对计算任务进行合理分配和调度,根据任务的特点和需求选择合适的计算资源来执行,以实现最佳的计算性能和效率。在异构计算中,不同计算资源之间需要进行数据传输和通信,因此需要设计高效的数据传输和通信机制,以降低数据传输延迟和通信开销。异构计算还可以利用各种计算资源的并行计算能力和加速技术,实现对计算任务的快速执行和高效处理。此外,异构计算具有动态适应性,可以根据任务的需求和系统的状态动态调整计算资源的分配和使用,使计算平台的性能和资源利用率最大化。

总体而言,异构计算是一种将多种计算资源结合起来开展计算任务的技术,能够充分发挥各种计算资源的优势,提高计算平台的性能和效率,适用于各种复杂计算任务和应用场景。

第五节　人工智能计算平台可扩展性和容错性

人工智能计算平台的可扩展性和容错性是指系统面对不断增长的数据量、用户需求变化、硬件资源变化以及意外故障等情况下，能够有效地扩展和适应，并且能够在部分组件或资源出现问题时保持系统的稳定性和可用性。本节将介绍关于人工智能计算平台可扩展性和容错性的一些关键技术。

一、弹性架构

设计具有弹性架构的人工智能计算平台，使其能够根据变化的工作负载、资源需求和环境条件，动态调整和优化系统的组件、资源和配置，以实现高效稳定运行，应对不断变化的工作负载和资源需求。弹性架构在面对不断变化的需求和环境时能够保持系统的可用性、可靠性和性能。

弹性架构能够自动监测系统的工作负载和资源利用率，并根据需求自动扩展或缩减系统的计算节点、存储容量等资源。自动化扩展可以通过云服务提供商的自动扩展功能、容器化技术的弹性伸缩等方式实现。弹性架构还可以动态调整系统的配置和资源分配，动态调整包括调整任务分配策略、优化算法参数、动态配置网络和存储资源等操作，以适应变化的需求和环境条件。弹性架构采用负载均衡技术，可以将任务均匀分配到各计算节点上，避免资源过度集中和单点故障。负载均衡可以通过硬件负载均衡器、软件负载均衡器、DNS 负载均衡等方式实现。弹性架构通过包括数据备份、错误检测和恢复、任务重试和重分配等容错和故障恢复操作，能够使系统出现故障或异常情况时保持稳定性和可用性。弹性架构根据具体需求选择和应用弹性设计模式，包括弹性缓冲、弹性计算、弹性存储、弹性网络等，以应对不同方面的变化和挑战。

二、负载均衡

负载均衡是指将请求或任务合理分配到多个计算资源（如服务器、计算节点等）上，以达到系统资源利用率最大化、性能优化和避免单点故障的目的。在人工智能计算平台中，负载均衡对平台的可扩展性和容错性起着至关重要的作用。

负载均衡系统可以基于不同的算法和策略来进行任务分配，如轮询、权重轮询、随机分配、最小连接数等。当系统中有多个计算资源可用时，负载均衡系统会根据一定的策略，将请求分发到这些资源中的某一个或多个上，从而分担系统的负载压力。负载均衡器可分为硬件负载均衡器（如负载均衡硬件设备）和软件负载均衡器（如 NGINX、HAProxy 等），实现负载均衡功能的关键组件，通常作为系统的前端入口，接收用户请求并将其转发到后端的计算资源上。动态负载均衡是指负载均衡系统能够实时监测系统状态和资源利用率，并根据实际情况动态调整任务分配策略。动态负载均衡可以提高系统的适应性和灵活性，适用于变化频繁的负载环境。

负载均衡可提高人工智能计算平台的容错性和稳定性。当某个节点或服务出现故障时，负载均衡系统可以将请求自动转发到其他正常运行的节点上，保持系统的稳定性和可用性。同时，负载均衡还可提高系统的可扩展性，通过添加新的计算资源并加入负载均衡系统，实现系统的水平扩展,以处理更多的请求和任务。此外,通过均衡各个计算资源的负载,负载均衡可提高系统的整体性能和响应速度,避免某些资源过载而导致性能下降。

三、容错机制

人工智能计算平台需包含多种容错机制,旨在提高系统对故障和异常的容忍能力,保证系统在出现故障或异常情况时能够继续可靠地运行。容错机制包括错误检测和恢复、冗余备份、任务重试和重分配、自动故障转移、状态同步和一致性等技术,以确保系统能够及时恢复并继续工作。

(一)错误检测和恢复

引入错误检测和恢复机制,通过检测系统中的错误或异常情况,并采取相应的措施来恢复系统的正常运行。错误检测和恢复包括硬件和软件层面的错误检测、异常处理、重启节点或服务等操作。

(二)冗余备份

使用冗余备份技术,将系统关键数据和状态信息备份到多个节点或存储介质上,防止数据丢失或损坏。冗余备份包括数据备份、磁盘镜像、备用节点等方式,可以提高系统的数据可靠性和可用性。

(三)任务重试和重分配

对于处理失败的任务或请求,引入任务重试和重分配机制,使系统能够重新执行任务或将任务分配到其他可用节点上。任务重试和重分配可以通过定时重试、自动故障转移、任务队列管理等方式实现,保证任务的完成和系统的稳定性。

(四)自动故障转移

设计自动故障转移机制,能够在节点或服务出现故障时,自动将请求或任务转移到其他正常运行的节点或服务上。自动故障转移可以通过监控系统状态、心跳检测、自动重启和切换节点等方式实现,提高系统的可用性和稳定性。

(五)状态同步和一致性

在分布式系统中,保持节点之间的状态同步和数据一致性,以确保系统在发生故障时能够快速恢复并保持一致性。状态同步和一致性可以通过分布式事务、数据复制、状态同步协议等方式实现,提高系统的可靠性和稳定性。

四、云原生架构

云原生架构是一种以云计算为基础,借助容器化、微服务、持续集成和持续部署等现代化技术和方法构建的应用架构,旨在利用云计算平台的弹性、灵活性和自动化特性,实现应用程序的快速开发、部署、扩展和管理,提高系统的可扩展性和容错性。

云原生架构包括容器化部署、微服务架构、持续集成和持续部署(CI/CD)等技术,以实现快速部署和灵活扩展。使用容器化技术(如 Docker、Kubernetes 等)将应用程序及其依赖项打包为可移植、独立和可部署的容器,实现应用的快速部署和跨环境运行。容器化技术具有隔离性、资源利用率高、可伸缩性好等优势,是云原生架构的重要基础。采用微服务架构可以将应用程序拆分为多个小型、独立的服务,每个服务专注于特定的业务功能,并通过API 进行通信。微服务架构能够实现服务的独立部署、扩展和管理,提高系统的灵活性、可维护性和可扩展性。实现持续集成和持续部署的工作流程,需通过自动化方式将代码提交、构建、测试、部署和发布集成在一起。CI/CD能够提高开发团队的工作效率,减少部署时间和错误率,加速应用程序的交付和更新。

第六节　人工智能软件库

一、TensorFlow

TensorFlow是由Google Brain团队开发的开源深度学习框架,旨在简化构建、训练和部署机器学习模型的过程。可提供丰富的工具和库,包括神经网络层、优化器、损失函数等,以及高效的计算图执行引擎,可以在CPU、GPU和TPU等硬件上进行高性能的深度学习计算。

TensorFlow提供灵活且可扩展的编程接口,可用于构建各种类型的机器学习模型,包括卷积神经网络(CNN)、循环神经网络(RNN)、生成对抗网络(GAN)等。TensorFlow使用计算图(computational graph)的执行模式,通过优化计算图的结构和操作顺序,实现高效的计算并利用多核CPU、GPU和TPU等硬件资源。

TensorFlow支持分布式计算,可以在多个计算节点上并行执行模型训练,提高训练速度和效率。同时,它还提供TensorFlow Distribute、Horovod等工具来简化分布式训练的配置和管理。此外,TensorFlow还提供丰富的工具和库,包括TensorFlow Hub、TensorFlow Model Garden、TensorBoard等,帮助开发者快速构建、训练和调试机器学习模型。总体而言,TensorFlow是一款功能强大、灵活且易用的深度学习框架,适用于各种机器学习任务,如图像识别、自然语言处理、推荐系统等,得到了广泛的应用和认可。

二、PyTorch

PyTorch是由Facebook开发的开源深度学习框架,提供灵活的神经网络构建和训练接口,其基于Torch框架,主要用于自然语言处理等应用程序。PyTorch可被视为支持GPU加速的NumPy库,并且是具备自动求导功能的强大深度神经网络工具。除了Facebook,Twitter、CMU和Salesforce等机构也在使用PyTorch。PyTorch的前身是Torch,底层和Torch框架类似,但是通过重新编写许多部分以Python为主要接口,使其更加灵活,支持动态图。PyTorch是由Torch团队开发,以Python为主的深度学习框架,不仅能够实现强大的GPU加速,同时还支持动态神经网络。此外,PyTorch还提供丰富的工具和库,如torchvision(用于图像处理)、torchtext(用于文本处理)、torch.nn(神经网络模块)、torch.optim(优化器)等,方便开发者构建和训练复杂的深度学习模型,支持将动态图转换为静态图,从而提高模型的部署和性能。

三、Keras

Keras是一种高层次的深度学习框架,可基于TensorFlow、Theano、Microsoft Cognitive Toolkit等后端实现GPU加速,其设计目标是让神经网络模型的构建和训练更简单、快速且可扩展。Keras提供了简洁清晰的API,开发者可以快速搭建各种类型的神经网络模型,包括CNN、RNN等。模块化设计使用户可以轻松地添加、移除或替换神经网络的不同部分,例如层、优化器等。

Keras支持多种后端引擎,用户可以根据需求选择合适的后端。Keras提供了丰富的内置层、激活函数、损失函数、优化器等,同时也支持用户自定义层和函数,使用户可以方便地扩展功能。Keras 的设计使得模型构建和训练变得非常快速,可以快速进行实验和调试,快速迭代模型设计。Keras 支持将模型保存为 HDF5 文件或 JSON 文件,便于保存和加载模型,方便模型的部署和共享。综上,Keras 是一种简单易用、灵活可扩展的神经网络 API,适合初学者和专业人士使用,可以帮助用户快速构建、训练和部署神经网络模型。

四、MXNet

MXNet 是一种灵活、高效且可扩展的开源深度学习框架,由 Amazon 公司发起并捐赠给 Apache 软件基金会。MXNet 提供多种编程语言的接口,包括 Python、R、Scala、Julia 等,开发者可以选择最适合自己的语言进行深度学习模型的构建和训练。MXNet 设计了高效的计算引擎,可以利用多核 CPU、GPU 和云端的大规模分布式计算资源,实现高效的深度学习模型训练和推理。

MXNet 支持分布式计算,可以在多个计算节点上并行执行模型训练任务,从而加速训练过程,并且可以灵活调整计算资源的分配。MXNet 支持在各种硬件平台上运行,包括 CPU、GPU、TPU 等,同时还支持多种操作系统,如 Linux、Windows、macOS 等。MXNet 提供了丰富的深度学习算法库,包括神经网络层、优化器、损失函数等,同时也支持用户自定义算法和层,以满足各种深度学习任务的需求。总体而言,MXNet 是一种功能丰富、灵活可扩展的深度学习框架,适用于各种规模和复杂度的深度学习任务,是深度学习领域的重要工具之一。

五、Caffe

Caffe(convolutional architecture for fast feature embedding)是一种兼具表达性、速度和思维模块化的深度学习框架,由伯克利人工智能研究小组与伯克利视觉和学习中心开发。Caffe 支持多种类型的深度学习架构,面向图像分类和图像分割,支持 CNN、RCNN、LSTM 及全连接神经网络设计。Caffe 支持基于 GPU 和 CPU 的加速计算内核库,如 cuDNN 和 Intel MKL。

Caffe 采用基于图的计算模型(Graph-Based Model),通过优化计算图结构和操作顺序,实现高效的计算和内存管理,具有较高的性能和速度。Caffe 的设计是模块化的,用户可以方便地添加、移除或替换网络中的不同模块,如卷积层、池化层、全连接层等。Caffe 提供了许多预训练的模型,用户可以基于这些模型进行迁移学习或将模型直接应用于特定任务中。Caffe 使用简洁的配置文件(如 prototxt)来描述神经网络模型,使模型的构建变得简单和直观。

第七节 人工智能计算平台应用实例分析

本节介绍一个人工智能计算平台应用实例,即 2022 年 3 月由郑州大学第一附属医院(以下简称"郑大一附院")互联网医疗系统与应用国家工程实验室构建的人工智能计算平台 AI Studio。该平台面向企业及开发者,提供轻量化、高性价比的云原生 AI 科研与应用服务,涵盖云原生交互式建模平台、云原生模型管理平台、云原生弹性推理服务平台、数据集数据池管理平台、数据自动标注平台,可对接高性能分布式存储集群,支持大规模分布式并发训练,全面提升工程效率。

医院所搭建的人工智能计算平台提供一站式的人工智能、机器学习解决方案。全流程管理、智能、高效创建AI模型，支持一键部署到云、边、端。平台采用新一代简洁明快的交互界面，乐高积木式搭建组件，沉浸式开发环境统筹了数据、算法和算力，流程化迭代模型，端—边—云模型按需优化部署，帮助用户快速创建、管理算法模型研发工作流。此外，平台还支持团队协作开发，提供多种操作流程，开放API以方便开发者定制扩展，快速构建AI应用。

一、AI Studio 技术与服务

AI Studio 底层采用 GPU 和神经网络处理器（neural network processing unit，NPU）芯片，支持专属资源独享和大规模样本的并行计算，并且可以自定义镜像满足自定义框架及算子需求，同时兼容 Spark、PySpark、MapReduce 等业内主流大数据架构（图 6-1）。AI Studio 还支持多种主流开源框架（如 TensorFlow、MXNet、PyTorch、Paddle、MindSpore 等），可以优化深度模型推理中 GPU/NPU 的利用率，加速云边端在线推理。

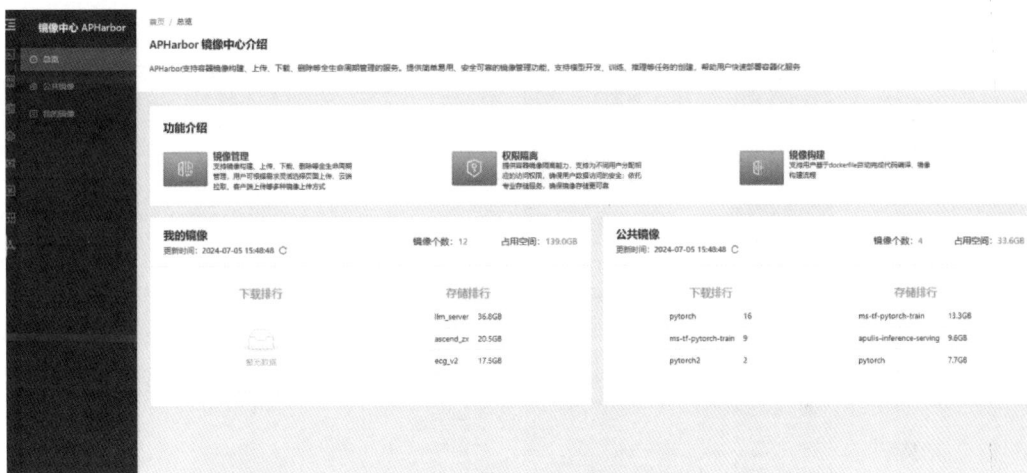

图 6-1　AI Studio 平台镜像中心

AI Studio 可视化建模和分布式训练，多种预置模型案例，开箱即用。平台采用 Notebook 交互式 AI 研发，且支持模型在线发布和多版本发布，提供模型超参自动优化和快速部署，同时支持零代码开发，简单操作就可训练出自己的模型。

AI Studio 平台服务（功能组件）支持单独或组合使用。平台支持一站式机器学习，用户只要准备好训练数据（存放到网络存储服务器或数据中心），所有建模工作（包括数据上传、数据预处理、特征工程、模型训练、模型评估和模型发布至离线或在线环境）都可以通过 AI Studio 实现。平台对接分布式对象存储池（集群），支持 image、text、KITTI、SQL、UDF、UDAF、MR、PB、OM 等多种数据处理方式，灵活性高。生成训练模型的实验流程支持模板复用或共享，且调度任务区分用户组合，进而实现数据安全隔离。

二、AI Studio 架构流程

AI Studio 是一个一站式的开发平台，能够支撑开发者从数据到 AI 应用的全流程开发过程，包含数据处理、模型训练、模型评估、模型部署等操作，并且提供模型工厂、镜像中心功能，能够与其他开发者分享模型和镜像。平台架构见图 6-2。

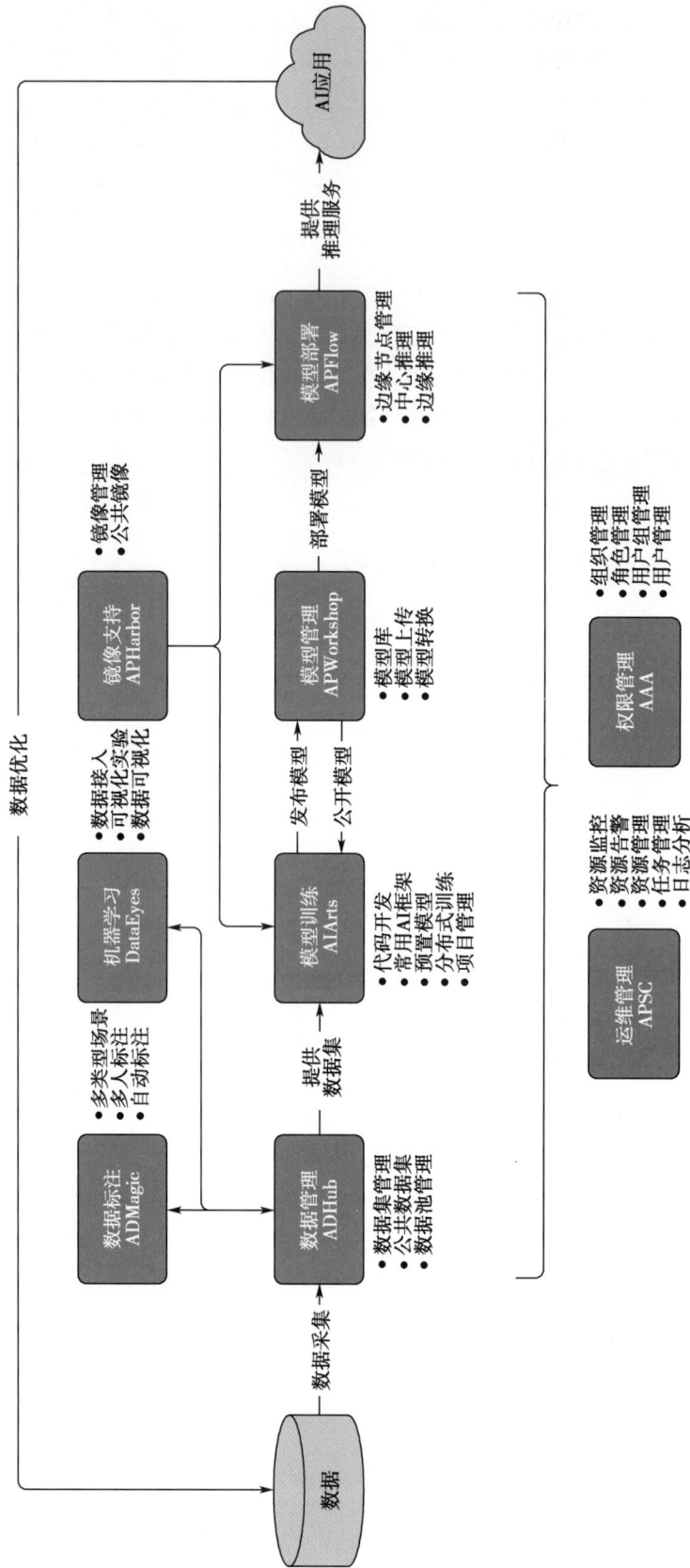

图 6-2 AI Studio 平台架构流程

三、AI Studio 功能介绍

AI Studio 包含 9 大功能模块,分别是数据管理平台、深度学习平台、机器学习平台、数据标注平台、模型工厂、推理中心、镜像中心、运维中心、统一身份认证服务。

(一) 数据管理平台

支持非结构化和结构化数据的统一管理,提供数据通道、数据存储、数据管理、数据展示等功能,可实现数据集制作以满足模型训练和评估(图 6-3)。

1. 支持图像、自然语言和音频 / 语音等数据集的处理。

2. 支持 20 多种数据集的管理,如 COCO、YOLO、MINIST、CSV、CVAT、ImageNet、KITTI 等。

3. 支持本平台外任意格式的数据集导入。

4. 支持超大数据集上传、数据切分抠图等。

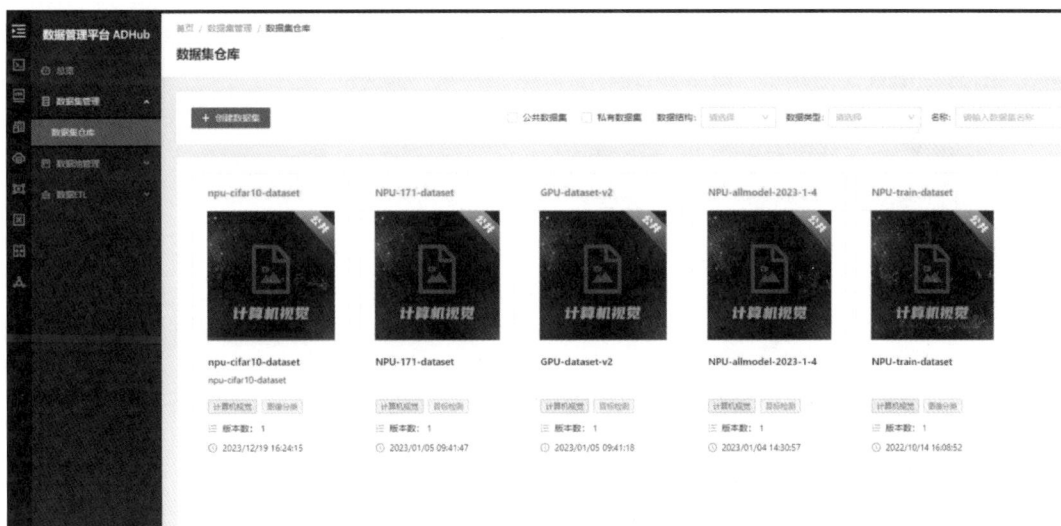

图 6-3　AI Studio 数据管理平台

(二) 深度学习平台

深度学习平台提供基于非结构化数据的深度学习模型开发、训练、评估和发布,提供专业、灵活的开发环境,支持团队协作开发、版本管理、资源统计等功能。

1. 支持多种计算资源进行模型开发与训练。

2. 支持计算资源弹性调度。

3. 支持多种深度学习框架。

4. 支持超参调优。

5. 支持多种模型可视化工具。

(三) 机器学习平台

机器学习平台是面向数据科学团队的一站式数据智能处理平台,支持基于结构化数据的机器学习模型全周期开发。提供数据导入、数据探索、数据预处理、特征工程、算法选择、模型训练等丰富的数据处理与建模功能,同时支持无代码的拖拽建模和基于编码的专家建模模式,以满足不同用户的需求。

1. 支持多种类型的数据源接入。

2. 支持可视化实验。

3. 支持数据可视化。

(四) 数据标注平台

数据标注平台具有高效率和独立优点,支持图像分类、目标检测、图像分割、文本检测、文本识别等多重数据标注场景,拥有强大的自动标注、灵活的多人标注和简单易用的批量标注功能。

1. 支持多类型应用场景。

2. 支持多人标注。

3. 支持自动标注。

4. 支持批量标注。

(五) 模型工厂

模型工厂是模型的管理中心,支持模型入库、模型上传、格式转换、版本控制、模型组合等功能,并且预置了丰富的、多类别的模型,以满足不同应用场景使用。

1. 多应用场景的模型组合,降本提效。

2. 预置了数百种多类别模型,如 CV、NLP,Recommend、MultiModal 等。

3. 可以满足多场景需求。

4. 模型格式间的自动转换。

(六) 推理中心

推理中心提供适配不同模型的推理服务,支持中心推理和边缘推理,提供海量边缘节点安全接入,帮助用户对推理服务进行统一管理、监控和运维。

1. 支持异构硬件接入、统一管理与运维。

2. 灵活满足用户不同模型的推理部署需求。

3. 支持对推理服务进行全生命周期管理。

4. 支持推理数据实时回传至云端。

5. 增量学习、模型更新、推送的完整闭环。

(七) 镜像中心

镜像中心支持对镜像进行合理有效的管理,如上传、下载、版本控制及权限控制等,提供可使用的预置镜像。

1. 可以快速、便捷地将多个镜像、超大镜像上传到镜像中心,节省用户时间。

2. 对上传的镜像进行合法性校验,减少返工成本。

3. 合理的版本管理,方便用户使用。

(八) 运维中心

运维中心提供可视化资源健康监测、自定义告警规则组合、告警通知,支持资源配置、任务管理、系统设置等功能(图 6-4)。

1. 全方位资源监控,可视化资源健康监测。

2. 自定义告警规则组合,多形式告警通知。

3. 资源管理,灵活的企业级组织管理资源。

4. 灵活便捷的系统管理,可一键安装配置。

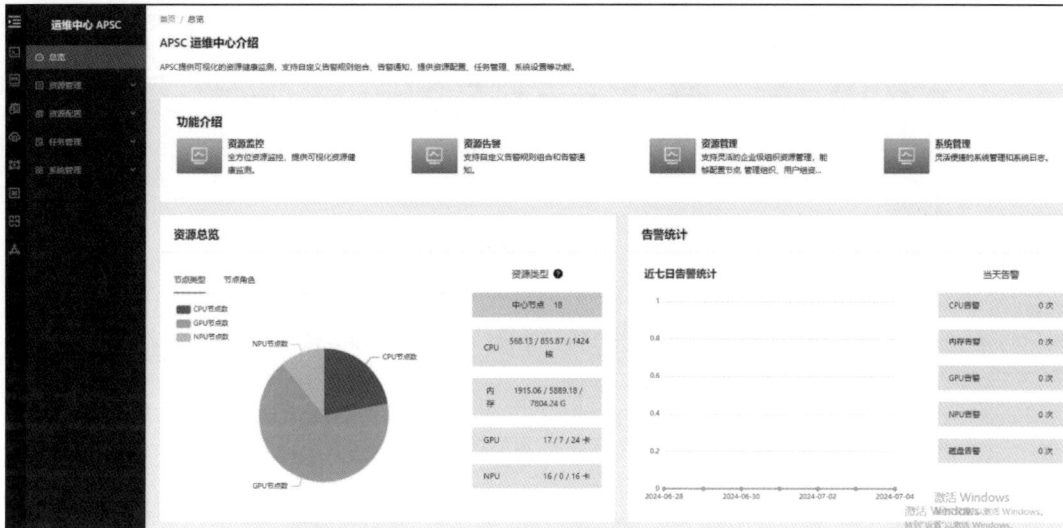

图 6-4 AI Studio 运维中心

（九）统一身份认证服务

统一身份认证服务具有单点登录、认证管理、基于权限策略的集中式授权和审计等功能，支持多租户（组织）和租户隔离。

1. 组织管理。
2. 角色管理。
3. 用户组管理。
4. 用户管理。

参 考 文 献

［1］徐鹏航,顾天成,周闻韬．"人工智能＋"让"未来医院"不再遥远［N］.新华每日电讯,2024-04-08（6）.

［2］ELGER P,SHANAGHY E.AI as a service：Serverless machine learning with AWS［M］.Greenwich：Manning Publications,2020.

［3］SHAIKH K.Demystifying azure AI：implementing the right AI features for your business［J］.Demystifying Azure AI,2020.DOI：10.1007/978-1-4842-6219-1.

［4］曹嵘晖,唐卓,左知微,等．面向机器学习的分布式并行计算关键技术及应用［J］.智能系统学报,2021,16（5）：919-930.

［5］陈国良．高性能并行计算的发展历程［J］.计算机科学,2024,51（1）：1-3.

［6］焦李成,孙其功,杨育婷,等．深度神经网络 FPGA 设计进展、实现与展望［J］.计算机学报,2022,45（3）：441-471.

第七章 基于医疗大数据的临床应用

第一节 临床科研专病库建设

一、临床科研专病库概述

（一）专病库的概念及重要性

临床科研专病库是指针对特定疾病或病种而建立的大型数据库,用于存储和管理与该疾病相关的临床数据、生物标本、影像资料等,是现代医学科研领域的重要资源,可为研究人员提供丰富的数据和样本,促进科学研究的深入开展。专病库数据可能来自医院电子健康记录、临床试验、病理报告以及其他相关医学研究,其建设集中关注特定疾病或疾病群,侧重于提供针对该病症的深入分析和研究的数据支持。

专病库的建设和使用在医疗科研及临床实践中扮演着至关重要的角色,有助于医疗研究人员更深入地理解疾病的发生和发展机制,从而推动个性化治疗策略的制定和新药物的发现。专病库的重要性在于它提供了一个宝贵的资源,以支持疾病的深入研究和更有效治疗方法的开发,帮助科研人员识别疾病种类、评估治疗效果,并开发新的治疗方法或药物。对于临床医生而言,专病库提供的数据可以辅助作出更加精准的诊断和治疗决策,实现个性化医疗。

（二）专病库建设目的与意义

专病库的建设目的是提供一个集中、系统化的平台,收集和存储特定疾病相关的各类数据。通过该平台,医学研究人员可以获得必要的数据支持,提高疾病研究的效率与研究质量,开展疾病机制、新药物和治疗方法的研究。临床医生可以利用专病库中的资料,提高诊断和治疗的精确度。此外,专病库也是医疗教育的基础资源,旨在促进医学知识的共享和传播,提升医疗服务的整体水平。因此,专病库成为现代医学领域内不可或缺的基础设施之一。

在当代医学研究和临床实践中,构建专病库具有深远的意义,它不仅是促进疾病机制研究、新药开发、治疗方法优化和个性化医疗实施的重要基础,也是提高诊疗效率、促进医疗服务质量提升、实现健康管理精准化和医疗资源高效配置的关键途径。通过系统收集并整合特定疾病的全面数据,包括患者的临床信息、遗传标志物、治疗响应及长期跟踪结果等,专病库为医学研究人员提供了丰富的、高质量的研究资源,支持他们在疾病防治、药物开发及医学理论创新等方面取得突破;对于临床医生而言,依托专病库中的详尽数据,可以更精确地评估疾病风险、制定治疗方案并监测治疗效果,进而显著提高患者的治疗效果和生活质量。此外,专病库还为公共卫生决策提供了科学依据,使卫生政策更加精准地针对疾病预防控制的需求,有效指导资源分配和健康促进活动。因此,构建专病库是深化医学研究、推动医疗进步、优化卫生资源配置的重要策略,对促进公共健康和社会发展具有不可估量的价值。

1. 促进疾病研究 专病库为疾病的基础和临床研究提供了丰富的数据资源,有助于科研人员深入理解疾病的发生发展机制,加速新药物和治疗方法的开发。

2. 提高临床决策的质量 基于专病库的详细病例分析和治疗结果,医生可以更精确地制定治疗计划,实现患者的个性化治疗,提高治疗效果。

3. 支持公共卫生管理 专病库的数据可以帮助卫生政策制定者了解特定疾病的流行趋势和分布特点,制定有效的公共卫生策略和资源分配计划,提高疾病预防和控制的效率。

4. 促进医疗资源的合理利用 通过专病库系统的数据分析,可以优化医疗资源配置,提高医疗服务的质量和效率,降低医疗成本。

综上所述,专病库的建设不仅对推动医学研究、提升临床治疗水平具有重要作用,还对优化公共卫生政策、实现医疗资源的高效利用具有深远的意义。

二、临床科研专病库建设关键技术

(一)专病库建设技术路线

专病库的建设是一项复杂而系统的任务,涉及多个技术和管理层面的工作。以下是专病库建设的技术路线概览。

1. 标准制定 专病库建设初期阶段的关键一步是制定一套全面的标准,涉及数据的收集、处理、存储和交换。首先,定义专病库的目标和范围,明确专病库的目的、覆盖的疾病类型、数据类型(如临床数据、影像数据、基因数据等)和使用场景。其次,制定数据标准和质量标准。依据国际和国家有关数据标准(如 HL7、LOINC、SNOMED CT 等),制定数据收集、存储和交换的标准。确定数据质量控制的标准,包括数据准确性、完整性和一致性等方面。同时,确立数据治理原则,包括数据所有权、访问权限、数据共享和保密等原则。

2. 数据准备 数据准备环节是专病库建设的核心,需要制定系统的数据采集和管理流程。通常涉及数据来源确定、数据采集方法、数据存储形式以及对数据隐私和安全的考虑。在此阶段,确保数据完整性和代表性至关重要。

3. 变量提取与质控 精确的变量提取是保证专病库质量的关键。在这一阶段,需利用统计学方法和数据挖掘技术提取临床、生物标志物、遗传学等相关数据,基于工具或 NLP 模型将提取出的变量(实体、关系或事件)调试、转换并整合专病库所需字段。同时,需要通过质量控制程序,如数据清洗、验证和审查,确保数据的准确性和一致性。

4. 数据上线 在专病库建设的最后阶段,将经过严格质控的数据集成到用户友好的平台中,构建具有专病数据搜索、数据抽取等功能的专病数据应用产品并上线。此过程包括系统的最终测试、用户训练和文档编制。数据上线后,需要定期维护和更新,确保数据保持当前状态和相关性。

(二)专病库数据生产

1. 专病库数据治理范围确定 确定要治理的专病库病种,并制定对应病种的专病数据集标准,形成数据集,明确结构化数据范围,利用自然语言处理(NLP)提取数据范围和逻辑转化内容,形成数据标准集文档。

2. 专病库数据纳排条件制定 根据诊断编码、诊断名称和医院数据情况制定数据纳排条件,形成纳排条件设计文档,根据纳排条件筛选标准层数据,确保相关数据满足专病库生产需求。

3. 专病库抽取规则制定 医学人员根据数据情况制定字段级数据治理规则,包括结构化数据映射和整合、非结构化数据提取和映射规则,输出数据治理规则文档。

4. 建立专病中间库

(1) 创建专病中间库:数据治理人员根据专病数据集标准,建设专病中间库表,主要包括结构化数据表、非结构化数据表 NLP 拆分后的数据表结构。

(2) 数据映射 - 专病中间库映射脚本编写和数据抽取:数据治理人员根据专病中间库表结构,编写由标准层到专病中间库的映射脚本,并沉淀脚本,方便后期更新迭代使用。治理人员根据数据映射脚本将符合纳排条件的患者数据抽取到专病中间库中。

(3) 专病中间库质检:①纳排数据质检:对专病中间库数据进行抽检,核查抽取的数据是否符合纳排条件以及制定的纳排条件是否正确;②数据抽取准确性:由治理人员对专病中间库进行质检,验证数据的映射是否正确。

5. 非结构化数据提取

(1) 变量提取:基于工具生产方式的非结构化字段生产,首先使用工具实现样例数据的抽取,其次调用算法接口实现对样例数据中实体和关系的识别,然后使用变量提取工具开发 Python 脚本(基于算法识别的实体、关系和原文数据的解析)并根据算法识别返回的结果进行解析整合,实现变量内容提取。

(2) 提取数据质检和数据优化:按照质检要求,数据治理人员随机抽取数据用于医学质检,对于不合格的数据进行记录,并统计准确率,同时将结果反馈给治理人员。治理人员根据数据抽检结果分析数据问题并分类,针对实体关系识别问题反馈给算法组进行优化。实体关系识别正确但提取不准确的情况,需治理人员优化数据提取脚本,重新提取数据;修改后重新抽检,直到数据合格。

6. 数据标准化

(1) 待标准化数据提取:治理人员将需要标准化的原始值去重后提供给医学人员,如吸烟史量化的原始值为盒、颗、支、条等。

(2) 数据标准化:医学人员将数据进行标准化,并反馈完成标准化的数据内容。

(3) 数据回填:治理人员将医学人员返回的标准化词典进行数据关联回填。专病库生产流程如图 7-1 所示。

(三)专病库数据建设

1. 专病库数据映射　治理人员根据专病库数据标准集编写映射脚本,将数据从专病中间库抽取到专病库。针对 NLP 处理以后的数据有二级指标的数据类型,需要进行医学逻辑转换。对于部分需要逻辑转换的数据进行处理,例如,利用变量提取字段"发病时长"和结构化字段"就诊时间"推算出发病时间。

2. 专病库数据清洗

(1) 基础清洗:根据规则完成对表字段日期、日期时间、整型及浮点型字段的清洗。

(2) 自定义清洗:有特别要求的数据可执行自定义清洗,例如,值域清洗、乱码清洗和全量数据去重清洗等。

3. 专病库数据质控　医学人员和治理人员根据专病库数据标准制定质控规则,并由治理人员编写质控脚本。

(1) 库表结构质控:由医学人员对专病库表结构进行核对。

(2) 字段级别数据质控:治理人员使用质控脚本对专病库数据进行质控;而对于无法使用脚本质控的部分数据,由医学人员进行抽样质控,如:诊断字段存放的内容是否为诊断,而不是症状等其他容易混淆的内容。

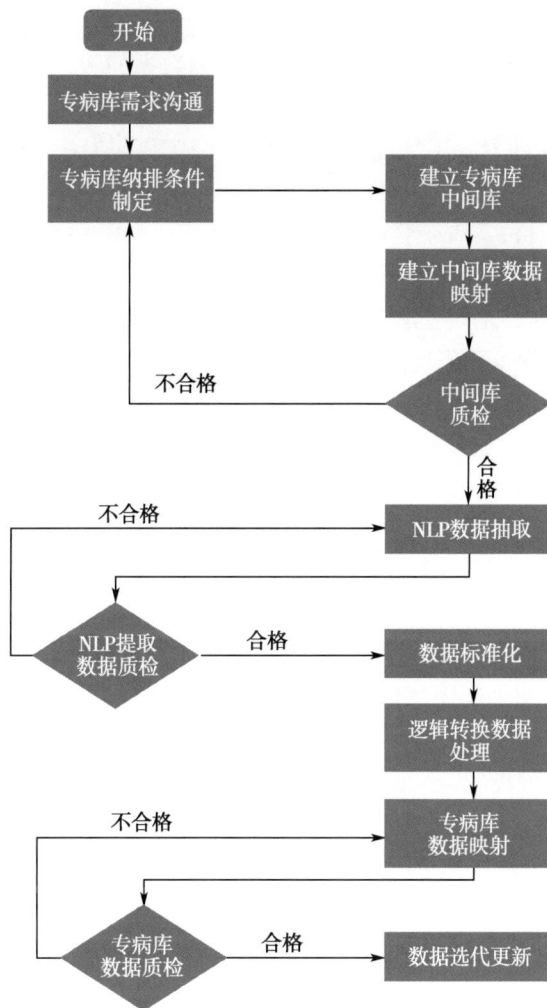

图 7-1　专病库生产流程

对于全量数据,需质控结构化和非结构化字段的完整性、一致性、准确性,并再次抽样质控非结构化字段的准确率,对于质控不合格的数据需人工调整或重新生产。

（四）专病库数据维护

1. **数据修改**　治理人员根据数据质控结果,修改问题数据,并在修改后重新质控,直到数据满足使用需求。

2. **数据迭代更新**　治理人员根据模型变更或其他情况对治理脚本进行优化,并调整专病库数据。

三、临床科研专病库应用趋势与挑战

（一）应用趋势

临床科研专病库的应用正朝着利用高级数据分析技术挖掘深层次的医学知识、实现跨领域数据整合以促进精准医疗发展、加强患者参与以提升医疗服务个性化水平的方向发展。这些趋势反映了临床科研专病库在促进疾病深入理解和个性化治疗方面的巨大潜力,集中体现在以下几个方面。

1. **多源数据融合** 随着科研的深入发展,专病库不仅包含传统的临床数据,还开始整合基因组学、蛋白质组学、代谢组学等多源数据。多源数据的融合有助于构建更为全面的疾病模型,从而在个性化治疗和精准医疗领域取得更大进展。

2. **智能数据分析** 随着人工智能技术的发展,临床科研专病库引入算法和机器学习模型,从大数据中挖掘出有价值的信息和知识,揭示疾病机制和患者响应治疗的复杂模式,为临床决策和研究提供支持,实现个性化医疗和精准治疗,为疾病的早期诊断、风险评估和新疗法的发现提供强有力的工具。

3. **实时数据监测和分析** 随着移动健康技术和可穿戴设备的普及,实时监测患者健康状况成为可能。专病库越来越多地整合这些实时数据,为实时疾病监测和管理提供支持。

4. **患者中心化** 随着对患者需求和体验的关注增加,患者开始主动参与研究,不仅作为数据的提供者,还在研究设计和结果应用等环节发挥作用。患者中心化趋势促进了研究透明度和患者满意度的提升,也可能提高研究的质量和相关性。

(二)面临的挑战

临床科研专病库的应用面临数据隐私保护、标准化、技术资源普及以及伦理法律问题等方面的挑战。

1. **数据隐私保护** 由于临床科研专病库涉及大量患者数据,因此对数据隐私、伦理和合规性的关注也随之增加。在构建临床科研专病库时,必须高度重视数据安全和隐私保护。医疗数据属于敏感信息,应当采取适当的技术手段和安全措施来防止数据泄露和滥用,确保患者的隐私权益得到充分保障。

2. **数据质量与一致性** 临床科研专病库中的数据应具备高质量和一致性。为了确保数据的准确性和可靠性,需要建立严格的数据采集、录入和审核机制,并加强数据质量控制与管理,以提供可靠的研究基础。

3. **数据共享与合作** 临床科研专病库的建设应鼓励数据共享与合作。通过与其他医疗机构、学术机构和研究机构的合作,促进数据资源的共享与交流,提高研究的效率和成果,推动医学科研的进步。

4. **数据标准化** 为了确保不同研究机构和临床科研专病库之间的数据可以互操作和共享,必须制定严格的数据标准和格式,包括临床数据、生物标志物数据以及复杂的基因组学数据等。标准化过程涉及广泛的协调努力,需要在医疗行业内建立共识。

综上所述,临床科研专病库在推动医学进步和创新方面的潜力巨大,但同时也需要在数据隐私保护、质量与一致性、共享与合作、标准化等方面采取积极的策略。同时,政府和相关部门应制定相应政策支持,加强数据管理和隐私保护的法律法规建设,为临床科研专病库的建设提供保障。

第二节 临床智能辅助诊断

一、临床智能辅助诊断概述

临床智能辅助诊断系统是一种应用人工智能技术,特别是机器学习和深度学习,来分析医疗数据并辅助医生诊断决策的工具。系统可以处理大量数据,包括医学影像、基因组数据、电子健康记录和实验室检测数据等。通过对这些数据的分析,智能系统可以识别疾病模式,预测患者健康风险并提供诊断建议。

临床需求是智能辅助诊断系统发展的直接因素。在放射学中,癌症、肺炎、骨折等疾病可由 AI 系统高效辅助检测;在病理学中,智能系统能分析组织切片图像,辅助诊断癌症;在基因组学中,AI 在基因序列分析和解释中发挥作用,帮助确定遗传疾病和个体化药物治疗方案;在日常临床实践中,AI 系统还能提供药物相互作用警报、患者风险评估、治疗建议等服务。

技术进步是智能辅助诊断系统发展的决定性因素。随着新算法的发展,如卷积神经网络、循环神经网络和变换器,临床智能辅助诊断系统在图像识别、自然语言处理等方面取得显著进步。解释性方法的发展,如 LIME 和 SHAP,帮助医生理解模型的决策过程,提高临床智能系统的可信度。云计算和边缘计算技术的应用使得处理大规模医疗数据变得更加高效和实时。

临床智能辅助诊断的发展是动态的,持续涌现新技术和新产品,同时也需要不断化解新的挑战。在当前的监管政策与伦理观念下,临床智能辅助诊断的发展方向是将 AI 技术有效地融入临床工作流程,以提高工作效率并降低医生工作负担,而不是替代医生。然而,在技术进步的同时,在数据质量、算法泛化能力以及复杂医疗场景的适应性上仍存在挑战,还需进行长期的技术普及,增强医患之间的信任,提升患者对 AI 系统的接受程度。

二、基于医学图像的智能辅助诊断

(一) 分类

基于医学图像的智能辅助诊断是使用 AI,特别是深度学习技术,来分析医学图像数据(如 X 线、CT、MRI、病理和超声波等)的过程。以下是基于医学图像智能辅助诊断的一些常见应用。

1. **图像分割**　在复杂的医学图像中,精确地分割出关注区域(如肿瘤或其他病变区域),用于进一步分析或量化。

2. **病变分类**　将图像中的异常区域分为不同的疾病类别,辅助医生作出诊断。

3. **疾病检测与诊断**　如肺结节的检测、乳腺癌的早期发现、脑部异常的识别等。

4. **预后分析**　评估疾病进展的可能性,如基于视网膜图像预测糖尿病视网膜病变的进展。

在上述应用中,深度学习和数据增强技术发挥了重要作用。深度学习,尤其是卷积神经网络,是处理和分析医学图像最常用的技术。卷积神经网络能自动学习和提取图像中的特征,这些特征对于识别医学图像中的异常至关重要。由于医学图像数据通常有限且带有标签的数据更加稀缺,数据增强技术可以通过旋转、缩放、裁剪等方法扩充数据集,增强模型的泛化能力。

基于医学图像的智能辅助诊断技术正在迅速发展,有望为医生提供强大的诊断工具,提高疾病的诊断准确率和效率。然而,与此同时还面临着技术、伦理和监管方面的挑战。首先是医疗数据的隐私性,医学图像包含敏感的个人健康信息,保护这些数据的隐私和安全至关重要。使用加密技术、合规的数据处理流程以及匿名化处理,是保护数据隐私的一些手段。其次,需要确保 AI 系统的开发和使用遵循伦理标准,避免偏见和不公平的决策。最后,要符合不同国家和地区在监管方面的要求。随着 AI 在医学图像分析领域的应用日益增多,各国监管机构正在制定相应的监管框架和指导原则,确保 AI 技术的安全、有效以及符合伦理使用。例如,美国食品药品监督管理局(Food and Drug Administration,FDA)等监管机构已经开始制定针对 AI 医疗应用的监管政策,我国也陆续出台了类似的法律法规。

（二）案例分析

1. **冠心病检测**　以色列某创业公司的冠状动脉钙化评分算法获得了 FDA 510(k)的许可。该算法基于 AI 的医学影像分析,借助数百万次高质量扫描得出的数据,通过人工智能算法准确捕捉到被误诊的疾病、早期癌症和其他威胁人类生命的疾病。该算法还创建了一个深度学习的引擎,可以自动检测肝脏、肺、心血管和骨骼等部位的各种疾病。该公司拥有多种用于检测各种情况的算法,它把声明的重点放在冠状动脉疾病的检测上,是因为冠心病是导致死亡的一个主要原因。大量研究表明,对冠心病的早期发现和治疗可以有效降低高危人群的发病率。

2. **IDx-DR 糖网筛查**　2018 年 4 月 12 日,FDA 首次批准用于检测糖尿病视网膜病变轻微程度的人工智能产品 IDx-DR。IDx-DR 是首个获得市场营销授权,可以提供筛查决策,无须临床医生对图像或结果进行解读的医疗设备。IDx-DR 使用人工智能算法分析由 Topcon NW400 视网膜摄像头拍下的眼底图像,医生需事先将患者视网膜图像上传至安装了 IDx-DR 软件的云服务器。IDx-DR 仅用于检测糖尿病性视网膜病变(包括黄斑水肿),不能被用于检测任何其他疾病或状况。另外,40~60 岁的患者不能仅依赖 IDx-DR 的检查,还有必要进行完整的眼科检查以确定是否有其他视觉症状,如持续的视力丧失、视力模糊或飞蚊症等。

3. **脑部 CT 辅助诊断**　2018 年 8 月,某医疗人工智能公司宣布,FDA 批准了其基于 AI 的工作流程优化组合产品,该产品可与放射科医生合作,用于标记脑部 CT 中的急性颅内出血病例。这也是 FDA 批准的全球首个利用深度学习技术,协助放射科医生进行分诊工作的产品。

4. **AI 急性脑出血检测**　2018 年 11 月 7 日,某临床诊断和工作流程软件制造商宣布其 AI 产品 Accipio Ix 已获得 FDA 510(k)营销许可。Accipio Ix 利用人工智能技术自动分析患者的非造影头部 CT 图像,帮助医生对患者进行治疗优先级排序。例如,对可能出现急性颅内出血的成人患者优先治疗。

5. **心电图分析诊断**　深圳某公司自主研发的心电图人工智能自动分析诊断系统 AI-ECG Platform 获得了 FDA 的注册批准,成为国内首项获得 FDA 批准的人工智能心电产品。AI-ECG Platform 诊断项目覆盖主要的心血管疾病,在心律失常(冲动形成异常、冲动传导异常)、房室肥大、心肌缺血、心肌梗死方面较传统方法拥有绝对优势,其诊断准确性达到 95% 以上,尤其是诊断心房扑动、心房颤动、完全性左束支传导阻滞、完全性右束支传导阻滞、预激综合征等心血管疾病时,堪比心电图医学专家水平。

6. **骨折检测**　OsteoDetect 是一种计算机辅助检测和诊断软件,使用人工智能算法来分析二维 X 射线图像中桡骨远端骨折情况。桡骨远端骨折是一种常见的手腕骨折类型,该软件在图像上标记骨折的位置以帮助使用者进行检测和诊断。OsteoDetect 利用机器学习技术分析手腕 X 线片,在查看成人手腕前后和内外侧 X 射线图像时,识别并突出显示桡骨远端骨折的区域。OsteoDetect 可以在包括骨科在内的各种环境中使用,包括初级保健、急救医疗、紧急护理和特殊护理等。

三、基于医疗文本数据的智能辅助诊断

基于医疗文本数据的智能辅助诊断依赖于 NLP 技术,其作用是理解和分析医疗记录、

临床报告、患者症状描述以及其他形式的非结构化文本数据。

　　基于医疗文本数据的智能辅助诊断使用的技术原理为文本挖掘与自然语言处理,使用算法提取并解释自然语言数据中的关键信息,主要包括实体识别(识别药物、疾病、症状等)、情感分析(判断患者的情绪状态)和语义分析(理解文本中的意义和上下文)。诊断的主要流程为,训练模型以识别病症和疾病的模式,从历史数据中学习并预测未来的诊断结果。与基于医学图像的智能辅助诊断技术一样,深度学习在其中扮演着重要角色,如循环神经网络和变压器模型(BERT 等),能够处理序列数据并理解长距离的依赖关系,这对于理解医疗文本非常关键。

　　与基于图像的智能诊断应用场景不同,基于医疗文本数据的智能辅助诊断专注于处理文本类医疗数据。例如,应用于临床文档中,帮助医生快速生成和整理临床记录、出院小结等;也能针对非标准化的医疗文本,自动将医疗诊断、程序和注解归类到正确的医疗编码系统中,例如 ICD-10;还可以根据患者的自述症状,提供可能的疾病匹配列表并分析患者的历史数据,提供诊断建议。

　　例如,杜克大学医院启用"脓毒症监测"(sepsis watch)人工智能系统,用 AI 监控患者的生命体征,以便早期识别并治疗脓毒症。其对包含 3 200 余万个数据点的 5 万份病历开展深度学习。运行时,系统依据生命体征、化验结果、既往病史等几十个变量识别患者是否患有脓毒症;每隔 5 分钟,系统就会从患者的病程记录中提取一次信息,以评估患者的身体状况,用于识别脓毒症的早期症状并向医护人员发出警报。类似的,2018 年 1 月,FDA 批准了一项"Wave 临床平台"的人工智能算法,该算法可以监测患者的生命体征,帮助预测由心脏病或呼吸衰竭导致的猝死。"Wave 临床平台"集成了医院工作站以及包含患者用药史、年龄、生理状况、既往病史、家庭情况等实时数据历史的数字医疗记录。基于这些信息,"Wave 临床平台"可以感知生命体内的细微变化,并在致命情况发生前最多提前 6 小时发送警报。

　　与医学图像分析类似,基于医疗文本数据的智能辅助诊断系统也受到相应的监管和伦理指导,需合法合规地处理患者的敏感信息,并确保数据保护措施到位。而和医疗图像不同的是,医疗文本记录可能存在遗漏或错误记录,需要清洗和标准化数据以提高模型的准确性。此外,医疗文本包含大量专业术语和缩写,解决语言多样性并消除歧义对提高诊断精准度至关重要。

四、融合多源异构数据的智能辅助诊断

　　融合多源异构数据的智能辅助诊断系统利用人工智能技术,整合并分析不同来源和格式的医疗数据,包括医学图像、医疗文本记录、实验室检测结果、患者基因组数据、可穿戴设备收集的生理信号等,以提供更全面、准确的诊断结果。这种融合方法的核心价值在于其能够提供一个综合视角,从而帮助医疗专业人员作出更精确的临床决策。

　　融合多源异构数据的智能辅助诊断系统,将不同来源的数据或特征集成到一起,可以是早期融合,即在分析之前合并数据;也可以是晚期融合,即分别分析数据后合并结果。因为数据来源多样,往往需要对数据进行预处理,即数据清洗、标准化和同步,使其适合进一步分析。随后从每种数据源中提取关键特征。对于图像,可以使用卷积神经网络;对于文本,可以采用 NLP 技术;对于基因数据,可以使用序列分析方法。最后使用机器学习或深度学习模型,如随机森林、梯度提升机、深度神经网络等,学习数据特征训练复杂模型。

　　多源异构数据的智能辅助诊断系统结合图像、文本、基因等多种数据,提供疾病的综合

诊断,如肿瘤的识别和分类。综合分析患者的临床数据、生活方式信息和环境因素,预测疾病风险和治疗效果,还能根据患者的基因信息、生活习惯和环境因素定制个性化治疗方案。通过持续监测和分析来自可穿戴设备的生理数据,运行健康管理和预警系统,提前发现健康风险,实现疾病的早期预防。

多源异构数据的智能辅助诊断比单一数据类型的智能辅助诊断面临更大的挑战。首先,不同数据源的数据格式、尺度和质量差异较大,融合这些异构数据是一个挑战。其次,融合模型往往更加复杂,提高模型的可解释性对于临床应用至关重要。最后,融合多源异构数据的智能辅助诊断系统由于涉及多种患者敏感信息的收集、存储和处理,可能需要满足更严格的医疗器械准入和使用标准。

未来,随着数据处理能力的提高和人工智能技术的进步,融合多源异构数据的智能辅助诊断系统有望为患者提供更加全面和个性化的医疗服务,推动精准医疗和个性化治疗的发展。

第三节　临床智能辅助决策

一、临床智能辅助决策概述

(一) 概述

临床智能辅助决策系统(clinical decision support systems,CDSS)是指利用专业知识和患者特定的信息,与临床知识库进行比对,生成个性化的建议,辅助医疗人员作出更好临床决策的技术。这类系统可以是基于规则的,也可以是基于算法的,运用包括但不限于大数据分析、机器学习、人工智能算法以及最新的医疗研究成果,旨在优化治疗方案、降低医疗成本、促进医疗效率,提升患者的治疗效果和医疗安全水平。

CDSS 的核心功能包括治疗方案建议生成、药物剂量计算以及健康维护提示等,能够整合电子健康记录(EHRs)、医学文献数据库、患者健康监测设备等多种来源的数据,并即时分析新的临床数据,帮助医生识别疾病的早期迹象,提供基于最新医学研究成果和临床指南的建议,确保治疗决策的科学性和准确性。CDSS 还能基于患者特定的健康信息和病史,评估患者发生某些并发症或恶化的风险,及时进行预警和干预,根据患者具体情况提供个性化的治疗建议和管理策略。

CDSS 通常由以下几个组件构成。

1. **数据仓库**　存储患者健康记录、临床试验、医疗文献等大数据。
2. **处理引擎**　运行复杂的算法和模型,分析来自数据仓库的信息。
3. **知识库**　包含医疗指南、治疗路径、药物数据库等标准化医疗知识。
4. **用户界面**　允许医生和护理人员输入数据,接收并应用系统的推荐。

CDSS 通过自然语言处理(NLP)技术,解析和理解电子健康记录中的自然语言描述,提取患者状态和治疗进展的关键信息。随后构建医学知识图谱,以支持复杂的推理和查询,为医生提供决策依据。使用机器学习和深度学习算法,分析病例历史数据,学习疾病的诊断和治疗模式,预测病情发展趋势。最后通过直观的图形界面向医护人员展示分析结果和建议,简化决策过程。

(二) 分类

临床智能辅助决策系统可以根据不同的标准和特性进行分类,主要包括以下几个维度

1. **基于知识与非基于知识的 CDSS**　基于知识的系统依赖于预定义的规则和医学知识库来生成建议,通常需要专业人员手动更新知识库,以反映最新的医学研究和指南。非基于知识的系统采用机器学习和其他数据分析技术直接从患者数据中学习,无须显式的规则。这些系统能随着时间的推移自我优化并适应新信息。

2. **被动式与主动式 CDSS**　被动式系统仅在用户请求时提供信息和建议,需要用户主动查询。主动式系统能够主动识别潜在问题并提供警告或建议,无须用户特别请求。

3. **依据功能性分类**　诊断辅助系统,帮助医生诊断疾病;治疗和用药推荐系统,提供药物选择、剂量建议以及治疗方案;预防保健系统,提供定期检查、疫苗接种、健康维护、生活方式改变的建议;预测与风险评估系统,评估患者发生某种疾病或并发症的风险。

4. **依据数据处理方式分类**　实时决策支持系统,提供即时分析和建议,适用于急诊和紧急情况;批处理决策支持系统,对累积数据进行分析,适用于非紧急情况下的深入分析。

5. **依据应用领域分类**　专科特定 CDSS,针对特定医学专科的决策支持,如心脏病学或肿瘤学;全科或综合性 CDSS,提供广泛医疗领域的决策支持,适用于多种情况。

6. **依据交互性分类**　用户交互式 CDSS,需要医疗人员输入特定信息以获得个性化建议;非交互式 CDSS,可自动分析电子健康记录中的数据,无须额外输入。

二、基于医疗大数据的疾病风险识别与预防辅助决策

基于医疗大数据的疾病风险识别和预防辅助决策利用患者的历史健康记录、基因信息、生活方式等数据,通过数据分析和机器学习模型,预测个体未来患某种疾病的风险。这种预测能够帮助医生制定个性化的预防措施,实现疾病的早期预防和干预。

例如,心血管疾病风险评估模型通过分析患者电子健康记录中的历史数据,包括血压、胆固醇水平、糖尿病史等因素,结合患者的生活方式信息和家族病史,使用机器学习模型评估个体未来患心血管疾病的风险。这种评估模型可以帮助医生为患者设计个性化的预防计划,如调整饮食、规律锻炼和药物干预等。同样,癌症早期识别模型通过分析患者的基因组数据,结合电子健康记录中的体征数据和家族病史,可以识别出高风险人群,并进行针对性的筛查和监测。这种方法在乳腺癌和结直肠癌的早期识别中已经展现出很大的潜力。糖尿病管理也是医疗大数据广泛应用的一个领域。通过持续监测患者的血糖水平、饮食习惯、活动量等数据,并利用大数据分析技术,可以为患者提供个性化的饮食和活动建议,帮助他们更好地控制病情。此外,2018 年 2 月,一款检测儿童自闭症的 AI 平台获得 FDA 批准,成为首个获得 FDA 监管许可的用于自闭症筛查的Ⅱ类诊断医疗设备。其基于人工智能平台可帮助医生提高行为健康状况诊断和治疗的及时性及覆盖规模,通过分析家长提供的儿童自然行为信息和视频,可使用机器学习来评估该儿童是否正在以正确的速度发展,并评估行为健康状况。虽然该 AI 平台不具备直接诊断功能,但父母可以将平台的初步评估结果提供给儿科医生,作为疾病的风险识别预警。

三、基于医疗大数据的用药辅助决策

基于医疗大数据的用药辅助决策通过分析大量的药物相互作用数据、患者遗传背景、过往健康记录等信息,提供个体化的药物选择和剂量推荐,帮助减少药物不良反应,提升药物疗效。例如,基于患者的基因组数据,CDSS 可以预测某些药物的代谢速率,指导医生选择最合适的药物和剂量,避免副作用。在抗生素的使用方面,通过分析病原体的基因特征和已

有的抗生素抗性数据,CDSS 能够推荐最有效的抗生素,减少不必要的抗生素使用,防止抗药性的形成。以下是一些具体案例。

例如,Epic Systems 和 Cerner 等电子健康记录软件供应商在其平台内集成了 CDSS,能够提供基于患者历史记录和临床指南的用药建议。Drug Interaction Checker 这类药物交互分析工具可以分析患者当前使用的所有药物,并预测可能的药物相互作用,帮助医生在开处方前更好决策(如图 7-2 所示的美国专业医学搜索引擎网站 Medscape 查询药物相互作用的界面)。PharmGKB 是一个药理基因组学知识资源库,提供有关基因和药物之间相互作用的信息,支持个性化药物治疗决策。DoseMeRx 是一个临床药代动力学决策支持软件,也是一种先进的精确剂量工具,利用临床验证的药代动力学药物模型、患者特征、药物浓度和基因型来指导剂量优化,可帮助医生和药剂师根据个人需求准确配制患者的高风险肠外药物,从而显著改善死亡率、风险发生和患者预后。IBM Watson 可以分析医学文献和数据,发现已有药物可能对其他疾病的治疗潜力。

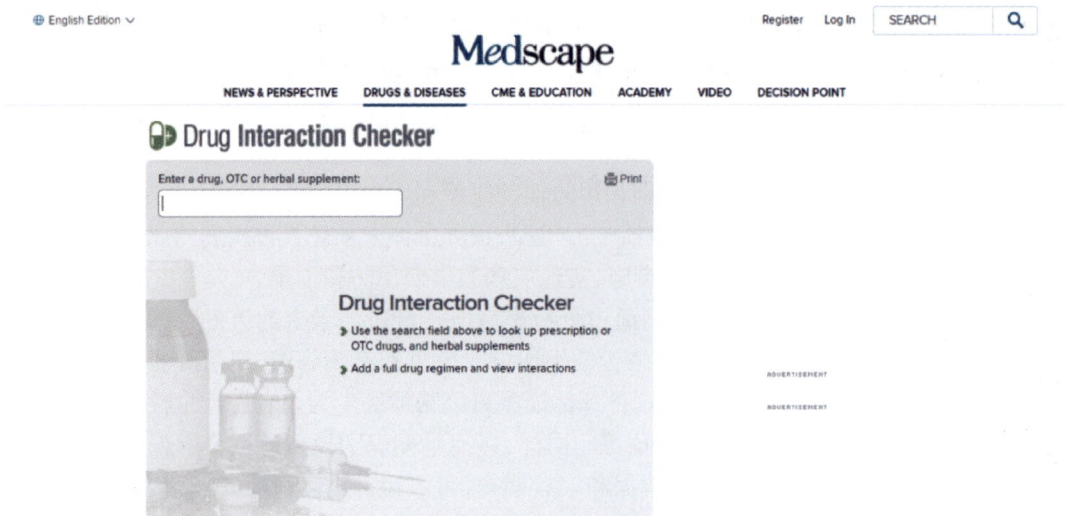

图 7-2 Medscape 查询药物相互作用界面

上述工具和服务将医疗数据、患者历史数据、基因信息以及最新的临床指南整合在一起,提供了强大的用药辅助决策支持。帮助医生选择最合适的药物、剂量和治疗方案,同时也考虑了患者的个体差异、疾病状况和可能的药物相互作用。随着人工智能技术的发展,这些系统的准确性和效能还将不断提高。

四、基于医疗大数据的治疗辅助决策

基于医疗大数据的治疗辅助决策系统通过综合分析患者的全面医疗数据、疾病特性,以及最新的治疗研究成果,为患者提供最适合的治疗方案。例如,在癌症治疗中,CDSS 利用患者肿瘤的基因测序数据,能够识别特定的基因突变,并推荐针对这些突变的靶向药物或免疫治疗方法,实现精准治疗。此外,对于慢性病管理,CDSS 还能够根据患者的疾病状态、生活习惯等数据,提供持续的治疗和生活方式改变建议,帮助患者控制病情,改善生活质量。以下是一些具体案例:

（一）DreaMed Advisor Pro 糖尿病治疗辅助决策

2018 年 6 月，FDA 审核通过了个性化糖尿病管理解决方案 DreaMed Advisor Pro 的申请——这是一种基于 AI 的糖尿病治疗辅助决策支持软件，通过应用事件驱动的自适应学习提高对每个患者健康情况的理解，并向医疗机构推荐如何优化患者胰岛素泵的基础率、碳水化合物比率和校正因子设置。通过分析连续血糖监测、自我监测血糖和胰岛素泵数据来生成胰岛素输送建议。

（二）注册护士临床决策支持

哥伦比亚大学 Rossetti S C 教授的一项研究，通过分析护士对患者病情恶化所做的护理记录类型和频率，建立了一个早期预警评分系统，该系统在电子健康记录系统中提供临床决策支持，以预测患者临床恶化的风险，期望改善住院患者的健康结局(降低住院死亡率、住院时间、心脏停搏的发生、非计划重症监护病房转入率和 30 天再入院率)，及时识别预计有恶化风险的患者，快速干预，防止死亡和相关伤害的发生。

（三）Oncora Medical

Oncora Medical 开发了预测分析软件，帮助放射肿瘤学医生制定个性化治疗计划。软件根据历史治疗数据和患者特定情况，预测最佳的放疗策略，以最大化改善治疗效果并减少副作用。

（四）IBM Watson Oncology

IBM Watson Oncology 是一个治疗辅助决策系统，专门用于癌症护理，结合人工智能和深度学习技术分析患者的医疗数据与众多医学文献、临床试验和治疗方案。Watson Oncology 建立的初衷是基于科学证据和患者的特定情况为医生提供个性化的治疗选项，旨在通过提供高效、基于证据的治疗选择来增强医疗服务质量，帮助医生评估多种治疗方案的优劣，提供关于不同方案的支持性数据，从而辅助医生为癌症患者制定更明智的治疗决策。

上述例子展示了基于医疗大数据的治疗辅助决策可以提供个性化的治疗建议、提高诊断精确性和优化疗效，从而改善患者结局。随着科学技术的不断进步，此类系统的应用将更加广泛，对医疗行业产生深远影响。

第四节　药物研发与临床试验支持

一、药物研发与临床试验概述

药物研发是一个复杂且费时的过程，从早期的药物发现到最终的市场上市，通常需要多年的时间和巨额的投资。临床试验是药物研发过程中的关键环节，支持和验证药物的安全性和有效性。

1. **药物发现**　这个阶段涉及新药靶点的识别和验证、候选药物的筛选以及早期的实验室测试。运用生物信息学和计算化学等技术，研究人员可以预测模拟药物与靶点的作用，从而筛选出潜在的活性化合物。

2. **前临床研究**　药物候选物被识别后，通过一系列的实验室和动物研究，评估该药物的安全性、药代动力学属性和生物活性。这个阶段的目的是确定药物是否适合人体使用。

3. **临床试验**　一旦前临床研究显示候选药物的潜在安全性和有效性，药物就会进入临床试验阶段。临床试验通常分为四个阶段。

（1）第Ⅰ阶段：测试药物在少量健康志愿者或患者身上的安全性和耐受性。

（2）第Ⅱ阶段：在更大的患者群体中评估药物的效果并进一步确定安全剂量范围。

（3）第Ⅲ阶段：通过大规模的患者群体测试来确认药物的有效性，与现有治疗方法的效果进行比较，并继续监视副作用。

（4）第Ⅳ阶段：药物上市后，需进行长期监测，以便收集关于药物长期安全性、有效性和其他潜在用途的信息。

4. **监管审批**　临床试验成功完成后，药物制造商会向监管机构提交新药上市申请（NDA）。这个过程包括对所有研发数据的全面审查，确保药物的安全性和有效性。

5. **市场上市后的监控**　药物获得批准并上市后，制药公司需要对药物进行监控，以便监测任何长期的或罕见的副作用，称为药物的后市场监管。

在整个药物研发和临床试验过程中，统计学分析、数据管理、质量控制和监管遵从性都至关重要。随着科技的进步，更多的重点放在利用大数据和人工智能技术来加速药物的发现和开发，以期减少成本、提高效率并缩短上市时间。

二、医疗大数据技术在药物研发中的应用

（一）药物筛选和设计

传统的药物筛选方法依赖于在实验室中测试成千上万种化合物的生物活性，费时且成本高昂。然而，利用医疗大数据技术，如机器学习和人工智能算法能够处理并分析庞大的化学数据集，识别出有潜力的药物候选分子，从而减少需要通过实验室测试的化合物数量，极大地加速这一筛选过程。

Ligand Express 云计算蛋白质组学筛选平台发挥了生物物理学、生物数据和人工智能技术的组合效力，一些制药科学家正在积极利用它来更有效地探索药物发现的新途径。平台允许用户提交感兴趣的小分子，在人工智能、基于结构的分子模拟等技术辅助下使用云计算，不需要现场庞大的基础设施，只需要一台笔记本电脑、互联网接入和浏览器便可完成蛋白质组学的筛选（图 7-3）。

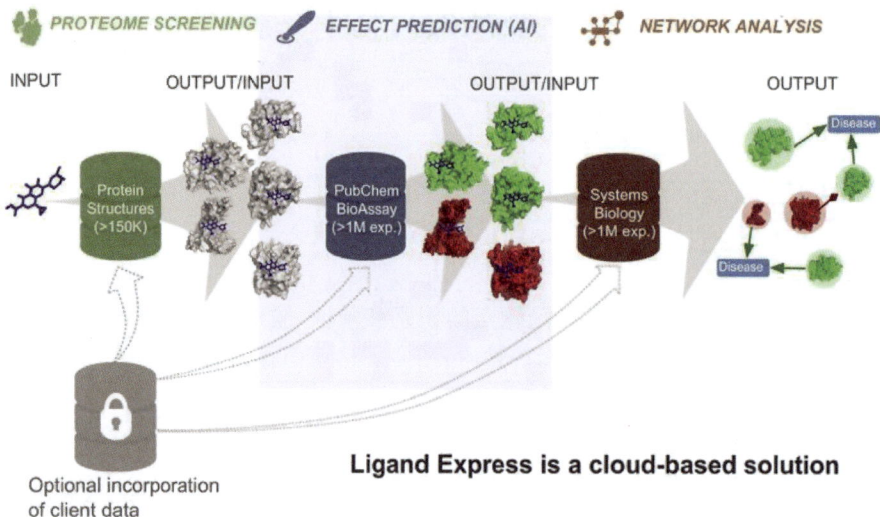

图 7-3　Ligand Express 云计算蛋白质组学筛选平台

Virvio 蛋白质合成平台利用深度学习算法模拟蛋白质合成,用于满足分子靶标和适应证的要求,其合成的蛋白质结构具有超稳定性和可制造性。针对美国每年 56 000 例的流感死亡人数和市场上流感疫苗的高耐药性、低效率状况,Virvio 蛋白质合成平台模拟出一款名为 HB36.6 的蛋白质结构,能够加强对诸如甲型 H1N1 亚型和 H5N1 亚型流感病毒的免疫能力,降低感染风险,将很快应用到药物制备过程(图 7-4)。

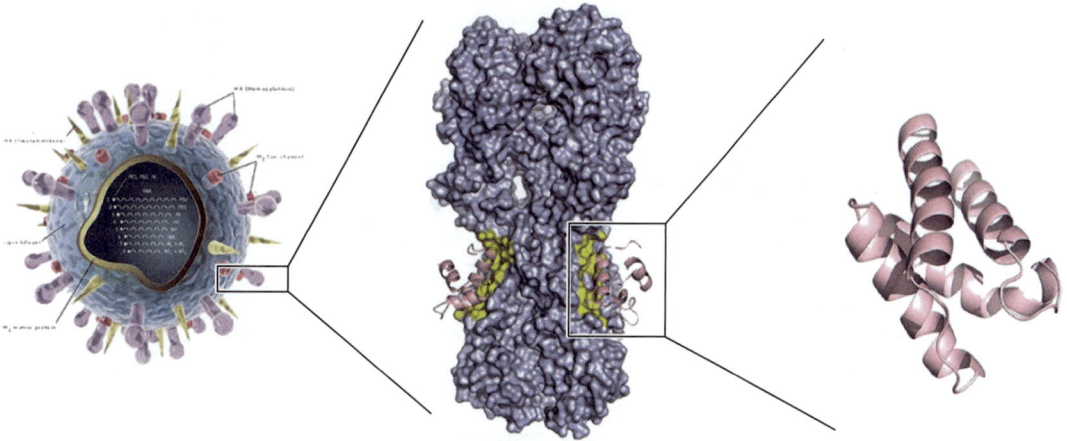

图 7-4 Virvio 蛋白质合成平台模拟蛋白质结构

一家利用人工智能进行药物研发的公司使用 AtomNet 技术,可以预测小分子与生物分子的结合能力,帮助识别新的药物候选物。AtomNet 是一款基于卷积神经网络的 AI 系统,旨在运用超级计算能力和复杂的算法模拟制药过程,以预测新药的效果。该系统能够在几天时间内完成对新药的评估,为制药公司、创业公司和研究机构提供化合物筛选服务。该公司于 2015 年利用 AI 技术,在不到一天的时间内对 7 000 多种药物进行了分析测试,成功寻找出能控制埃博拉病毒的两种候选药物,并且成本不超过 1 000 美元,而利用传统技术进行寻找则需要数年时间和数十亿美元成本(图 7-5)。

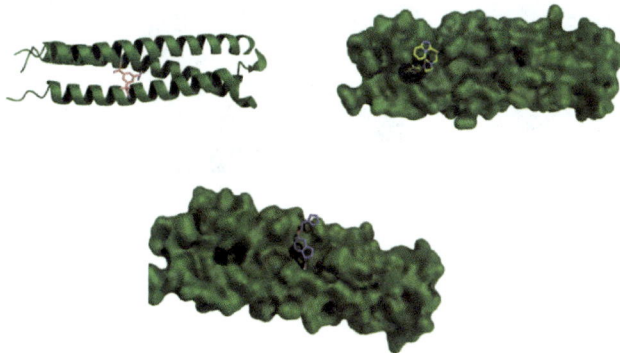

图 7-5 AtomNet 预测控制埃博拉病毒的候选药物

(二)大数据缩短药物研发周期

药物研发周期长、成本高,但利用大数据分析,可以在分子层面上更好地理解疾病机制和患者群体,在整个药物研发过程中识别出有效的治疗途径,优化临床试验设计,甚至预测临床试验结果,从而缩短药物从实验室到市场的时间。

Watson for Drug Discovery 平台可以加速药物研发过程。该平台可以分析科学文献、专利、临床试验数据以及其他生物医学数据,以揭示隐藏在大量科学数据中的新见解。例如,在阿尔茨海默病研究中,在 Watson 平台的帮助下可以更快地识别出新的药物靶标和候选药物,比传统方法快了大约一年。AlphaFold 系统通过深度神经网络,根据氨基酸列表来预测蛋白质的三维结构,准确的蛋白质结构预测对于理解疾病机制和设计新药具有重要意义。AlphaFold 通过预测数千种蛋白质的结构,为靶向这些蛋白质的新药发现提供了可能,这在开发针对特定疾病的治疗方法时尤为重要(图 7-6)。

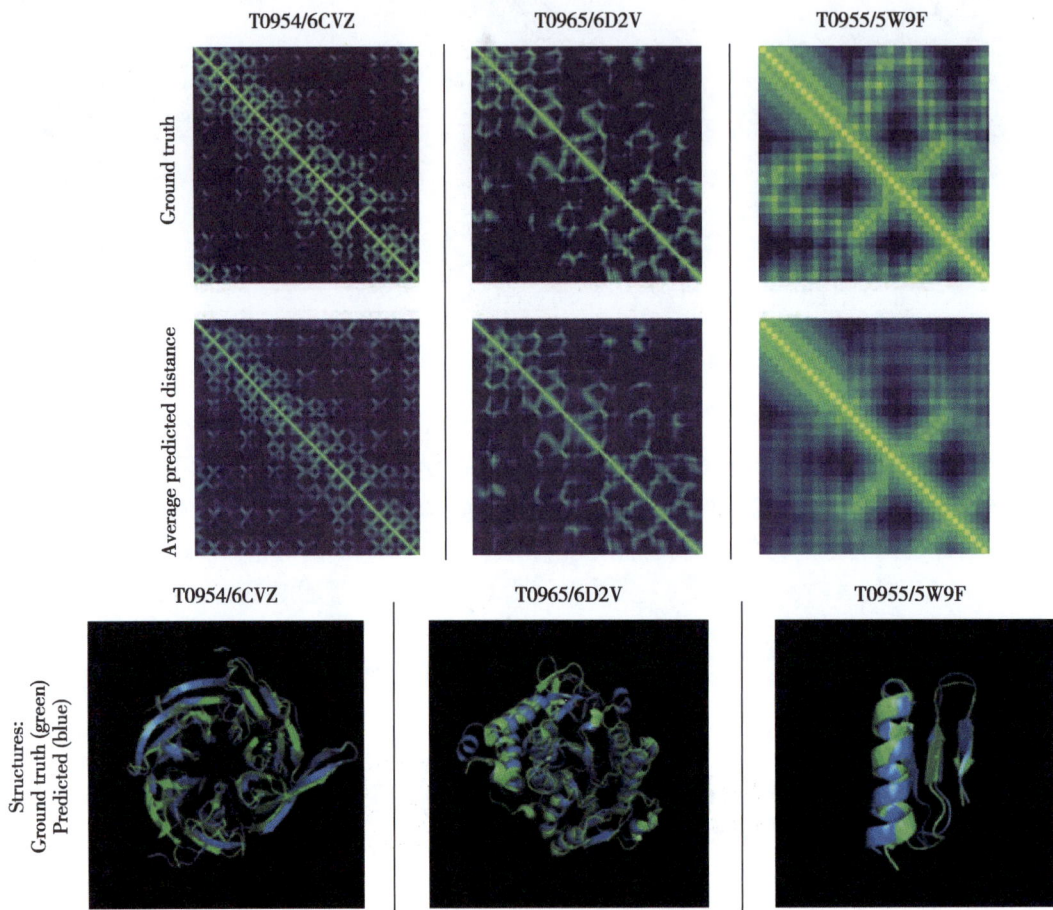

图 7-6 AlphaFold 预测三种蛋白质结构准确性的可视化

某生物技术公司与数据分析公司合作,利用大数据技术加速神经退行性疾病的药物研发。通过分析来自遗传学、病理学和临床试验的大量数据,识别出新的疾病生物标志物和潜在的药物靶点,这一合作有助于缩短研发治疗阿尔茨海默病等疾病的新药所需的时间。部分制药公司和基因组公司合作,旨在利用庞大的基因型数据库来发现新药。通过分析来自临床科研人员的 500 万份遗传数据,希望能够识别出新的药物候选分子和治疗靶点。这种基于遗传信息的研究方法可以大大缩短药物的发现阶段,并提高临床试验的成功率。

2016 年,某科技公司自主研发的药物数据 AI 平台,完成了基于十几万晶体学数据的学习运算,搜寻能够与化合物相结合的靶点,为先导化合物的筛选与合成奠定了基础。通过该平台可以将靶点发现耗费的时间从数年降至几个月、几天甚至几小时,为药物发现带来突破性进展。其开发的"药物固相筛选与分析系统"基于人工智能技术的深度学习和认知计算能力,能够在短时间内对医学文献、临床试验数据等非结构化数据进行处理、学习和计算,预测各种晶型在稳定性、熔点、溶解度、溶出速率等方面的差异,以及由此而导致临床过程中出现的副作用与安全性问题,在短时间内筛选出稳定性和溶解度最佳的晶型结构(图 7-7)。

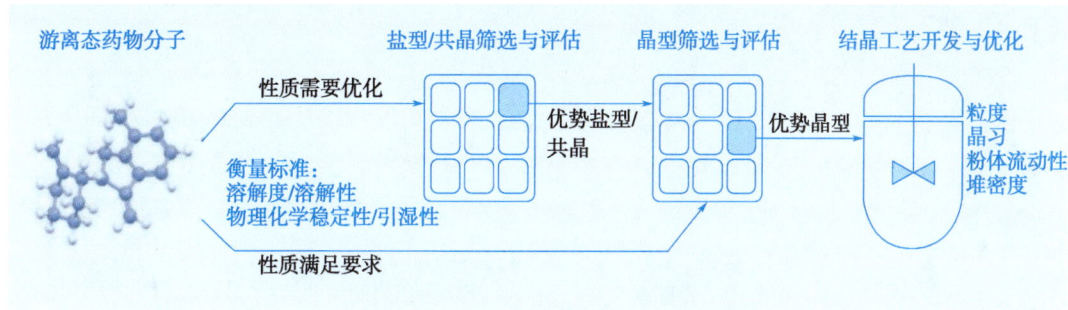

图 7-7 某公司固态筛选与评估流程

(三)药物重定向

药物重定向(drug repurposing)是指发现现有药物对治疗其他疾病的潜力。医疗大数据不仅可以用于新药的发现,还能重新定位已有药物。通过分析药物作用机制、疾病遗传标记和患者反应数据,发现现有药物的新用途。通过分析不同药物的作用机制和相关的疾病途径,AI 可以帮助科学家发现已批准药物的新用途,这通常比开发全新药物要快得多。

老药新用是目前寻找药物的常用方式,其实现方式是将市面上已曝光的药物与人身上的 1 万多个靶点进行交叉研究及匹配。BenevolentAI 平台通过分析医学文献、生物信息数据库和临床试验数据,成功地将一种原本用于治疗关节炎的药物重定向用于治疗 COVID-19 感染。提示通过分析和挖掘现有大量数据,可以快速找到药物的新用途,减少研发时间和成本。美国得克萨斯州休斯敦大学生物医学信息学学院的华旭博士通过电子健康记录和自动化信息学方法验证了使用二甲双胍可降低癌症患者死亡率,表明二甲双胍化学治疗的潜力。

2018 年 4 月,一款新一代 AI 驱动的新药发现引擎 GeniusMED 发布,该系统从大量数据源中整合了与药品、疾病、基因、蛋白质等相关的多种药物研发数据,构建了一个大规模综合性药物研发知识库,并结合临床试验数据,匹配药物靶点与新适应证的结合,发现药物的新用途。GeniusMED 整合药物信息和疾病信息两大系统,形成药物相似性网络、疾病相似性网络和已知的药物 - 疾病关联性网络。借助 AI 的深度学习和认知计算能力,将已上市或处于研发管线的药物与疾病进行匹配,发现药物新靶点,扩大药物的治疗用途。目前,该公司利用 GeniusMED 系统已经验证了 3 款用于治疗阿尔茨海默病的候选药物和 2 款用于治疗红斑狼疮的候选药物。

伦敦某公司推出的 JACS 系统(judgment augmented cognition system)凭借其自然语言处理能力和深度学习能力,能够在短时间内集成结构化和非结构化的生物医学数据,包括疾病数据、药物数据、试验数据等,并发现它们之间的新联系,找到药物的新适应证,实现药物重定向,帮助科学家发现药物更有价值的适应证。该公司与帝国理工学院联合借助深度学习和知识图谱,发现经典 JAK 抑制剂巴瑞替尼或可用于治疗 COVID-19 感染。在致病机制方面,大部分病毒进入细胞是通过受体介导的内吞作用,而 COVID-19 是经由肺部的 AT2 肺泡上皮细胞的 ACE2 受体感染的,因此阻断这一感染过程就可以抑制病情发展(图 7-8)。

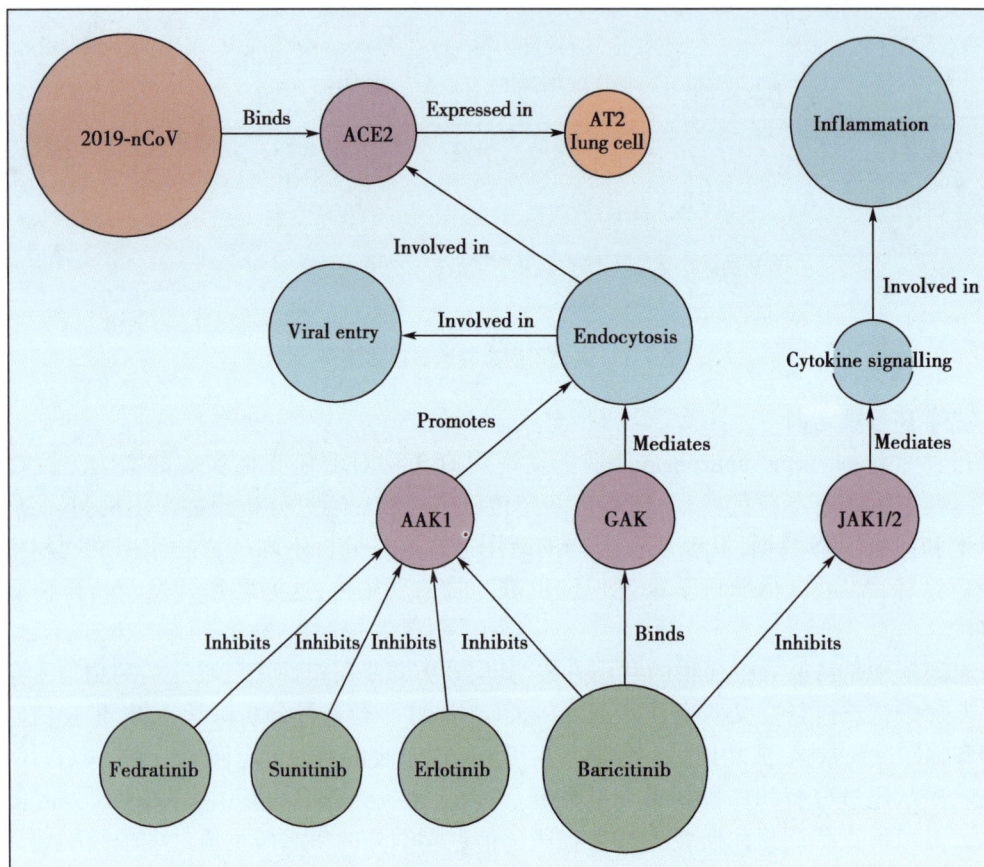

图 7-8 某公司使用药物阻断 COVID-19 感染的流程

三、医疗大数据在临床试验中的应用

(一)数据驱动的临床试验设计

临床试验设计是药物开发过程中的一个关键步骤,需要充分考虑众多复杂因素,如剂量确定、安全性、疗效评估等。临床试验阶段在药品研发过程中属于后期,一旦失败所导致的成本损失巨大,最主要的失败原因是药物治疗靶点和疾病关联不佳。医疗大数据可以通过分析病理数据、遗传信息和以往临床试验结果来帮助研究人员更好地设计试验。

哈佛大学和麻省理工学院的布罗德研究所通过其 Genomic Data Commons 平台收集

并分析了大量癌症患者的遗传数据,这些数据帮助研究者设计出更有针对性的临床试验,以及更准确地选择试验对象,从而提高临床试验的成功率。Project Data Sphere 是一个在线平台,于 2014 年启动,提供临床试验数据的开放共享,包含已完成癌症临床试验的 12.5万余名患者的详细数据,对新药剂量和疗效的预测提供了极大帮助。研究人员可以利用这些数据更好地理解药物影响不同亚型癌症的机制,从而设计更加个性化的临床试验方案。

临床试验设计是确保研究有效性和安全性的关键。利用医疗大数据,研究人员可以更准确地预测药物反应,优化剂量,并为疗效评估提供实时数据。

（二）参与者招募

临床试验参与者的招募是临床试验中的一个主要挑战。传统的试验管理人员通常是在海量病例中逐一筛选并通知符合药物试验的受试者,过程费时费力。2016 年的一个研究表明,在美国国家癌症研究所国家临床试验网络 2000—2011 年开展的癌症试验中,有 18% 的癌症试验经过三年甚至更长时间的招募,仍然招不到所需要患者数量的一半,或者因为报名的志愿者太少而干脆放弃了该项试验。经估算,20% 的癌症患者适合参与类似试验,但真正参与的患者不超过 5%。来自纽约哥伦比亚大学的生物信息学家翁春华提到,志愿者招募是临床试验的第一障碍。

医疗大数据技术,特别是人工智能和机器学习技术,可以通过分析患者数据库来识别符合试验标准的参与者,从而加速招募过程。一款名为 Match 的平台采用招募合格性标准的结构化数据、自然语言处理技术以及机器学习技术,分析临床试验标准和患者健康记录,快速匹配合适的临床试验参与者。该平台服务了超过 180 个患者社区,包括 JDRF、Lung Cancer Alliance 和 Healthline 等患者社区,每月向数百万患者推荐最新试验信息。患者只需在线回答几个简单问题,便可按就近匹配原则,获得身边最近的正在开展临床试验机构的推荐信息,大大减少了招募所需的时间,提高临床试验的招募效率。

翁春华团队开发了一款名为 Criteria2Query 的资源开放式网络工具,通过运用 NLP 技术,使研究者和管理者不需要掌握数据库查询语言就能够进行数据库检索,从而精准匹配患者。

此外,精准临床招募系统（Link Recruitment）是国内最大规模的医疗大数据资源库,能够快速在临床试验文件中提取相关数据,评估患者适合的治疗方法,自动上传相关患者病历并与临床试验数据库登记的相关试验进行实时精准匹配和动态更新,通知受试者及时参加相关试验。

（三）临床试验智能化管理

临床试验的智能化管理包括监控试验进展、数据质量和安全性,自动识别和报告异常情况,以及基于预测模型的决策支持,智能化管理能够确保试验的顺利进行并及时调整试验方案。Medidata Solutions 提供了云端临床试验管理解决方案,采用机器学习技术分析临床试验数据,其平台 Medidata Rave 能够监控实时数据输入,确保数据的准确性,并预测患者招募趋势和结果。该系统可以自动发现数据中的异常情况,并及时通知研究人员,从而减少试验过程中的偏差和错误。

医疗大数据正逐步革新临床试验的多个方面,从试验设计到参与者招募,再到试验的智能化管理。医疗大数据不仅有助于研究人员设计出更精确的试验方案,还能优化参与者招募过程并提高管理效率,从而显著提高临床试验的质量和效率。随着越来越多的数据被收集和分析,未来的临床试验有望变得更加个性化、精细化,最终提高患者的治疗效果。

第五节 精 准 医 学

一、精准医学的概念与内涵

(一)精准医学的概念

近年来,基因组医学、环境医学、循证医学、整合医学等新概念不断涌现,推动了医学实践的进步,对医学研究的快速发展产生了深远影响。"精准医学"(precision medicine)最早由美国哈佛大学商学院 Christensen 教授于 2008 年提出,是指通过分子检测直接获得明确的诊断结果,使医生不再依赖于直觉和经验进行诊断,但这个概念在当时并未引起医学界的充分重视。2011 年美国国立卫生研究院下属的发展新的疾病分类法框架委员会发表"迈向精准医学:建立一个生物医学知识网络和一个新的疾病分类法框"报告,使精准医学开始作为个体化医学的新表述被业界广泛关注。2015 年美国在国情咨文中推出精准医学计划,将精准医学定义为一种正在发生的疾病预防和诊疗模式,该模式将个体的基因变异、生存环境、生活方式作为个体疾病预防和诊疗的关键因素进行分析,并罗列了精准医学的四个要素:精确(the right treatment)、准时(at the right time)、共享(give all of us access)、个体化(personalized information)(图 7-9)。

精确(the right treatment)	准时(at the right time)
• 合适的患者、合适的时间、合适的治疗。	• 适当的时间:婚前、孕前、植入前、产前以及出现症状前。
共享(give all of us access)	个体化(personalized information)
• 每个人均可及,还意味着"共为",包括医疗集团、医药公司、医院和政府相关机构等。	• 精准医学又称为"个体化医学",每个患者都是独一无二的,用药应因人而异。

图 7-9 精准医学要素

同年,我国学者詹启敏将精准医学定义为"应用现代遗传技术、分子影像技术和生物信息技术,结合患者生活环境和临床数据,实现精准的疾病分类及诊断,制定个性化的疾病预防和治疗方案"。以上两个定义都涵盖了精准医学准确和精密的两重含义。剖析这两个概念,精准医学并没有在病因认识上提出新的观念,即没有突破生物、心理、社会、环境医学模式的认识论范畴,而是从方法学角度提出,即通过精密的测量或量化各种致病因素,再准确选用或调整干预治疗措施,以达到精准地维护健康、治疗疾病的目的,同时最大限度减少干预措施的副作用。

(二)精准医学的内涵

当前的医学实践正在发生三个重要的战略转移,即目标上移、重心下移和关口前移。目标上移是指从单纯的疾病诊治上转移到维护并促进健康的更高目标;重心下移是指从以医院为中心的医疗服务模式转移到以社区、家庭及人群为单位的健康服务与健康管理模式；关口前移是指从疾病的诊断与治疗转移到疾病预防、健康教育与健康促进。以上理念催生出了"4P医疗模式"，即预测（prediction）、预防（prevention）、个性化（personalization）和参与（participation）。

预测：利用大数据和生物信息学方法预测个体对特定治疗的反应，以及疾病的发展趋势。

预防：通过早期诊断和生活方式调整，实现疾病的预防。

个体化：根据个体的遗传信息和生物标志物制定个体化治疗方案。

参与：鼓励患者参与自己的治疗决策过程，提高治疗的透明度和患者满意度。

此外，在医学研究和实践过程中，为了提高医学研究的针对性和有效性，提高临床研究的质量，最大限度整合现有研究能力和医疗资源，提高健康的维护能力，发展出了TIDEST模式，即找靶点（targeted）、整合（integrated）、以数据为基础（data-based）、以循证为依托（evidence-based）、系统医学（system medicine）和转化医学（translational medicine）。这些模式都力图反映医学实践的新特点，引领医学研究的新方向（图7-10）。

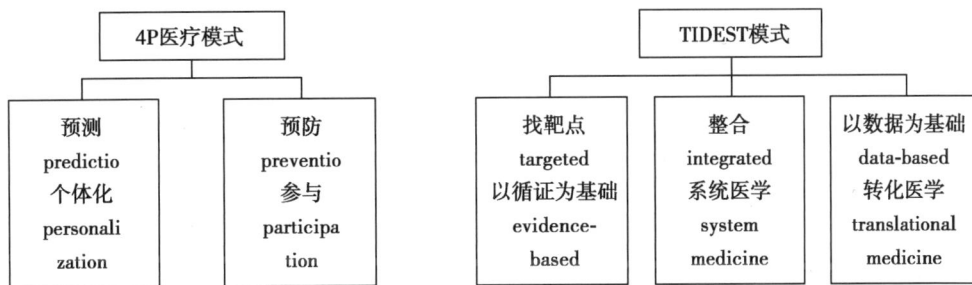

图7-10　两种不同医疗模式

精准医学实际上是各种医学模式概念的综合，是对4P模式和TIDEST模式等医学模式的兼收并蓄。从实践的理念上是4P医疗模式的融合，从实践的操作上是TIDEST模式的综合。简单地说，精准医学就是量体裁衣，根据每一位患者疾病发展的不同阶段，采用分子医学方法建立能够针对每位患者个性化医疗需求的预防、诊断和治疗方案（图7-11）。

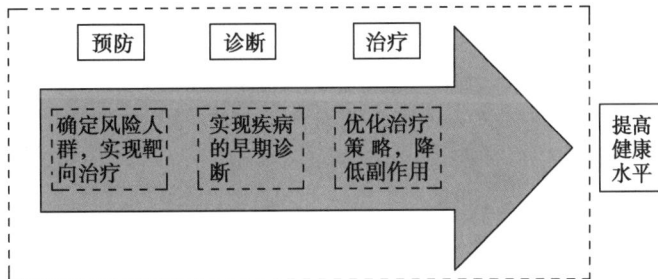

图7-11　精准医疗诊疗过程的实质内容

精准医学是临床转化医学的组成部分，整合利用多种组学技术、二代测序技术、基因组学、计算机生物学分析、医学信息学和临床信息学等多学科领域大数据资源，从以前的"对症医疗"模式逐步转化为"对个体医疗"的精准医疗模式，是现代医疗模式的革命和创新，旨在实现对患者实施个体化的诊断、临床医疗决策及临床预后评价,从而最大化地改善患者生活质量,以期达到治疗效益最大化和医疗资源配置最优化(图7-12)。

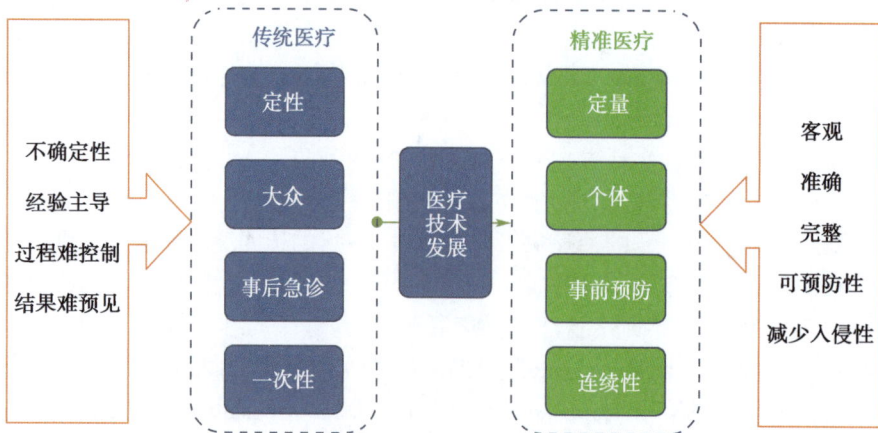

图 7-12 医疗模式转变

因此,精准医学是一种复杂病因医学模式下的解决方案,既是针对各种病因的精确干预手段,也是根据病因量化评估结果进行的量化治疗。从哲学角度看待这一概念,精准医学的意义是划时代的,即人类历史上第一次从方法学角度提出的一种全方位的医学实践模式。从科学发展史来看,精准医学体现了人类科学技术不断进步中最重要的三个方面,即各种工具的运行速度不断提高、测量精度不断提高和干预精度不断提高。

与以往医学模式相比,精准医学的独特之处是将人类对疾病机制的认识与生物大数据和信息科学有机地交叉在一起,基因等组学、临床大数据所蕴含的海量数据信息对数据的挖掘、处理、转化提出了更高要求,基于智能大数据运算的精准医疗将是医疗模式未来的发展方向(图7-13)。

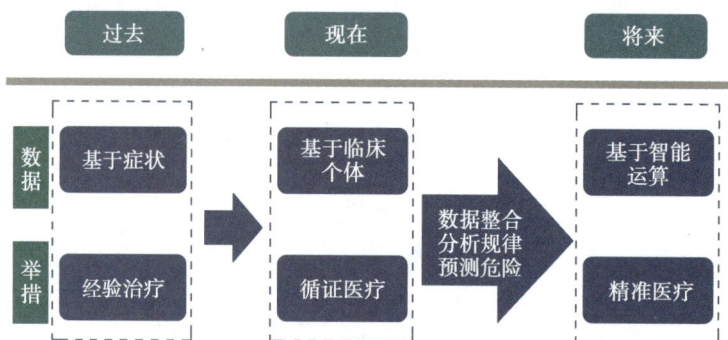

图 7-13 医学模式转变

二、精准医学中的多组学数据

精准医学的主要目的是为每位患者提供个性化、基于其独特生物标志物的治疗方案,包括利用遗传信息、分子生物学特征、环境因素和生活习惯等数据来指导诊断和治疗过程。其应用涉及对大量数据的综合分析,包括基因组数据、蛋白质组学、转录组学、微生物组学、代谢组学等,以识别疾病的具体生物标志物和风险因素。在精准医学中,多组学数据的集成和分析是实现个性化医疗的关键。多组学数据通常包括以下几类。

1. **基因组学数据**(genomics)　涉及 DNA 序列,包括全基因组、外显子组或特定基因的变异分析。可以揭示遗传性疾病的原因,以及个体对疾病易感性和药物反应性的遗传基础。

2. **转录组学数据**(transcriptomics)　记录 RNA 表达水平,反映基因活动和调控。通过分析 mRNA、长非编码 RNA(lncRNA)等,了解基因如何在特定条件或疾病状态中调节。

3. **蛋白质组学数据**(proteomics)　研究组织、细胞或生物体液中的蛋白质表达、功能和相互作用。蛋白质水平的变化通常与疾病的生物标志物和治疗靶点相关。

4. **代谢组学数据**(metabolomics)　分析代谢物的种类和浓度,反映代谢途径的动态变化。代谢物的变化可直接反映生物体对疾病或药物的反应。

5. **微生物组学数据**(microbiomics)　研究人体内微生物群落的组成和功能。人体微生物群的变化与多种疾病(如肠道疾病、代谢综合征和一些神经系统疾病)有关。

构建"组学"大数据样本库,如基因组学、转录组学和蛋白质组学等是精准诊疗的基础,基因测序是建立组学"大数据库和关联分析的基础。以基因数据库为例,从 2001 年完成首个人类基因组图谱以来,新的测序方法不断完善,测序成本和耗时呈指数级下降,同时全基因组序列解读能力,包括对基因突变、缺失、扩增、重组的定位分析能力,以及确定这些变化在基因组中所占比例等分析能力均有极大提高。基因数据库的建设是精准医学发展至关重要的一环。据报道,美国精准医疗计划测量了 100 万个自然人的遗传密码;欧洲联盟精准医疗研究测量了 10 万个肿瘤和罕见病患者的遗传密码;日本也在谋划建立疾病的全基因组数据库,用于识别日本人群的标准基因序列和有利于疾病预后的基因。在我国,除了一些政府引导的项目外,如华大基因负责组建并运营的深圳国家基因库,还有很多由其他社会各方发起的数据库建设项目(图 7-14)。

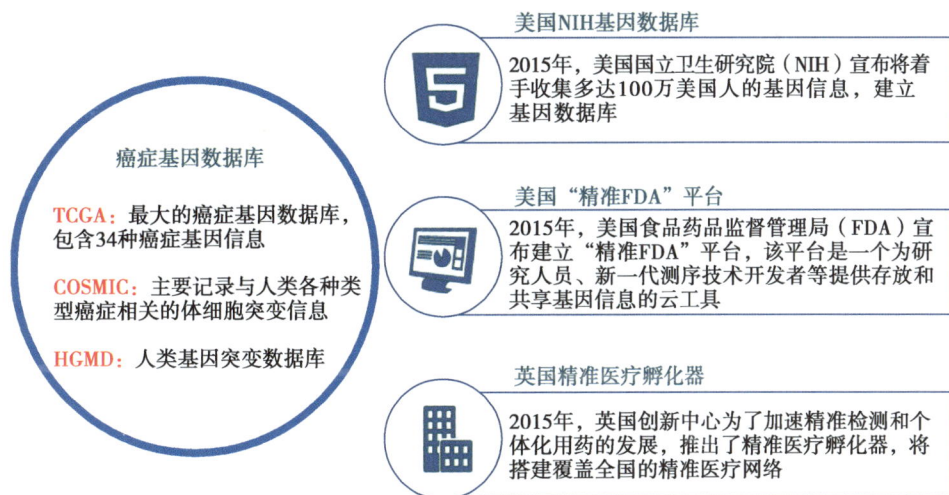

图 7-14　基因数据库与平台

在精准医学中,这些组学数据通常需要通过高吞吐量技术(如下一代测序、高分辨率质谱)进行收集,并使用复杂的生物信息学技术进行分析和解释。集成多组学数据可以提供疾病机制的全面视图,有助于发现新的生物标志物,可用于疾病的早期诊断和预后评估;可以揭示个体对药物的响应性,指导个性化药物选择和剂量优化;可以识别新的治疗靶点,指导药物研发和临床试验设计;可以提供更精准的疾病分类,从而使治疗方案更加具有针对性和有效性。

多组学数据的挑战在于大量数据的管理、分析和解释,需要跨学科合作,包括生物学家、医生、统计学家和计算机科学家等。随着科学技术的发展,精准医学将更多地依赖于这些综合数据的深度分析,从而提高医疗服务的质量和效率。

三、基于生物标志物的早期精准诊断

基于生物标志物的早期精准诊断是一种通过检测和分析特定分子指标来识别疾病的方法。生物标志物是指在生物体内可以被定量测量并作为正常生物过程、病理过程或药物治疗反应指标的物质。生物标志物的种类多样,包括但不限于:①DNA 和 RNA 变异,如基因突变、拷贝数变异、基因表达变化;②蛋白质表达和修饰,如蛋白质水平的上调或下调,以及磷酸化等蛋白质修饰;③代谢产物,即血液或组织中异常的代谢产物水平;④细胞表面标记,即特定细胞类型的表面分子表达;⑤影像标志物,即通过成像技术观察到的器官或组织结构变化。

生物标志物的使用可以提高诊断的精确性,尤其在疾病的早期阶段,对于治疗效果和预后通常至关重要。例如,通过分析大规模的癌症样本数据,研究人员可以发现肿瘤的分子特征。在乳腺癌的研究中,通过对不同亚型乳腺癌患者的基因组数据进行分析,发现了不同亚型之间的基因表达差异,并且鉴定出了与肿瘤发生发展密切相关的基因。此外,可以通过血液检测循环肿瘤 DNA(ctDNA)来早期发现癌症;使用心肌损伤标志物如肌钙蛋白诊断急性冠脉综合征;通过检测特异性抗体,如类风湿因子,诊断类风湿性关节炎等。在阿尔茨海默病的研究中,β- 淀粉样蛋白(amyloid β-protein,Aβ)和 tau 蛋白水平被作为诊断生物标志物。通过脑脊液分析或 PET 扫描检测这些蛋白质的累积,可以帮助早期识别阿尔茨海默病并监测疾病的进展。这对于开发针对阿尔茨海默病的新疗法和干预措施具有重要意义。

为了有效地实施上述诊断,需要依靠一系列先进技术,包括高通量测序、蛋白质组学和代谢组学分析、细胞分析技术以及各种成像技术。尽管基于生物标志物的早期精准诊断具有巨大潜力,但在实际应用中也面临着一些挑战。首先是敏感性和特异性的问题,即如何确保检测到的标志物确实与特定的疾病相关,而不是偶然或由其他条件引起的。其次,一旦检测到生物标志物,还需要通过大规模临床试验来验证这些发现,以确保在现实世界中的可行性和可靠性。此外,生物标志物的检测和分析会产生大量的数据,需要复杂的数据处理和分析能力来解释这些信息。

总而言之,基于生物标志物的早期精准诊断代表了医疗科技的一个重要进步,为各种疾病的预防、早期诊断、治疗和管理提供了新的工具和策略。随着技术的发展和对生物标志物作用的更深入理解,这种方法有望大幅提升医疗保健的质量和效率。随着研究的深入和伦理保护措施的加强,基于生物标志物的早期精准诊断将在未来的医疗实践中发挥越来越重要的作用。

四、数据驱动的个性化治疗

(一) 靶向治疗与个性化药物

数据驱动的靶向治疗和个性化药物是现代医疗领域最前沿的进展之一,利用大数据和

人工智能技术分析患者的遗传信息、基因表达模式、蛋白质组学、代谢组学等多维数据,实现对治疗方案的个性化定制。靶向治疗是基于患者特定的遗传信息或蛋白质表达模式,针对疾病的分子机制设计的治疗方法。这种方法的核心是识别和利用疾病进程中的关键分子或通路,通过特定的药物靶向这些因素,以达到治疗的效果。医疗大数据技术可以帮助科学家或医生更好地理解癌症的发展机制,寻找潜在的治疗靶点,尤其在癌症治疗中通过识别特定基因变异来选择最适合的靶向药物。个性化药物是指根据个体的遗传背景、疾病特性和生理状态精准设计的治疗方案,这种策略不仅涉及药物选择,也包括剂量调整、给药时间和联合用药策略的个性化设计。以下通过几个具体案例展示这一领域的实际应用和成效。

1. **肺癌的 EGFR 突变**　非小细胞肺癌患者通过基因组测序发现了表皮生长因子受体(epidermal growth factor receptor,EGFR)突变。然而,传统化疗的效果有限,且副作用较大。EGFR 突变是非小细胞肺癌的一个重要生物标志物,EGFR 突变阳性患者可能对 EGFR 酪氨酸激酶抑制剂,如吉非替尼、厄洛替尼等药物有良好的反应。

2. **乳腺癌的个性化治疗方案**　乳腺癌的治疗在很大程度上取决于癌细胞表面 HER2 蛋白的表达情况。HER2 蛋白阳性的乳腺癌患者可以通过针对 HER2 蛋白的靶向治疗(如曲妥珠单抗和帕妥珠单抗)获益。因此,通过免疫组化或荧光原位杂交测试来确定 HER2 蛋白的状态,是精准诊断和治疗乳腺癌的关键一步。

3. **结直肠癌的分子分型指导治疗**　在过去,靶向治疗通常是根据肿瘤的表面标志或细胞内特定的信号通路来设计的。如果结直肠癌患者的肿瘤细胞中存在 KRAS 基因的突变,EGFR 靶向治疗的效果会大大减弱。这是因为 KRAS 基因突变会导致下游的信号通路处于活跃状态,即使 EGFR 被抑制,肿瘤细胞仍然可以通过 KRAS 信号通路继续生长和分裂。靶向 EGFR 的治疗,如西妥昔单抗和贝泛单抗,在没有 KRAS 基因突变的患者中显著提高了治疗效果。然而,对于携带 KRAS 基因突变,特别是 G12 和 G13 突变的患者,这些药物通常不被推荐使用。对于特定类型的 KRAS 基因突变,如 G12C,已经有针对性的抑制剂正在研究和开发中。例如,Sotorasib 是一种新的靶向药物,专门针对 KRAS G12C 突变,该药物已经在某些国家获批用于治疗非小细胞肺癌,并且在结直肠癌治疗中也显示出潜力。通过对大数据的分析以及分析基因的状态,医生可以制定个性化的治疗方案,使用针对不同分子标志的靶向药物组合,提高治疗的有效性。

4. **预测药物响应与副作用**　利用人工智能算法,研究人员能从成千上万的患者数据中学习并识别药物响应的模式。例如,通过分析大量的乳腺癌患者数据,AI 模型成功预测了哪些患者更有可能对特定的化疗方案产生良好响应。这些信息帮助医生为每位患者定制最合适的治疗方案,大大提高了治疗的成功率。通过对电子健康记录、药物副作用数据库及社交媒体上的患者反馈进行分析,研究人员能够实时监控靶向药物的安全性。这种方法使医疗专业人员能够快速识别出药物的不良反应,并及时调整治疗方案,减少患者的不适感和潜在风险。

在医疗大数据背景下,靶向治疗和个性化药物正在变革医疗实践,为患者提供更为精准、高效和安全的治疗方案。随着技术的进步和数据分析能力的增强,未来将有更多患者从中受益。

(二)免疫治疗的精准应用

在医疗大数据的背景下,免疫治疗的精准应用正在成为癌症治疗领域的一项重要进展。

通过整合和分析患者的遗传、临床和生物标志物数据,医生和研究人员能够更精确地开展以下研究。

1. 鉴定靶点 使用高通量测序技术(如全基因组测序、全外显子组测序)和其他组学数据,可以识别和验证潜在的免疫治疗靶点,如肿瘤特异性抗原。例如,微卫星不稳定性(microsatellite instability,MSI)是结直肠癌和一些其他类型癌症中的一个关键生物标志物。MSI 高(MSI-H)状态癌症患者可能对免疫检查点抑制剂(如帕博利珠单抗和纳武利尤单抗)有更好的反应。因此,通过 MSI 测试可以确定癌症的微卫星状态,对于指导治疗决策至关重要。

2. 基因组分析指导免疫检查点抑制剂的使用 肿瘤突变负荷(tumo mutation buden,TMB)是预测免疫检查点抑制剂疗效的一个重要生物标志物。通过全基因组测序或全外显子测序,可以评估患者肿瘤的 TMB。高 TMB 通常与 PD-1/PD-L1 抑制剂的良好反应相关,这些数据可以指导医生为特定患者选择适当的免疫治疗药物。

3. 个性化疫苗 基于患者特定的肿瘤抗原,设计个性化的癌症疫苗,以激活患者自身的免疫系统针对这些抗原进行攻击。利用深度学习算法分析患者的肿瘤遗传数据,能够预测哪些肿瘤抗原最可能激活免疫系统。这种个性化策略已在黑色素瘤等类型的癌症治疗中展现出潜力。

4. 预测疗效和副作用 通过分析生物标志物和遗传数据,预测患者对特定免疫治疗药物(如 PD-1/PD-L1 抑制剂或 CTLA-4 抑制剂)的响应情况及可能的副作用。

5. 肿瘤微环境分析优化治疗方案 利用肿瘤组织样本的免疫组化分析,可以了解肿瘤微环境中免疫细胞的浸润情况,有助于确定哪些患者可能从添加肿瘤疫苗、细胞治疗或其他免疫激活疗法中受益。利用大数据分析患者的免疫组型,即免疫细胞的种类和状态,以指导治疗方案的选择,例如通过检测肿瘤浸润淋巴细胞的存在和活性优化治疗方案。

6. 监控疾病进展 通过对血液中 ctDNA 和细胞游离 DNA 的监测,可以非侵入性地监测肿瘤的遗传变化和治疗响应,评估疗效并监控疾病的进展或复发。这种技术使医生能够实时调整治疗方案,例如,当出现治疗抵抗时,及时更换治疗药物或策略。根据实时数据和连续监控,动态调整治疗方案,以应对肿瘤的进化和患者免疫状态的变化。

7. 多组学数据融合预测治疗反应 通过将患者的基因组学、转录组学、蛋白质组学和临床数据等多层次的生物信息进行整合分析,可以更准确地预测患者对免疫治疗的响应。例如,研究表明结合肿瘤的遗传变异、表达谱和免疫细胞渗透数据,能更好地预测患者对 PD-1 抑制剂治疗的响应。

综上所述,医疗大数据为免疫治疗提供了精确调整和优化治疗方案的可能性,有助于实现真正的个体化医疗。

第六节 全程健康管理

一、全程健康管理的理念与模式

(一)全程健康管理理念
全程健康管理是一种以人为本,注重患者从健康到疾病整个生命周期的综合健康管理模式,其核心理念包括预防为主、个体化关怀、持续性监测和多学科合作。这种模式认识到健康和疾病是一个连续的过程,强调通过早期干预、持续监测和综合管理来优化个体的健康状态,延长健康寿命,降低医疗成本。全程健康管理不仅关注疾病的治疗,更侧重于疾病的预防和健康促进,以及对慢性病患者的长期管理和支持。

(二)全程健康管理的重要性

全程健康管理的重要性在于其综合了预防、个体化关怀、持续性监测和多学科合作方法,强调在个体健康的整个生命周期中采取主动干预措施。这种方法不仅能促进慢性病患者的病情稳定和生活质量的提高,还能有效预防疾病的发生,降低医疗成本,增强个体的健康意识和自我管理能力,从而为社会带来更广泛的健康和经济效益。

1. **健康促进与疾病预防**　通过早期干预和生活方式调整,能够有效预防疾病的发生,减少疾病负担。

2. **个体化关怀**　考虑到每个人的健康状况、遗传背景、生活环境和习惯等因素的差异,提供个体化的健康管理计划。

3. **改善慢性病管理**　对于慢性病患者,全程健康管理通过持续监测和干预,帮助患者控制病情,减少并发症,提高生活质量。

4. **降低医疗成本**　通过预防疾病和有效管理慢性病,减少对医疗资源的需求,从而降低整体医疗成本。

5. **提高健康意识和自我管理能力**　教育和引导个体了解自己的健康状况,掌握健康管理方法,增强自我管理能力。

(三)全程健康管理模式

全程健康管理模式通常包括以下几个方面。

1. **预防模式**　通过公共健康教育、疫苗接种、规律体检等手段,提前预防疾病的发生。

2. **干预模式**　针对高风险人群和早期疾病患者,采取早期干预措施,如生活方式调整、营养干预等,防止疾病的进一步发展。

3. **管理模式**　对慢性病患者,实施长期的疾病管理计划,包括药物管理、生活方式调整、定期随访等,以控制病情,减少并发症。

4. **康复模式**　为疾病患者提供康复治疗和心理支持,帮助其尽快恢复健康,提高生活质量。

通过这些模式的实施,全程健康管理能够覆盖个体的整个生命周期,从而实现从预防到治疗、从个体到群体的全面健康管理。

二、医疗大数据在全程健康管理中的应用

(一)早期预防、风险评估及干预

医疗大数据在全程健康管理,特别是预防与干预、早期预防与风险评估方面,发挥着至关重要的作用。

1. **个性化风险评估**　通过分析个体的遗传信息、生活方式、环境因素等数据,可以开发并完善健康风险评估模型,评估个体患特定疾病的风险,帮助医疗机构和个体作出相应的预防和干预决策。这种个性化风险评估使得预防措施可以更加精准地针对个体开展。

2. 早期筛查和检测　利用医疗大数据分析,可以识别出高风险人群,并针对该人群进行早期筛查和检测,从而实现疾病的早期诊断、早期治疗。

3. 趋势分析和预测　医疗大数据可以用来分析疾病发展的趋势,预测未来的健康风险,为公共健康决策提供科学依据。

4. 生活方式干预　根据医疗大数据分析结果,可以为个体提供量身定制的生活方式干预建议,如通过调整饮食、运动等降低疾病风险。

例如,AiCure 是一种基于智能手机的视觉识别系统,可以用镜头来确认患者是否已经按时服药。AiCure 通过 APP 的移动技术和面部识别技术获取患者数据,利用算法来识别患者是否准备了正确的药物,以及是否已经服用药物,并将数据发送给医务人员或研究人员。通过这些应用,医疗大数据不仅能够帮助个体和医疗提供者更好地理解健康和疾病风险,还能为预防和干预措施的实施提供科学、数据驱动的支撑,从而在全程健康管理中发挥关键作用。

(二)健康随访与健康数据跟踪

医疗大数据在健康随访和健康数据跟踪方面的应用,极大地优化了健康管理的连贯性和个性化水平。

1. 连续性健康监测　通过穿戴式设备、移动健康应用等工具收集健康数据,医疗大数据能实时跟踪个体的生理参数和健康状况。这种连续性监测有助于早期发现健康问题并及时干预。例如,某医疗科技公司开发的连续血糖监测系统 Guardian Connect 已经通过 FDA 审核,适用于 14~75 岁的糖尿病患者。Guardian Connect 是一款集成糖尿病预测算法,连接血糖传感器,可提前 60 分钟预测高血糖或低血糖事件,并向患者发出预警的独立、连续血糖监测系统,预测低血糖症状的准确率达到了 98.5%。

2. 个性化健康随访计划:基于个体的健康数据和历史信息,生成个性化的健康随访计划,如定期检查提醒、用药提醒等,以促进患者在治疗后的持续管理和复查。

3. 数据驱动的决策支持:通过分析随访和跟踪过程中收集的大量数据,为医疗专业人员提供决策支持,帮助他们根据患者的实时健康状况调整治疗计划。例如,旧金山某医疗保健公司获得了 FDA 对其脑卒中护理应用的营销授权。该应用提供临床决策支持,使用深度学习算法自动分析 CT 神经图像,以检测与脑卒中相关的指标。该应用程序旨在分析大脑的 CT 图像,并在发现可疑的大血管阻塞时向神经血管专家发送文本通知,同时安排供应商对图像进行标准审查。患者需要等待放射科医生检查 CT 图像并通知神经血管专家。

(三)康复与心理支持

在康复和心理支持领域,医疗大数据同样扮演着重要的角色。

1. 个性化康复方案　通过分析患者的康复数据,包括身体恢复进度和心理状态变化,定制个性化康复方案。这些方案能够根据患者的具体需求和恢复状况进行调整,从而提高康复效率。

2. 心理状态监测　利用医疗大数据技术,可以识别出患者的情绪变化和心理健康需求,为及时的心理支持和干预提供依据。

3. 远程康复支持　通过在线平台和移动应用,患者可以接受远程康复指导和心理咨询服务。这种方式不仅方便患者在家中进行康复训练,还能实时跟踪患者训练进度,提供即时反馈和调整。

总体而言,医疗大数据通过精确跟踪和分析健康数据,为患者提供连续性的健康管理、个性化的预防或康复方案和及时的心理支持,在全面提升患者健康和生活质量方面发挥关键作用。

三、全程健康管理的挑战

全程健康管理虽然提供了一种全面、连续性的健康维护模式,但在实施过程中也面临多方面的挑战。

(一) 技术与数据挑战

1. **数据隐私和安全** 保护个人健康信息的隐私,防止数据泄露和不当使用,同时要遵守数据保护法律法规。

2. **数据整合和标准化** 统一和协调不同来源和格式的健康数据,确保数据质量,以便进行有效分析和应用。

3. **技术的选择和应用** 在资源有限的情况下,选择恰当的技术工具,以及如何跟上技术的快速进步。

(二) 系统与流程挑战

1. **跨学科合作** 促进不同医疗专业领域之间的合作,以提供协调一致的健康管理服务。

2. **政策和法规适应性** 更新现有的医疗政策和法规,以支持全程健康管理模式的实施和发展。

(三) 人文与社会挑战

1. **长期参与和患者依从性** 激励和支持患者长期遵循健康管理计划,提高他们的健康自我管理能力。

2. **文化和教育差异** 解决不同文化背景和教育水平带来的健康观念和行为习惯差异,提升公众的健康意识。

上述挑战需要多领域专家的共同努力和创新解决方案,以成功实现全程健康管理目标。

参 考 文 献

[1] ROSSETTI S C,DYKES P C,KNAPLUND C,et al.The communicating narrative concerns entered by registered nurses(CONCERN) clinical decision support early warning system:protocol for a cluster randomized pragmatic clinical trial [J].JMIR Res Protoc,2021,10(12):e30238.

[2] FAYYAD U.M,PIATETSKY-SHAPIRO G,SMYTH P,et al.Knowledge discovery and data minin:towards a unifying framework [J].Shapiro,1996:82-88.

[3] 郑锐,于广军 . 临床辅助决策支持系统研究综述[J]. 中国数字医学,2023,18(11):70-77.

[4] 李哲明,朱珠,黄坚,等 . 面向科研专病库的可视化前置数据采集系统建设探索与实践[J]. 中国卫生信息管理杂志,2024,21(1):69-74.

[5] 侯娅 . 医疗大数据分析与人工智能在卫生系统中的应用[J]. 信息系统工程,2024(2):89-92.

[6] 王胜锋,詹思延 . 健康医疗大数据为肿瘤流行病学研究提供机遇[J]. 中华肿瘤防治杂志,2023,30(23):

1399-1400.

［7］叶绿.全程健康教育对糖尿病患者的血糖控制应用价值［J］.广州医药,2023,54(9):90-93.

［8］许四虎,李敬宇,潘荣,等.医学基因组学大数据与数据库的发展现状及趋势［J］.中国研究型医院,
2023,10(2):65-68.

［9］户宏艳,焦军东,崔凤,等.精准医学防诊治知识库的建立［J］.中国医院管理,2023,43(4):66-69.

［10］冯玉琦,彭连军,王红嫚."互联网+"慢性阻塞性肺疾病全程管理模式的研究进展［J］.中国医药导报,
2023,20(10):50-54.

［11］邢宇彤,刘建成,孙百臣,等.区域医疗中心人工智能辅助诊断肺结节的临床应用［J］.中国胸心血管
外科临床杂志,2021,28(10):1178-1182.

［12］范晨皓,郑涛.基于大数据的全程健康管理服务模式探讨［J］.中国医学装备,2018,15(3):130-134.

［13］SONG H,RAJAN D,THIAGARAJAN J J,et al.Attend and diagnose:clinical time series analysis using
attention models［J］.AAAI,2018:4091-4098.

［14］MIOTTO R,FEI W,SHUANG W,et al.Deep learning for healthcare:review,opportunities and challenges
［J］.Briefings in Bioinformatics,2017,19(6):1236-1246.

［15］LITJENS G,KOOI T,BEJNORDI B E,et al.A survey on deep learning in medical image analysis［J］.
Medical Image Analysis,2017,42(9):60-88.

［16］JIA P,WANG F,XIERALI I M.Differential effects of distance decay on hospital inpatient visits
among subpopulations in Florida,USA［J］.Environmental Monitoring and Assessment,2019,191
(381):1-16.

［17］LONE N I,LEE R,WALSH T S.Long-term mortality and hospital resource use in ICU patients with
alcohol-related liver disease*［J］.Critical Care Medicine,2019,47(1):23-32.

［18］PATANKAR R,DESHPANDE N A.A survey on computer-aided breast cancer detection using
mammograms［J］.National Journal of Computer and Applied Science,2019(2):1-6.

［19］LIN C,ZHANGY Y,IVY J,et al.Early diagnosis and prediction of sepsis shock by combining static and
dynamic information using convolutional-LSTM［C］//Proceedings-2018 IEEE International Conference
on Healthcare Informatics,2018:219-228.

［20］AHMADI H,GHOLAMZADEH M,SHAHMORADI L,et al.Diseases diagnosis using fuzzy logic
methods:a systematic and meta-analysis review［J］.Computer Methods and Programs in Biomedicine,
2018(161):145-172.

［21］SADEGHI R,BANERJEE T,ROMINE W.Early hospital mortality prediction using vital signals［J］.
Smart Health,2018,9(10):265-274.

［22］SURESH H,GONG J J,GUTTAG J.Learning tasks for multitask learning:heterogenous patient
populations in the ICU［J］.ArXiv Preprint,2018:802-810.DOI:10.1145/3219819.3219930.

［23］HARUTYUNYAN H,KHACHATRIAN H,KALE D C,et al.Multitask learning and benchmarking with
clinical time series data［J］.Scientific Data,2019,6(1):96-101.

［24］CHEN M,HAO Y,HWANG K,et al.Disease prediction by machine learning over big data from healthcare
communities［J］.IEEE Access,2017(5):8869-8879.

［25］LEE D,LIM M,PARK H,et al.Long short-term memory recurrent neural network-based acoustic model using connectionist temporal classification on a large-scale training corpus［J］.China Communications, 2017,14(9):23-31.

［26］SHI Z,CHEN W,LIANG S,et al.Deep interpretable mortality model for intensive care unit risk prediction ［J］.Lecture Notes in Computer Science,2019(11888 LNAI):617-631.

第八章　医院科研大数据平台的安全与运营管理

第一节　医院科研大数据平台面临的安全风险

医疗信息化建设经过二十多年的发展,已经积累了大量的医疗健康数据,其作为数据资产的价值已经释放,医疗大数据的分析与挖掘已经为临床与科研带来价值,基于医疗大数据的人工智能技术也正在带来新的价值。医疗大数据建设如火如荼,医疗数据安全建设已刻不容缓。近年来,医疗行业数据泄露事件频发,数据交易地下黑色产业链活动猖獗,数据安全问题已成为全球的关注重点。

我国高度重视数据安全保护工作,于 2016 年颁布《中华人民共和国网络安全法》,2021年颁布并施行《中华人民共和国数据安全法》《中华人民共和国个人信息保护法》,同时各地方政府、行业也陆续推出数据安全相关政策文件。其中医疗行业先后发布了《国家医疗保障局关于加强网络安全和数据保护工作的指导意见》(医保发〔2021〕23 号)、《医疗卫生机构网络安全管理办法》(国卫规划发〔2022〕29 号)等指导文件,国家层面制定了《信息安全技术　健康医疗数据安全指南》(GB/T 39725—2020)。随着法律法规及政策文件的不断颁布,医疗行业面临的数据安全要求越来越严格。

数据安全体系建设面临数据情况难梳理、数据风险难监测、数据防护难有效、数据泄露难溯源等诸多困难。此外,科学技术创新迭代,大数据技术应用、数据共享交换业务创新等在数据安全体系的场景化融合,为大数据平台提供新技术手段的同时也提出了更高的安全要求。

医院科研大数据平台存储、管理和分析大规模非结构化和结构化数据,将多源数据以原始、未加工的形式存放在存储层中,解决传统数据仓库架构的约束和成本问题,同时更快、更灵活地利用各种数据源,按照不同的数据集、数据域、业务维度进行组织分类,为下游方提供灵活的数据访问方式,以适应不同的业务需要。医院科研大数据平台通过对医院各类信息系统产生的海量数据进行高效管理,为医院提供完整、一致、可靠的统一数据源,简化数据共享关系。与此同时,医院科研大数据平台面临的安全挑战与风险与日俱增,在数据采集、传输、存储、使用、共享、销毁的全生命周期各个环节中,高速流动的数据增大了安全风险(图 8-1)。

一、数据采集风险

在数据采集环节,风险威胁类型涵盖保密性威胁、完整性威胁,以及超范围采集用户信息等。保密性威胁指攻击者通过建立隐蔽隧道,对信息流向、流量、通信频度和长度等参数的分析,窃取敏感的、有价值的信息;完整性威胁指数据伪造、刻意篡改、数据与元数据的错位、源数据存在破坏完整性的恶意代码。

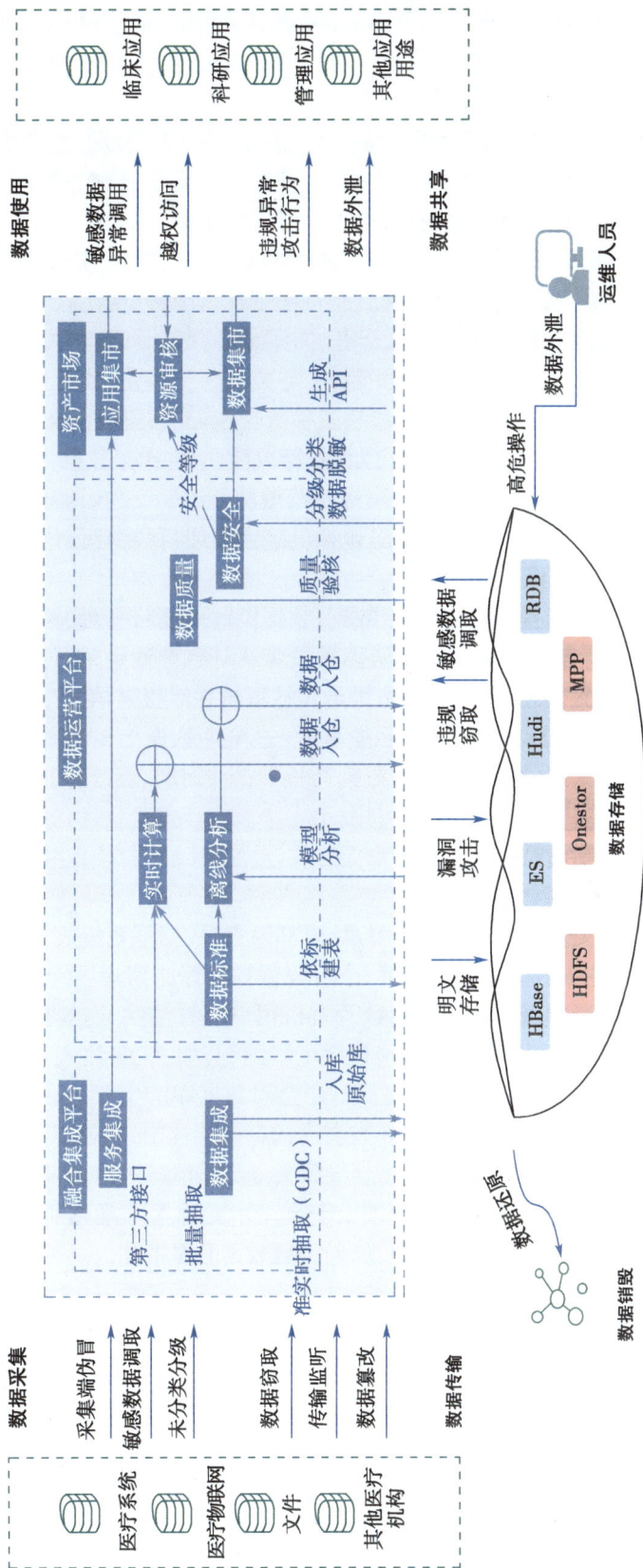

图 8-1　医院科研大数据平台数据安全风险

在数据采集环节,风险主要来自以下方面:采集前端仿冒、伪造;数据库存在漏洞,导致数据采集平台被入侵等。因此,需要对采集人员的身份进行鉴别,防止假冒采集人员身份非法采集数据。

此外,从外部各市、县医院及医疗机构采集的医疗数据进入大数据平台后需要进行数据安全分级分类,依据医疗行业数据分级分类标准,开展对应安全级别和类别的保护,如果数据未进行分级分类,就没有明确的保护目标,不能开展精细化数据安全管理和防护工作;同时数据采集过程中要强化个人隐私保护,采用适当的安全控制措施,确保数据的产生、采集和汇集过程安全合规,在个人信息采集方面,坚持法定授权原则,法定授权外的个人信息采集事项须先获得自然人或其监护人同意。

二、数据传输风险

在数据传输环节,面临网络攻击、传输泄露等风险。网络攻击包含分布式拒绝服务(distributed denial of service,DDoS)攻击、高级持续威胁(advanced persistent threat,APT)攻击、通信流量劫持、中间人攻击等;传输泄露包括电磁泄漏或搭线窃听、传输协议漏洞、未授权人员访问等。

科研大数据平台采集多个节点的医疗数据,数据传输可能跨平台、跨地域,有可能出现传输节点不可信的情况,最常见的是传输链路被监听、嗅探,导致敏感数据被篡改、窃取,其共同特点都是利用了传输通道的不安全性,即未做认证校验或报文信息未加密等。此外,传输网络总带宽量和各传输链路带宽量不能满足业务高峰期数据传输的需求,也会出现数据传输业务的中断或运行缓慢,应采取加密措施,防止数据被窃取、篡改,同时对数据传输链路进行安全加固,确保数据传输安全和高效可用。

三、数据存储风险

在数据存储环节,风险主要来自外部因素、内部因素、数据库系统安全等。外部因素包括黑客拖库、数据库后门、挖矿木马、数据库勒索、恶意篡改等;内部因素包括内部人员窃取、数据库管理员(database administrator,DBA)等特权用户越权访问、违规操作、误操作等;数据库系统安全包括数据库软件漏洞和应用程序逻辑漏洞,如:SQL 注入、提权、缓冲区溢出等。很多数据库管理员担心修复数据库漏洞程序会对数据库产生业务影响,但存在漏洞的脆弱数据库被攻击的风险非常高。此外,在数据库的存储架构中,数据以数据文件的形式明文存储在操作系统中,数据库或文件未加密会导致大量数据泄露等情况发生。

因此,需要依据数据类别、级别采用不同的安全存储机制,重要程度低的数据,可以明文存储;重要程度很高的数据,使用加密存储,保证关键数据的保密性。

四、数据使用风险

在数据使用环节,风险来自外部因素、内部因素、系统安全等。外部因素包括账户劫持、APT攻击、身份伪装、认证失效、密钥丢失、漏洞攻击、木马注入等;内部因素包括内部人员或 DBA 违规操作窃取、滥用、泄露数据等,如非授权访问敏感数据,非工作时间、工作场所访问核心业务表,进行高危指令操作;系统安全包括不严格的权限访问、多源异构数据集成中隐私泄露等。

数据使用过程对于账号的授权应当遵循最小权限授予原则,即仅授予满足用户需要的最小权限。在数据使用过程中,如果进行了不当授权,则极易造成低权限用户执行本不属于该用户的风险操作行为,带来不可预估的安全风险,特别是特权账号,如 root、DBA 等超级管理员账户,一旦账号保管不当,极易导致数据被恶意篡改、删除、批量下载以及恶意提权操作等。

数据使用环节需要对数据使用者的身份进行鉴别,防止假冒合法人员使用数据;对使用数据的人员进行权限控制,防止数据使用者越权访问数据。对内部人员通过应用访问敏感数据的行为进行监控和审计,并对用户行为进行建模分析,以及时发现数据滥用、泄露的风险;对研发人员、商业智能(business intelligence,BI)分析人员和数据库管理员直接访问大数据的行为进行监控和审计,并对其行为日志进行建模分析,以及时发现数据滥用、泄露的风险。

五、数据共享风险

在数据共享阶段,风险来自政策因素、内部因素、外部因素等。政策因素主要指不合规地提供和共享;内部因素包含缺乏数据共享的使用、管控和审计措施,自身存在安全漏洞等,如组织机构将数据共享、外发给第三方,第三方人员保管不当造成数据泄露;外部因素包含 API 共享接口存在安全漏洞,如缺少身份认证、水平越权漏洞、垂直越权漏洞等,导致用户信息、核心数据的泄露。

重要数据资源在共享开放过程中,需进行严格的保密审查、泄露隐患风险评估,同时应加强共享平台、接口的安全管控,针对个人隐私信息等高敏感数据进行匿名化处理,开展监控和审计,防止重要数据泄露。

六、数据销毁风险

在数据销毁阶段,存在重要存储介质维修或报废前缺乏数据清除管控、未依据存储媒体的不同采取不同的销毁策略进行安全删除的管控等问题,导致数据被非法恢复,增加数据泄露风险。

在数据生命周期结束后,需要将敏感数据介质销毁,防止数据被恢复以引发数据泄漏,采用合适的销毁方法,进行销毁审计,避免数据被逆还原。

七、合作方风险

科研大数据平台的建设过程,涉及各大相关建设厂商,以及为各厂商服务的众多外包厂商的参与。由于第三方厂家和工作人员数量庞大,且缺乏有效的管理制度约束和技术防护措施,很容易因第三方工作人员工作疏忽、操作失误、无意识泄露等导致出现数据安全问题。因此,大数据平台所属单位必须加强合作方的安全建设,从管理制度编制、数据操作规范方面要求第三方人员遵守相关安全底线;从技术角度建立运维管理、访问审计、操作监控等措施,形成安全技术防护机制。

第二节　医院科研大数据平台安全体系建设

医院科研大数据平台安全体系建设,在网络安全的基础上将防护的面扩大到数据本身,以"医疗数据"安全作为出发点,以"用管分离""权限最小化""全面覆盖""全程可溯"作为建设原则。

以"数据安全治理体系建设"为前提,对数据资产进行全面盘点、分级分类、敏感数据识别,实现数据的"可识";对医院科研大数据平台数据的全生命周期阶段进行风险评估,实现风险的"可见";制定完备的数据安全组织架构,并明确数据安全权责,通过合理有效的数据安全管理流程制度,以完整而规范的组织管理体系保障数据流通每个环节的安全管理工作,实现安全的"可管";根据数据安全分级分类结果,结合医疗数据的应用场景,规划数据安全策略,为数据安全防护产品提供依据和支撑,实现策略的"可控"。

以"数据安全防护体系建设"为保障,围绕数据流转全生命周期主要阶段进行技术防护,并通过一体化管控平台,进行安全能力打通,统一进行安全管理。采集阶段实现对采集源的身份认证、权限管控、数据分级分类等功能;传输阶段实现传输通道的加密、传输过程的防泄漏等功能;存储阶段实现数据的存储加密、调用管控、备份与恢复等功能;共享与使用阶段实现数据的访问权限控制、使用脱敏、流转监测、外发溯源、共享防护等功能;销毁阶段实现对不同数据形态的专业化数据清除和销毁等功能;数据安全统一管理通过一体化平台实现对数据资产的全面识别、安全风险的精确发现、安全事件的智能处置等功能。

以"数据安全运营体系建设"为核心,通过对数据安全工作的有效落实,实现数据安全运营体系的长期、有效运行。数据安全运营工作按照运营内容、运营频次、运营复杂度等不同,分为常态化运营工作和专项运营工作。借助完备的数据安全运营保障团队和保障措施、闭环的数据安全运营工作机制,保障运营工作高效落地,并在运营过程对安全运营团队及其工作开展评价,促进安全运营的持续改进(图 8-2)。

一、数据安全治理体系建设

在数据安全建设的初期阶段,面临数据资产说不清、安全风险不明确、安全管理制度体系不健全、安全专业人员不足等诸多问题,需要开展全面治理工作。数据安全治理是数据安全体系建设的前期与基础,包括数据安全分级分类、风险评估、策略规划、组织建设、制度建设五个维度。

(一) 数据安全分级分类

数据安全分级分类是开展数据安全全生命周期防护工作的前提条件,对数据进行安全分类、安全分级,针对不同级别的数据进行对应的安全防护是数据安全的重中之重。数据安全分级分类包括数据资产梳理、数据分级分类、敏感数据识别三项。

1. **数据资产梳理**　数据资产梳理和盘点是数据资产分级分类的第一步,主要解决数据资产不清楚、不清晰、不可知等问题,可借助数据资产安全管理平台,进行数据资产梳理、热度分析和数据库账户权限梳理。对各类数据进行拉网式清查盘点,以数据资产地图、数据资产目录等方式展现;对数据访问热度进行分析,绘制数据访问热力图;同时对数据库账号权限进行梳理,梳理出用户、数据库账号和数据表的关联图谱。

2. **数据分级分类**　数据分级分类是通过对数据资产进行梳理,摸清数据资产情况;根据国家、地方或行业法律法规[如《信息安全技术　健康医疗数据安全指南》(GB/T 39725—2020)等],结合实际数据分级分类需求和数据资产现状,开展数据分级分类标准制定工作,确定数据安全分级分类方案;通过 AI 算法智能标签、数据分级分类规则模型和人工配置数据分级分类规则集的方式,对数据表和字段进行数据分级分类标识,形成数据安全分级分类图谱。

3. **敏感数据识别**　敏感数据包含个人敏感数据和其他敏感数据。个人敏感数据在《信息安全技术　个人信息安全规范》(GB/T 35273—2020)中有明确定义(如姓名、联系方式、年龄等),其他敏感数据可根据数据的重要性进行定义。敏感数据的使用应进行受控流转、去标识化处理等;可通过机器学习、正则表达式、数据指纹、关键字等多种敏感特征识别方式,

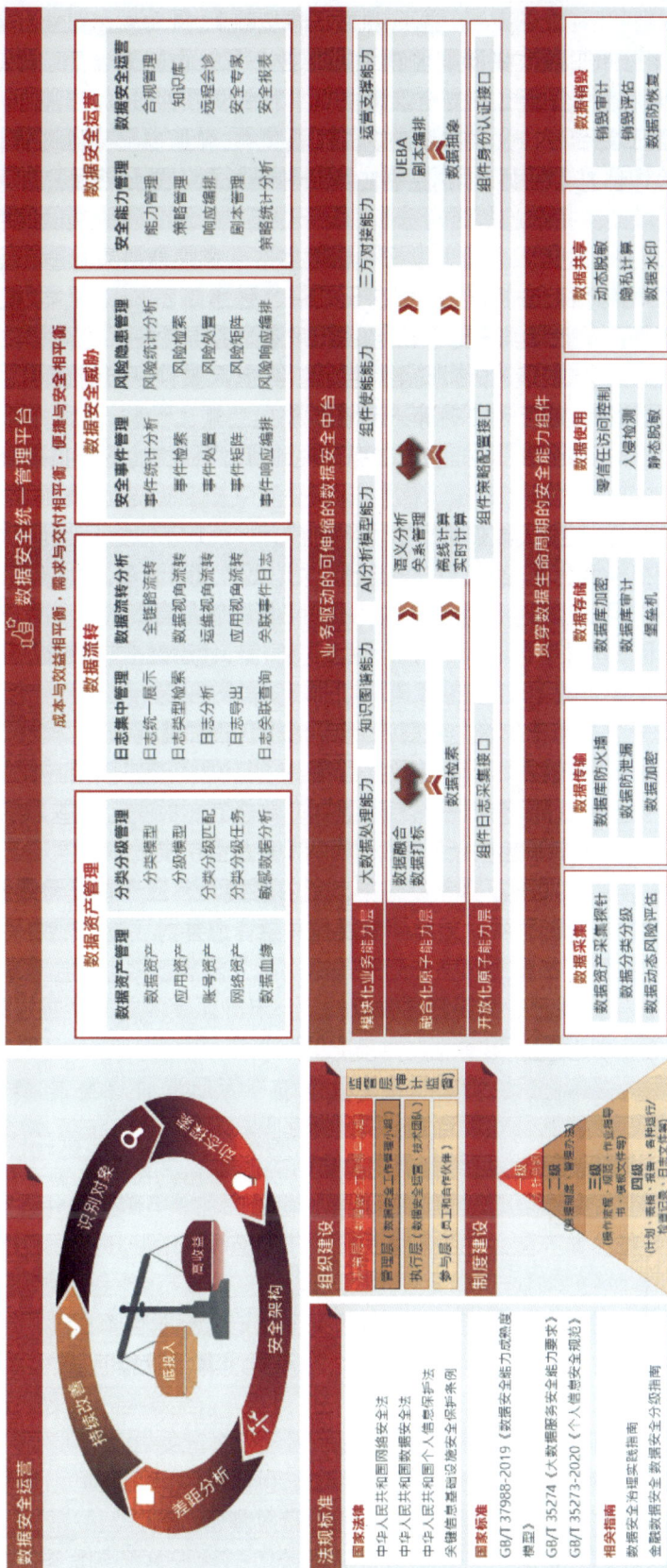

图 8-2 数据安全体系建设

对敏感数据进行识别和定位,在敏感数据自动识别的基础上,借助人工对业务场景进行梳理分析,绘制敏感数据分布图谱;同时对敏感数据的篡改、下载、访问等异常行为或违规操作进行识别和监控,提前发现可能存在的安全隐患。

(二) 数据安全风险评估

数据安全风险评估是参照风险评估标准和管理规范,对信息系统的资产价值、潜在威胁、薄弱环节、已采取的防护措施等进行分析,判断安全事件发生的概率以及可能造成的损失,提出风险管理措施的过程。科研大数据平台数据安全风险评估可从数据全生命周期风险评估、个人信息影响评估两方面进行。

数据全生命周期风险评估可基于业务系统维度,通过对脆弱性所属生命周期阶段(采集、传输、存储、使用、共享、销毁),所属安全属性(机密性、完整性、可用性),构建数据全生命周期的安全风险评估矩阵,进行风险定量和定性计算。

个人信息影响评估主要依据《中华人民共和国个人信息保护法》、《信息安全技术 个人信息安全规范》(GB/T 35273—2020)、《信息安全技术 个人信息安全影响评估指南》(GB/T 39335—2020)等标准要求,对大数据平台涉及个人信息的处理活动进行评估,分别从个人权益影响和安全保护措施两方面分析,并进行风险建模计算,得出个人信息风险级别,并给出应对风险处置建议。通过开展个人信息影响评估,可摸清个人信息风险情况,为后期有针对性地制定个人信息保护方案作准备,以保障个人信息安全,并满足监管要求。

(三) 数据安全防护策略

根据数据安全分级分类结果,结合医疗数据的应用场景,规划数据安全防护策略,为数据安全防护产品提供依据和支撑,从而在数据共享、使用、流通过程中保证其安全性,主要从以下方面对数据安全控制点进行防护。

全策略的结果以安全策略矩阵的形式输出,示例见表8-1。

表 8-1　数据安全防护策略示例

安全等级	名称	存储策略	访问策略	共享策略	审计策略
5 级	核心	全部明文(数据库加密 + 文档加密)	备案审批、最小权限(权限管控 + 脱敏)	禁止导出、泄露防护(脱敏 + 防泄漏)	字段过程审计(行为审计)
4 级	敏感	全部明文(数据库加密 + 文档加密)	加密访问,审批、视角色授权(权限管控 + 脱敏)	根据用户权限、审批、脱敏导出、泄露防护(脱敏 + 防泄漏)	字段过程审计(行为审计)
3 级	受控	全部明文(数据库加密 + 文档加密)	加密访问,视角色授权(权限管控 + 脱敏)	按用户权限、判断是否导出、泄露防护(脱敏 + 防泄漏)	表、文件级审计(行为审计)
2 级	内部	全部明文(数据库加密 + 文档加密)	视角色授权(权限管控 + 脱敏)	根据权限控制,泄露防护(脱敏 + 防泄漏)	表、文件级审计(行为审计)
1 级	公开	明文	明文	可共享、外发	不审计

1. 存储策略　数据的存储须采用加密处理。

(1) 5 级核心数据和 4 级敏感数据,应进行全加密处理。

(2) 3 级受控数据和 2 级内部公开数据,应进行部分加密处理。

(3) 1 级公开数据不需要加密,可明文开放。

2. 访问策略　数据的访问根据角色的权限进行授权和加密脱敏处理。

（1）5级核心数据须进行脱敏处理，访问须通过备案审批，开通最小权限。

（2）4级敏感数据须对数据进行脱敏处理，访问须通过审批授权，根据角色不同采用不同的数据访问策略，采用加密访问方式。

（3）3级受控数据须对数据进行脱敏处理，视角色授权，采用加密方式访问。

（4）2级内部公开数据须对数据进行脱敏处理，视角色授权。

（5）1级公开数据可明文公开。

3. 共享策略　数据共享策略主要通过脱敏和防泄漏方式进行防护。

（1）5级核心数据要做到禁止导出和泄露保护，同时采用脱敏处理。

（2）4级敏感数据根据用户权限授权导出，导出须做好脱敏处理和泄露防护。

（3）3级受控数据根据用户权限授权导出，须跟踪判断导出行为，并做好泄漏防护。

（4）2级内部公开数据也根据用户权限控制导出行为，同时做好泄漏防护。

（5）1级公开数据可共享和外发，无须做相关策略。

4. 审计策略　数据审计策略主要是对数据的使用行为进行审计。

（1）5级核心数据和4级敏感数据须控制到字段级的过程审计。

（2）3级受控数据和2级内部公开数据需控制到表、文件级审计。

（3）1级公开数据无须审计。

（四）数据安全组织管理

数据安全组织管理是落实数据安全保障工作的重要环节。通过建立覆盖全局的数据安全组织管理架构，确保数据安全管理方针、策略、制度、规范的统一制定和有效实施。通过进一步完善各级部门的数据安全管理组织，建立"管用审"分离的数据安全岗位职责，明确分工，加强沟通协作，落实安全责任，把握每一个数据流通环节的管理要求，以完整而规范的组织体系架构保障数据流通每个环节的安全管理工作。通过扩大数据安全管理人才队伍规模，培养具备一定安全技能的数据安全人才梯队，切实建立保障安全运行、协同安全响应、监督指导安全工作的数据安全管理队伍（图8-3）。

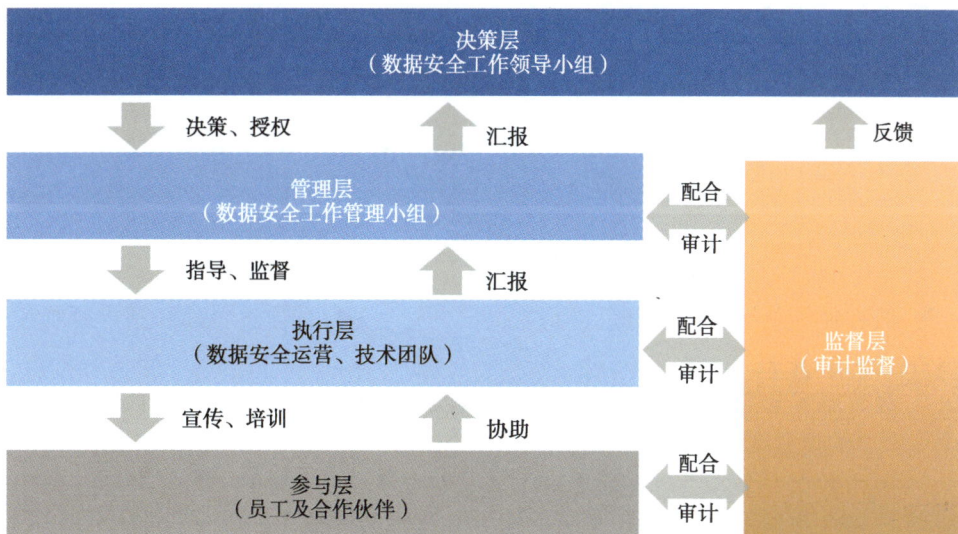

图8-3　数据安全管理组织架构设计

1. 决策层是数据安全管理工作的决策机构,建议成立数据安全工作领导小组。

2. 管理层是数据安全组织架构的第二层,基于组织决策层给出的策略,针对数据安全实际工作制定详细方案,维持业务发展与数据安全之间的平衡。

3. 执行层与管理层是紧密配合的关系,其职责主要聚焦于每一个数据安全场景,对设定的流程进行逐个实现。

4. 参与层范围包括组织内部人员和有合作的第三方人员,每个人均须遵守并执行组织内对数据安全的要求,特别是共享敏感数据的第三方,从协议、办公环境、技术工具等方面做好约束和管理。

5. 监督层负责定期监督审核管理小组、执行小组、员工及合作伙伴对数据安全政策和管理要求的执行情况,并向决策层汇报。监督层人员必须具备独立性,不能与其他管理层、执行层等人员共同兼任,建议由组织内部的监管审计部门担任。

数据安全管理组织的层次、人员构成和职责将形成数据安全管理办法或相关管理制度初稿,交予数据安全管理领导小组评审,最终由数据安全管理领导小组以制度或办法的形式发布。

(五)数据安全制度流程建设

基于科研大数据平台数据安全治理需求,需要建立合理且有效的数据安全管理制度,从制高点起到约束数据相关工作人员行为、培养数据安全意识、规范数据操作等作用,这对数据安全建设至关重要。科研大数据平台数据安全制度流程需要从组织层面整体考虑和设计,并形成体系框架。制度体系需要分层,层与层之间、同一层不同模块之间要有关联逻辑,在内容上不能重复或矛盾(图 8-4)。

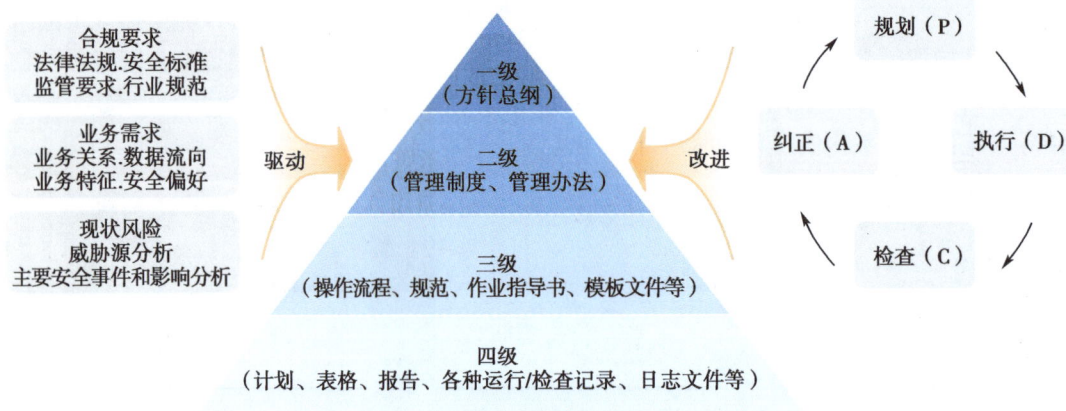

图 8-4 数据安全管理制度体系

1. 一级方针和总纲是面向组织层面数据安全管理的顶层方针、策略、基本原则和总管理要求等。

2. 二级数据安全管理制度和办法,是指数据安全通用和各生命周期阶段中某个安全域或多个安全域的规章制度要求。

3. 三级指数据安全各生命周期及具体某个安全域的操作流程、规范,及相应的作业指导书或指南、配套模板文件等。

4. 四级指执行数据安全管理制度产生的相应计划、表格、报告、各种运行 / 检查记录、日志文件等。如果实现自动化,大部分文件可通过技术工具收集,并形成相应的量化分析结果,该结果也是数据的一部分。

数据安全管理制度与规程是数据安全保障工作的制度保障,在实际业务的各个环节中应明确具体的安全管理方式和方法,以规范化的流程指导数据安全管理工作的具体落实,避免实际业务流程中"无规可依"的场景,是数据安全管理工作实际操作中的办事规程和行动准则。依据国家网络安全保障的相关政策法规以及医疗行业数据安全管理的规章制度和标准规范,指导医院在已有的信息安全管理体系基础上,建立符合数据共享开放业务发展,基于风险管控的数据安全管理及内控体系,在发展中提高数据安全风险管理能力。数据安全制度规程应从通用数据安全、数据全生命周期安全、数据各应用场景安全出发,覆盖业务管理和技术管理两大维度,重点加强数据资产管理、用户访问权限管理、数据共享管理、外包服务管理、监测预警与应急响应管理、日志与审计管理、数据备份与恢复管理等相关要求的制定和落实。

二、数据安全防护体系建设

根据医疗数据生命周期的过程管理,对每一个阶段进行监控,配置可视化监控系统,统计每个阶段的数据安全防护情况,以及对每个阶段数据的存储状态进行监控,在监控系统中以数据表图的方式,呈现不同阶段的数据内容,显示数据的变化趋势,有效做到对数据的全流程管控。以下针对几个重要医疗数据防护阶段给出防护建设建议。

(一)数据采集安全

数据采集者按照数据分级分类相关规范对数据进行分级分类标识,依托信任服务基础设施,采用用户身份鉴别、设备身份鉴别、网络认证准入等多种认证方式,确保数据源可信。在感知融合等接入数据库时,采用安全产品限制数据的流动方向,保障跨域数据接入安全。

在接入外部数据、本地数据、互联网数据时,如果无法保障数据来源的安全、可信以及数据真实性和完整性,则存在业务外网专有网络(virtual private cloud,VPC)和互联网VPC遭到攻击和破坏的风险。通过身份认证、准入控制、链路加密、应用层加密等方式防止假冒数据源接入,确保采集数据的真实性和完整性。

数据安全采集的采集源包括外部数据、内部数据、协同部门业务数据和社会及互联网数据。为了保障数据采集安全,需要提供用户身份鉴别、设备身份鉴别、网络认证准入等安全机制。

1. **用户身份鉴别** 数据库在采集、接收相关数据时,对数据来源、数据完整性及可追溯性进行验证。通过在数据采集阶段进行用户身份认证,保障数据本身的完整性和真实性,确保数据来源的安全和可信,防止伪冒数据源的安全攻击和破坏。数据采集阶段的安全认证,主要包括采集系统到数据源系统(数据库-数据库)的接口认证、采集设备接入认证以及用户身份认证,通过身份认证和账号确权方式确保对端双向数据连接的安全。

2. **设备身份鉴别** 数据采集设备一般为非智能IP设备且基本都采用弱化或封闭的内嵌系统,因而传统的身份认证模式无法适应这种特殊环境的身份鉴别要求。但暴露在外的探测感知设备、网络摄像头、手持数据采集设备(IP类设备)等,普通人员很容易触及,极大地增加了相关平台的安全风险。通过准入控制系统所提供的设备身份认证和网络准入控制功能,能够实时监测并发现接入内网的主机、PC/PAD、数据采集设备、IP物联感知设备、网络摄像头等 IP 设备,并在第一时间联动交换机、网络安全设备进行隔离阻断,通知安全管理人员。此外,可以对非智能 IP 设备做到精准设备识别,以及通过伪造合法 IP 和 MAC 地址的非法设备及行为能够被及时发现,并从网络链路层阻断,确保数据采集设备的安全可信。

3. **网络认证准入**　准入控制系统以旁路方式部署,通过 802.1x 或策略路由技术与网络设备联动,对入网数据采集设备以及用户进行身份认证及安全性检查,阻断一切未授权设备或用户随意接入内部网络。

(二) 数据传输安全

数据(流式数据、数据库、文件、服务接口等类型的数据)传输过程中,需采取加密措施保障数据的完整性、机密性。公开数据主要安全传输技术有数据完整性校验,内部数据和敏感数据主要安全传输技术有数据传输加密、数据完整性校验、数据防泄漏技术等。

数据传输过程中采用传输加密、数据隧道加密,防止数据被篡改、截获;落地后的数据,通过数字签名技术保障数据完整性,杜绝数据伪造、滥用。在传输过程中,需要从数据传输加密、数据完整性保护、网络数据防泄漏等多个方面保障业务系统数据的机密性和完整性。

1. **传输加密**　数据在网络中传输时,面临中间人攻击、数据窃听、身份伪造等安全威胁。为了保证数据在网络上的传输安全,区域内外部各接入单位之间要保证安全通信。采用网络链路端到端加密,并配合国家标准加密算法(国产密码),防范重要数据泄露。

2. **数据完整性保护**　数据传输过程中的数据完整性保护可以通过数字签名技术来实现。在敏感数据交换等流程中,基于数据库安全基础设施提供的签名服务器,采用数字证书的数字签名对数据传输过程中的文件信息进行签名,杜绝数据伪造、滥用,全面保障信息的完整性、严肃性和权威性。

3. **网络数据防泄漏**　网络数据防泄漏是通过正则表达式、数据标识符、数据指纹、机器学习等方式自动识别并发现外泄敏感数据。网络数据防泄露网关主要以旁路模式安装在网络出口处,通过监听网络数据,识别数据分类并形成风险事件上传至数据安全管理平台。

(三) 数据存储安全

科研大数据平台集中存放着大量敏感数据,由于众多业务或科研应用可直接共享使用,存在极高的数据泄露、丢失、损坏的风险。数据安全存储旨在解决数据存储阶段的风险问题,基于数据分级分类标准对数据实施加密存储、分级保护和容灾备份等防护措施。

1. **数据加密**　保证数据保密性的最好方法之一就是数据加密。依据数据分级分类标准,对敏感数据、内部数据等重要数据在存储时进行加密处理,基于加密算法有选择性地加密敏感字段内容或针对库表级数据进行加密,保护数据库内敏感数据的安全,保证即使在存储介质被窃取、数据文件被非法复制或泄露、数据被越权非法访问的情况下,敏感数据仍是安全的。

(1) 预防存储层明文泄密:硬件设备、备份磁盘丢失,数据文件、备份文件的拷贝,都可能导致敏感数据的泄露。通过加密对敏感数据进行加密存储,可确保即使数据文件外泄,也无法查阅其中的敏感信息(图 8-5)。

(2) 防止越权访问敏感数据:数据库管理员和维护人员一般拥有数据库的高操作权限,可直接获取数据库中所有敏感数据,不符合安全管理的需求。通过独立、增强的权限控制、三权分立机制,确保任何用户在没有获得密文权限时无法获取数据库中的敏感数据(图 8-6)。

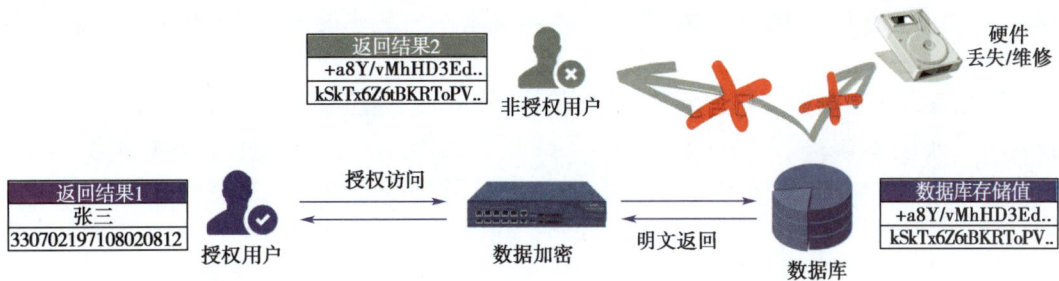

图 8-5 数据加密 - 非授权用户访问

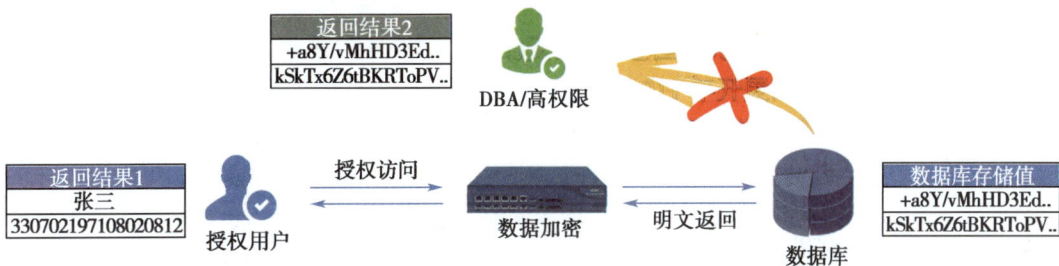

图 8-6 数据加密 - 高权限用户访问

2. **数据备份与恢复** 数据备份与恢复是保证数据完整性、可用性最好的方法之一。单纯依靠杀毒软件无法完全保证数据安全,数据安全的最后一道防线就是进行数据备份,即保留数据的历史副本,在受到勒索病毒攻击后,可以快速恢复数据,保障业务稳定运行。同时,数据备份与恢复可应对由于服务器老化、硬盘损坏、系统升级以及人为误操作导致的一些数据丢失问题,确保业务稳定运行。

(四) 数据共享和使用安全

科研大数据平台通过 API 接口、文件下载、数据门户等方式对临床应用、科研应用、管理应用等提供所需数据。多样的数据使用共享方式,引入了复杂的数据安全风险,需从权限控制、使用脱敏、监测审计、水印溯源、泄露防护等方面实现共享和使用全流程的安全控制。

1. **权限控制** 针对研发人员、数据分析人员或数据库管理人员直接访问数据库或通过数据接口访问大数据存储的场景,对不同权限、不同角色的访问行为进行控制,防止非法攻击。基于主动防御机制,实现数据库访问行为的控制及危险操作的阻断。

科研大数据平台中的核心数据库,可通过数据库安全网关建立独立于数据库之外的访问控制功能,创建数据库访问权限控制规则,通过实时分析用户对数据库的访问行为,自动建立数据库访问特征基线,及时发现并阻断 SQL 注入攻击和违反规范的数据库访问请求。基于主动防御机制,实现数据库访问行为控制、危险操作阻断、可疑行为审计,形成数据库最有力的一道防护网,全面保障数据库的完整性、保密性和可用性。

科研大数据平台的 API 接口,可对 web 应用系统、API 服务进行请求接口自动梳理,对应用请求进行鉴权处理,跟进访问者的数据访问相关信息,如浏览器信息、IP、访问页面、跳转信息、访问的关键内容等进行多因素条件鉴权,并依据安全策略对应用请求实施告警、阻断、脱敏、水印等不同安全响应措施。基于数据、用户权限矩阵,采用主动防御机制,实现应用数据的访问行为控制、危险操作阻断。根据预定义的禁止和许可策略使合法的操作行为通行,而对非法违规操作进行拦截阻断,实现对应用/API请求的危险操作行为主动预防、实时管控。

数据库运维人员往往拥有数据库的最高权限,其针对数据库的所有操作行为均难以管控。一旦高权限账号丢失或运维人员恶意操作(误操作),将对用户数据及核心业务造成难以追回的破坏和损失。针对运维人员直接访问数据库的需求,可以通过统一登录、多因素认证、权限管控、操作审批、动态脱敏、本地化防护、误删恢复等技术,实现对运维人员的最小化权限控制、危险操作阻断以及行为审计。

2. **使用脱敏**　数据共享环节涉及向各协同部门提供业务数据、对外信息披露、信息公开等不同业务场景,应依据数据分级分类标准,同时根据用户行为、情况动态进行数据授权。通过集中统一的访问控制和细粒度的授权策略,对用户、应用等访问数据的行为进行权限管控,确保用户拥有的权限是完成任务所需的最小权限,同时对敏感数据进行数据脱敏和隐藏,防止信息扩散和信息泄露事件发生。

科研大数据平台为临床应用、科研应用、管理应用等提供所需数据,为保障数据的安全使用,须对敏感数据进行脱敏。数据脱敏按照应用场景需求的不同分为静态脱敏和动态脱敏。

静态脱敏是指利用脱敏规则,通过数据脱敏机制对某些敏感信息进行数据的变形,实现对敏感数据的可靠保护,脱敏后的真实数据集广泛应用在开发、测试和其他非生产环境以及外包环境中。

动态脱敏针对业务访问需求,实时对展示的敏感信息进行变形、隐藏,使其无法获得原始数据,防止数据泄露风险的发生。动态脱敏系统存在于运维环境和生产环境数据库之间的安全层,保护存储在数据库中的敏感数据。通过截取发送到数据库的SQL请求,并将请求送到规则引擎进行处理,以确定如何进行脱敏处理,并记录访问行为。通过上述方式确保业务系统、运维环境能够根据其工作所需和安全等级,恰如其分地访问生产环境的敏感数据。

3. **监测审计**　科研大数据平台采用web应用或API接口的业务形式向科研人员及其他系统提供便捷的服务。由于应用系统或API安全架构设计的缺失及权限配置的失误,导致越来越多的关键业务、敏感信息可能出现非授权暴露。

针对研发人员、数据建模分析人员或数据库管理人员直接访问数据库或通过大数据接口访问大数据存储的场景,对敏感数据的访问行为进行审计。采用网络流量分析技术、大数据审计技术弥补大数据平台各组件日志记录不全、审计深度不够等问题,帮助统一记录数据库或各类大数据组件的操作日志,帮助及时发现数据库或大数据可疑操作行为。

API接口审计:梳理科研大数据平台对外开放的API接口,绘制接口画像和接口访问轨迹,监测敏感数据流动风险,识别接口调用的异常用户行为,为应用系统业务数据的合规正常使用和流转提供数据安全保障。基于深度协议分析技术,对网络中的流量进行分析,实现对网络中的应用、接口、账号、敏感数据、文件、临床科研人员端IP资产的自动识别,并归类分组添加到各自的资产列表中。对流量中的在线会话进行实时监控,及时掌握应用系统的各种业务风险行为,了解web应用访问的状态及风险态势。

数据库审计:实时分析用户对数据库的访问行为,实现数据库数据流转的全链路审计,为安全事件的追踪溯源提供依据。内置威胁特征库和风险规则库,对SQL注入、缓冲区溢出、暴力破解、违规数据泄露等行为进行风险监测和告警,实现数据资产的"可见、可控、可防、可提升"。

4. **水印溯源**　业务流程中,常涉及数据共享和数据交换等场景,在数据共享和数据交换的使用过程中经常会发生数据泄漏或盗用的安全事件,但由于缺乏有效的安全控制和版权保护措施,无法追踪定位到泄漏主体,不能证实数据所有权。对此,有效的做法是在数据共享和数据交换之前对数据添加水印信息,嵌入特定的数据信号。当然,这也对水印的隐蔽性和鲁棒性提出了要求,一是数据中的水印信息应难以被发现,带有水印的数据在不同业务场景下需保证可用性;二是数据中的水印信息应无法被私自篡改,带水印的数据经过部分毁坏等人为操作后需保证仍可有效溯源。

数据库水印系统将特定的数据信号标记嵌入数据产品中,保护数据产品版权和数据完整性,并保护进行数据信息去向追踪的产品。数据通过数据库水印系统分发后能有效进行泄露数据的溯源。系统支持伪行、伪列、无痕、脱敏四种水印技术,可满足不同数据结构的水印标记需求;支持文件和数据库的溯源操作,支持库到库、库到文件、文件到文件、文件到库的数据分发场景;有效解决数据共享后数据不受控、发生数据泄漏安全事件后无法定位到责任人、数据所有权无法得到有效保护等问题。

5. 泄露防护　科研大数据平台内部业务系统在数据传输过程中,为了防止因违规、恶意操作导致的数据泄漏,通过数据防泄漏措施对外发的数据进行敏感性识别,以便及时发现、拦截禁止共享开放的数据流出数据中心。数据防泄露措施按照数据泄露的可能点,分为网络侧防护措施和终端侧防护措施。

网络侧数据防泄露通过监听电子邮件(SMTP 协议)、web(HTTP 协议)、文件传输(FTP 协议)和网络新闻传输(NNTP 协议),负责监管网络数据、识别敏感数据并进行分级分类,根据服务器策略生效对应的响应策略,进行监控审计。

终端侧数据防泄露对终端操作提供全方位监控与安全防护,负责扫描发现终端上的敏感数据,并监视终端上敏感数据的操作使用,对操作行为进行全面监控,对于高风险数据的复制、USB 拷贝、打印刻录、截屏拍照等行为进行风险提醒和阻断保护。

(五)数据销毁安全

数据库拥有海量的数据资产,其中必然存在大量敏感甚至涉密的数据,同时随着时间和业务变化也会产生大量冗余或无用数据。而这些敏感或冗余数据的长期存储,不仅占用了大量的存储空间,还增加了数据泄露的风险,因此需要按照数据分级分类规范和相关流程对这些数据进行定时清除或销毁处理。

数据主要以结构化数据、非结构化数据形式存在。不同业务之间数据流转完成后,将对完成后的数据进行归档处理,弃用数据将进行销毁操作,以确保数据的真正安全。销毁方式包括介质销毁、内容销毁等。

建立数据清除和销毁机制,防止因存储介质上数据内容的恶意恢复而导致数据泄露风险。加强数据迁移销毁流程安全管理,全力确保数据安全。在数据生命周期结束后,保证数据被彻底删除,或存有敏感数据的介质被彻底销毁,防止数据被恢复引发数据泄漏风险;防止数据销毁方法不当,导致被逆还原的风险。

(六)数据安全统一管理

围绕数据全生命周期,各阶段节点的单点防护技术手段已日益健全,但各类数据安全产品之间缺乏有效联动和统一调度,安全风险应对能力难以得到真正提升。基于安全木桶效应,数据流转需要体系化防护,通过集中化、联动化的安全防护平台对这些单点技术进行有效管理,实现面向数据安全风险的动态、纵深防御。

医院科研大数据平台环境下应建立数据安全统一管理功能,以数据资产为中心,通过对各类数据安全设备／系统产生及上报的流量日志、事件日志及安全告警等融合分析,实现数据全生命周期的综合安全风险评估、数据安全事件的全链路分析,并借助数据安全统一联动能力,进行一站式风险管理、事件处置;通过数据流转血缘技术,实现对数据流程的全行为溯源;此外,通过数据安全驾驶舱、数据安全监管能力,可提供全网数据安全产品实时状况的监控、报警、报表信息的集中展现、多系统"一窗式"运维管理、系统快速定位,以及高安全冗余备用方案。为机构 IT 主管、信息部门领导提供及时、全面、准确的全网数据安全管理的量化分析和决策依据,同时有效提升管理员日常运维、管理效率(图 8-7)。

1. **数据资产中心** 通过主动、被动、手动录入以及第三方同步多种资产发现方式,发现全网数据、应用、账号、网络等资产指纹信息;对数据进行自动化分级分类,辅助完成分类管理、分级管控的任务;输出分级分类结果、分类模型、分级模型、分级分类匹配模型,为基于数据分级分类的数据安全事件和数据安全风险识别提供基础;基于资产管理属性和安全属性构建资产画像,提供全方位资产信息呈现,包括资产基本信息、风险分析、脆弱性分析、数据流转等。

2. **数据安全风险评估** 通过自动和人工的方式采集整网环境中存在的脆弱性,包括技术类、管理类、人员类等方面,实现脆弱性的管理;并基于业务系统维度,通过对脆弱性所属生命周期阶段(采集、传输、存储、使用、共享、销毁)及所属安全属性(机密性、完整性、可用性)进行风险定量和定性计算,构建数据全生命周期的风险评估矩阵。

3. **数据安全事件分析** 对多种安全日志、数据访问行为日志进行采集,并通过一系列数据分析处理引擎,包括关联分析引擎、UEBA 引擎、AI 分析引擎、精警分析引擎、知识图谱分析引擎等,对数据安全事件进行事中检测、事后溯源,实现数据安全事件的台账管理,借助数据安全事件闭环功能流程,完成整个数据安全事件的全流程处理和闭环,保障大数据平台的数据安全。

4. **数据流转分析** 数据流转分析可从数据视角和全链路视角对数据流转的规模、过程、方式进行有效监测,并通过可视化的方式实现数据流转过程可视;通过对流转路径上涉及的安全事件和关系日志进行查看,实现全景攻击链溯源,充分展现风险资产和风险账号的威胁感染和传播路径,实现威胁可视化,快速、高效地查找出有用的溯源线索,定位相关责任部门。

5. **数据安全能力联动** 通过对网络中的数据库安全防护系统、数据动态脱敏、数据资产扫描探针、数据安全行为采集探针、数据审计等多种数据安全相关设备进行统一纳管,实现设备安全策略的统一下发,并借助 SOAR 编排技术,构建安全案件和剧本,将复杂的数据安全事件响应过程和任务转换为一致的、可重复的、可度量的、有效的工作流,实现安全事件的自动化响应,提高安全运维团队的整体运维效率。

6. **数据安全运营** 通过输出数据安全综合风险评估报告、数据安全报告、数据安全合规评估报告等分析报表,直观呈现医院数据安全状态和合规情况,提供满足不同管理角色需求的详细分析报表。基于工单的安全风险闭环管理流程,派发告警、漏洞、配置核查等工单任务,实现风险信息处置自动流程化处理,提高工作效率,缩短沟通成本,记录并跟踪任务的完成情况,达到风险处置"可监""可管"目的。

7. **数据安全驾驶舱** 通过多维度、可视化安全分析大屏展示,全天候监控网络安全状况,快速宏观地了解全网数据安全情况,及时处理安全风险。

(1) 综合指挥调度:综合展示当前未处理的风险、风险资产、调度部门、调度责任人要素,进行全网、各部门安全评估,实时展示全网安全威胁和风险调度情况。

(2) 数据资产态势:实时监测当前数据资产的分级分类情况、访问情况、风险情况,形成数据资产运维信息与安全信息相结合的数据资产态势分析大屏。

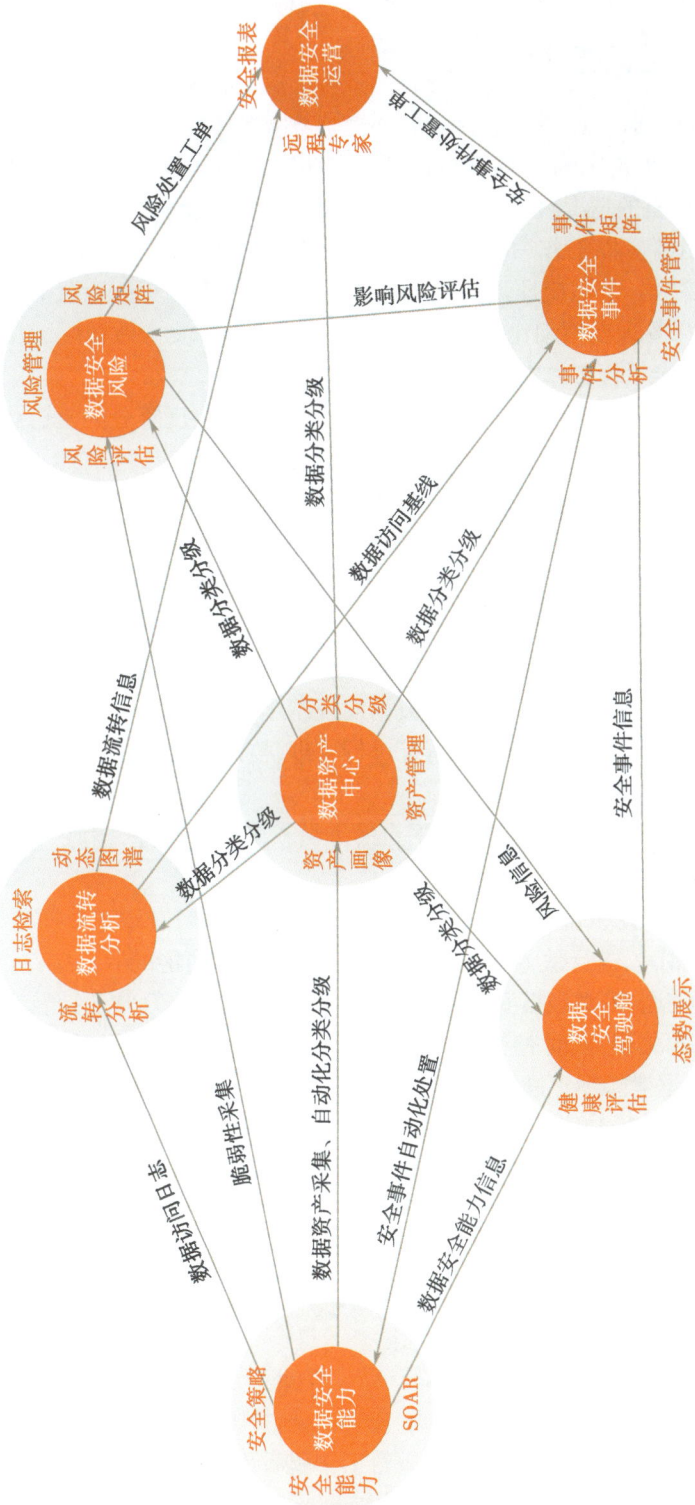

图 8-7 数据安全统一管理能力

（3）数据风险态势：实时监测当前数据资产的风险隐患、风险事件、风险数据流转路径等要素，提供当前数据风险总览分析。

三、数据安全运营体系建设

数据安全的需求是长期的、持续的，在完成数据安全评估、制度、技术层面的建设工作后，将转入长期运维阶段，即数据安全运营。数据安全运营是构建完善数据安全体系的重要环节，数据安全运营的情况将极大影响数据安全体系的效能。

数据安全运营应以工作为核心，依据信息安全法规、标准和实际安全要求，从技术、组织、合规等多个视角，全面梳理数据安全工作全局，通过数据安全运营平台协同多种调度任务，推动工作结果管理向精细化过程管理转变，最大化提升安全效益。

（一）数据安全运营工作内容

数据安全运营工作按照运营内容、运营频次、运营复杂度等分为常态化安全运营工作和专项安全运营工作。

1. **常态化安全运营工作** 常态化安全运营工作是支撑数据安全管理的主要形式，以基础运营工作为主，依托数据安全统一管理平台，开展日常资产梳理、权限管理、威胁分析、预警处理等工作。通过持续开展日常运营工作掌握自身的数据安全情况，及时发现面临的内外部威胁风险，提高数据安全体系健壮性。常态化安全运营工作具体内容如下。

（1）数据资产梳理：针对已有数据以及未来持续增加的数据进行数据资产梳理，对业务系统的静态数据资产情况进行梳理；对数据发现制定相应的特征规则，便于发现数据时进行初始化数据特征定义；对数据的动态情况进行梳理，梳理内容包括访问情况、分析数据、数据敏感情况等。

（2）数据权限管理：对科研大数据平台的人员权限进行梳理，按照"最小权限"原则对数据权限进行管理。

（3）敏感接口审查和确认：从合理性和必要性的角度对所有敏感数据接口进行审查，确认每一个敏感接口用途，进行敏感数据去标识化等处理，对于可能的后门接口提供预警和处理。

（4）日常监控巡检：对数据安全相关产品的运行情况进行日常监控及定期巡检。

（5）风险预警处理：实时查看、分析数据安全风险，对数据泄露风险事件进行及时修复，对正在发生的数据泄露事件进行阻断。

（6）访问行为分析和审计：对人员数据访问行为进行审查，对内部人员查阅和导出大量数据的行为进行审计和处理，对非业务需求的数据访问行为进行及时分析处置。

（7）数据泄露事件溯源：对数据信息泄露事件，及时还原数据访问路径，快速定位高危可疑人员，定位泄露点。

（8）高危人员数据行为审查：离职人员和新员工往往属于高风险群体，对该群体人员的行为应进行重点审查，及时发现并排除风险。

（9）定期运营服务总结：对数据安全运营工作进行定期总结及汇报，提升运营质量，保障数据安全。

2. **专项安全运营工作** 专项安全运营工作是针对当前医院面临的安全形势和安全需求开展的专项工作，包括应急响应、风险评估、重要时期保障等。

（1）应急响应：制定数据安全应急预案，应至少包含数据安全应急组织建设、数据安全应急流程建设、数据安全应急响应、数据安全事件应急处理、核心业务连续性及恢复演练等内容。数据安全事件应急响应是指根据应急预案对正在发生或已经发生的安全事件进行紧急处置,第一时间阻断数据安全威胁,降低对业务的影响程度。数据安全事件复盘整改是指应急处置完成后,组织复盘分析,明确事件发生的根本原因,做好应急总结,沉淀应急手段,跟进落实整改,完善相应应急预案。

(2) 风险评估:数据安全风险评估是对数据资产现状、脆弱性、安全威胁、人员状态、制度完备性等各个维度进行全面、深度的安全检查和风险评估,基于法律合规和自身风险构建预定义评估对象、评估流程的导引评估模式。通过对目标系统采用的安全策略和规章制度进行评审,发现不合理的地方,同时采用扫描形式对目标可能存在的已知安全漏洞进行逐项检查,确定存在的安全隐患和风险级别。

(3) 重要时期保障:为解决重要保障时期存在的未知风险、安全防护等问题,需从备战阶段、决战阶段、总结阶段分别开展针对性的安全工作。备战阶段以发现未知风险为目的,在事前防患于未然;决战阶段为大数据平台提供全面的安全防护和应急保障服务;总结阶段,分析并改进不足,提高科研大数据平台安全能力,积累重要保障活动经验。

(二) 数据安全运营组织架构

1. **运营保障团队** 人是安全运营能力最核心的体现。构建有效的安全组织体系,明确相关角色、责任及分工,落实安全运营队伍,加强人员安全管理,建立人员能力评估和考核体系,是保障运营工作高效落地的基础保障。

从安全管理工作开展的角度考虑,完整的安全组织一般包含两个重要组成部分,数据安全管理组织和数据安全执行组织。

(1) 数据安全管理组织:专职负责数据安全运营管理工作,维护安全运营管理体系中安全规划、安全制度建立健全、安全检查等工作。管理层连接决策层与执行层,是贯通整个运营组织沟通机制的重要桥梁。

(2) 数据安全执行组织:负责为安全管理提供支撑、执行数据安全具体工作,落实数据安全运营规划和工作任务。

2. **团队建设保障措施**

(1) 知识库建设:建设安全运营知识库,积累日常安全运营经验,将问题处理过程形成文档,保证运营工作效率,避免对相同问题重复投入精力,提升安全运营工作的执行效率,优化执行结果。

(2) 技能培训:安全运营人员的技能水平是支撑整体安全运营工作有序开展的关键因素,安全运营工作形成体系化,需要依赖一定数量的运营技术人员储备。周期性开展技术培训,对运营人员制定技能评估、KPI 考核计划,不断提升运营人员业务水平。

(三) 数据安全运营工作机制

通过构建数据安全统一管理平台,将威胁情报、态势感知、威胁狩猎、监测与响应、工单系统等运营组件进行集成,准确、高效地处理对接过来的信息。针对一些明确的已知问题,由系统自动联动处置;针对一些未知的、隐秘性较强的问题,由数据安全统一管理平台生成工单,相应的安全运营团队进行分级处理。例如,针对一般事件、威胁或漏洞,由驻场运维人员及本地安全运营专家进行研判和响应;针对紧急重要事件/威胁或漏洞,则通过应急响应流程,由云端运营专家处置。最终确保不同种类或等级的问题都能得到快速、专业的闭环处置。通过闭环的安全运营机制,可以有效提前识别问题,主动闭环问题,做到居安思危、未雨绸缪,大幅度降低可能发生网络安全风险的概率(图 8-8)。

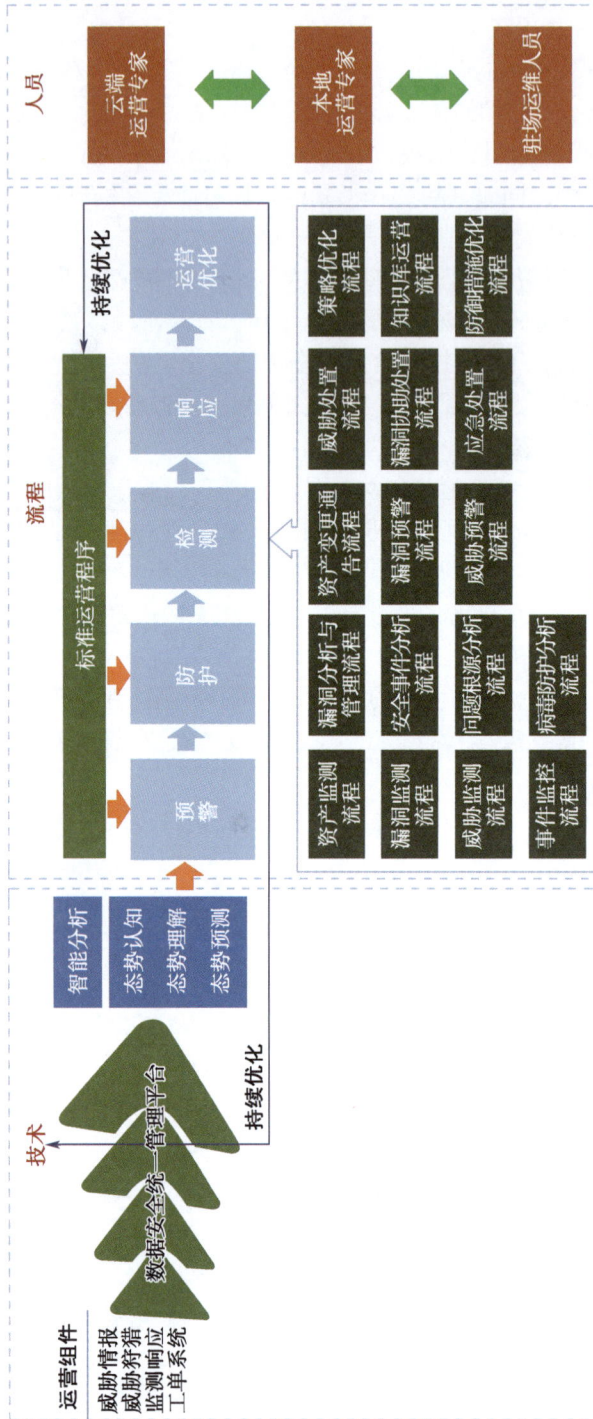

图 8-8 数据安全运营工作机制

（四）数据安全运营度量评价

数据安全运营是一个长期性、持久性、需持续优化的工作,运营的效果价值需要明确的度量指标,对安全运营团队及其服务开展评价,促进安全运营的持续改进。

安全运营主要采用两种方法进行评价。

1. **过程评价**　对安全运营过程的规范性、符合性进行评价。在安全运营服务过程中,根据相应指标对安全运营过程的各项服务内容进行静态检查、穿插检查、跟踪检查等。

2. **结果评价**　对安全运营结果的有效性进行评价。在安全运营服务过程中,对安全运营服务产出的结果、结果的有效性进行评价,包括采用抽样检查、技术验证、指标比对等方式进行验证。

安全运营评价框架包含安全合规、安全能力、运营过程等维度。安全合规包含等保合规、数据安全合规、个人隐私合规等;安全能力围绕安全三要素,包含资产管理能力、脆弱性管理能力、威胁管理能力;运营过程覆盖识别、保护、检测、响应、恢复全流程(表 8-2)。

表 8-2　数据安全运营度量评价指标

类别	子类别	评价指标	指标描述
安全合规	等保合规	安全管理	管理制度是否覆盖当前全部安全活动,安全流程是否与实际相符,记录表单是否齐备完整,制度是否定期更新
		安全技术	安全技术体系建设是否已覆盖全部业务场景,是否定期进行安全测评,风险项是否已有处置计划
	数据安全合规		是否建立数据分级分类相关制度,是否明确数据安全治理组织和角色分工,是否围绕数据生命周期配备相应的技术保障措施
	个人隐私合规	信息收集	是否明确定义个人信息收集范围,收集范围是否满足最小化原则,是否有公开透明的收集信息告知
		信息处理	是否制定个人信息处理安全策略,是否针对个人信息采取匿名化、去标识化等手段,使个人信息经过处理后无法指向特定个人,无法还原为个人信息
		信息跨境处理	是否存在跨境处理个人信息或委托其他供应链跨境处理个人信息行为,是否按照国家有关规定进行备案和审查
安全能力	资产管理能力		是否具备资产管理流程,并为支撑该流程配备相应的技术支撑手段,以全面、准确、及时对资产进行管理
	脆弱性管理能力		是否具备脆弱性管理流程,并为支撑该流程配备相应的技术支撑手段,从而准确、及时地识别全网脆弱性,及时采取措施消除脆弱性或控制影响范围
	威胁管理能力		是否具备威胁管理流程,并为支撑该流程配备相应的技术支撑手段,准确识别内外部安全威胁,并具备相应威胁处理流程,及时处置威胁,对相应事件进行取证
运营过程	识别	资产识别	资产台账、网络拓扑、网络映射关系与实际运行是否保持一致
		漏洞识别	是否存在高危漏洞,长期未处置的漏洞
		业务画像	业务画像包括业务系统组成、业务架构、框架及数据库版本、业务交互流程等内容

类别	子类别	评价指标	指标描述
运营过程	保护	规则有效性	检查规则有效性,无空规则或互斥规则
		规则覆盖度	已知攻击场景建立的防护规则覆盖度100%
	检测	攻击检出率	完整有效的攻击事件检测成功率
	响应	安全事件处置程序	安全事件处置程序完备性
		平均事件处置时长	安全事件平均处理时长
		安全事件复发数	同类型安全事件重复发生次数
		应急事件响应效率	紧急高危安全漏洞、安全应急事件启动响应时间与修复时间
	恢复	业务连续性指标	为关键、重要业务应用建立了业务连续性指标及恢复计划,对业务连续性恢复进行验证演练
		业务应用恢复时长	发生因安全事件导致的业务中断恢复总时长

第三节 医院科研大数据平台的管理

一、医院科研大数据平台的运维

(一)医院科研大数据平台管理原则

1. 遵循国家有关法律法规,确保科研数据的合法性。
2. 尊重知识产权,保护数据的原创性和权益。
3. 注重数据安全和隐私保护,确保数据的机密性和完整性。
4. 实现科研数据的长期保存和可追溯,确保数据的可重复使用和验证。

(二)医院科研大数据平台数据管理

1. **收集融合策略** 制定明确的数据收集标准和流程,确保数据的准确性和完整性。同时,考虑不同数据源之间的融合和整合,以便更好地进行数据分析和挖掘。

2. **存储备份机制** 选择可靠的存储设备和服务,确保数据的安全性和可持续性。同时,建立数据备份和恢复策略,以应对数据丢失和灾难恢复。

3. **质量控制** 建立数据质量控制体系,对数据进行质量评估和验证。包括对数据准确性、完整性、一致性等方面的检查,确保数据的可靠性和可信度。

(三)医院科研大数据平台的安全管理

1. **访问控制** 实施严格的访问控制策略,确保只有被授权的用户可以访问和使用数据,可以采用基于角色的访问控制或基于属性的访问控制等方法。

2. **身份认证** 对用户进行身份认证和验证,确保只有合法的用户才能访问系统,可以采用多种认证方式,如用户名密码、数字证书、生物识别等。

3. **数据加密策略** 对敏感数据进行加密存储和传输,确保数据的机密性和安全性,可以采用的加密算法有对称加密、非对称加密等。

4. 安全事件响应机制　建立安全事件响应团队和流程,对安全事件进行及时响应和处理,包括安全事件的发现、报告、分析和解决等。

(四) 医院科研大数据平台性能管理

1. 系统性能监控　对科研大数据平台的系统性能进行实时监控和评估,包括系统的响应时间、吞吐量、资源利用率等方面的指标。

2. 故障排查　对系统出现的故障进行及时排查和解决,建立故障排查流程和工具,提高故障处理的效率和准确性。

(五) 医院科研大数据平台用户与权限管理

1. 用户角色和权限设置　根据用户的职责和需求,设置不同的用户角色和权限,确保用户只能访问和使用其权限范围内的数据和功能。

2. 申请与审批　建立用户申请与审批流程,对用户的权限申请进行审批和授权,确保用户的权限申请符合规定和流程。

3. 使用流程　制定明确的数据使用流程和规范,确保用户在使用数据时遵循规定的流程和要求。

4. 用户行为监控　对用户的行为进行监控和审计,确保用户在使用数据时遵守规定和要求。同时,及时发现和处理异常行为和安全事件。

二、医院科研大数据平台运维流程和工具

(一) 硬件设施管理

1. 服务器维护

(1) 定期检查服务器的硬件状态,包括 CPU、内存、硬盘等关键组件。

(2) 实施冗余配置和备份策略,确保数据的安全和系统的高可用性。

(3) 更新服务器固件和 BIOS,以修复已知的性能问题和安全漏洞。

2. 存储系统管理

(1) 根据数据增长趋势,规划存储容量扩展,采用如 HDFS、Ceph 等分布式文件系统,以提高存储效率。

(2) 实施定期的数据备份和灾难恢复计划,确保数据的持久性和一致性。

(3) 监控存储系统的性能指标,如 I/O 吞吐量和延迟,及时调整配置以优化性能。

3. 网络设施监控

(1) 监控网络流量和连接数,分析网络瓶颈,确保数据传输的稳定性和速度。

(2) 配置网络防火墙和入侵检测系统,保护平台免受外部攻击。

(3) 定期检查网络设备的配置和日志,及时发现并解决网络故障。

(二) 软件环境维护

1. 操作系统更新与维护

(1) 定期执行操作系统的安全补丁和版本更新,防止潜在的安全威胁。

(2) 监控系统资源使用情况,如 CPU 占用率和内存使用量,优化系统配置以提高效率。

(3) 实施用户权限管理和审计策略,确保系统的安全性和合规性。

2. 数据库管理与优化

(1) 根据数据访问模式,设计并调整数据库索引,提高查询效率。

(2) 实施数据库分片和复制策略,提升数据的可访问性和可靠性。

(3) 定期进行数据库的性能调优和空间清理,保持数据库的高效运行。

3. 中间件及服务监控

(1) 部署中间件如消息队列、缓存系统等,以提高应用的性能和解耦能力。

(2) 监控服务的运行状态和性能指标,如响应时间和错误率,确保服务的稳定性。

(3) 实施自动化的服务部署和回滚机制,减少人为操作的错误并提高效率。

(三)自动化运维工具

1. 配置管理工具(如 Ansible,Puppet)

(1) 使用 Ansible 进行批量配置管理,如通过编写 Playbooks 实施自动化设置 100 台服务器的安全策略,减少手动配置的时间和出错率。

(2) 利用 Puppet 的声明式语言来定义系统的期望状态,自动纠正偏差,如自动更新所有服务器的系统补丁至最新稳定版。

2. 持续集成与持续部署(CI/CD)(如 Jenkins,Gitlab CI)

(1) 通过 Jenkins 实现代码的持续集成,每次代码提交就会触发自动构建和测试,确保代码质量。

(2) 结合 Gitlab CI 进行持续部署,自动化测试、构建、部署流程,缩短产品迭代周期,提高开发效率。

3. 监控与告警系统(如 Prometheus,Zabbix)

(1) 使用 Prometheus 监控服务和应用的性能指标,如 CPU、内存使用率以及自定义指标,实时发现潜在问题。

(2) 结合 Zabbix 进行网络设备和服务的监控,设置阈值和触发告警,如当网络延迟超过 50ms 时发送告警通知。

(四)日常运维流程

1. 常规检查与维护步骤

(1) 每日进行系统健康检查,包括磁盘空间、内存使用、进程状态等,确保系统稳定运行。

(2) 每周对数据库进行一次全面优化和维护,包括索引重建、表碎片整理等操作,提升数据库查询速度。

2. 应急响应与故障处理流程

(1) 建立快速响应机制,如发生服务中断时,5 分钟内自动触发告警并通过预定义的标准操作程序(Standard Operation Procedure,SOP)进行故障定位和恢复。

(2) 定期进行故障演练,模拟不同故障情景,如数据中心断电,验证应急预案的有效性和团队的响应能力。

三、医院科研大数据平台可持续性能优化与扩展

(一)性能优化措施

1. 资源分配优化

(1) 通过资源监控工具分析系统负载模式,动态调整资源分配,如根据工作负载变化自动增减虚拟机实例数量。

(2) 实施资源隔离策略,例如使用容器化技术 Docker 来隔离不同应用的资源使用,防止资源争夺导致平台性能下降。

2. 计算效率提升策略

（1）采用高效的算法和数据结构来优化核心数据处理流程，通过优化数据排序算法提升大数据分析任务的处理速度。

（2）引入并行计算框架如 Apache Spark，充分利用多核处理器的计算能力，加速大规模数据集的处理。

（二）扩展性设计原则

1. 模块化设计

（1）采用模块化设计理念，将系统分解为独立的功能模块，便于单独扩展和维护，通过模块化设计实现新分析工具的快速集成。

（2）使用微服务架构风格，每个服务独立部署和扩展，提高系统的灵活性和可维护性。

2. 负载均衡与扩展性策略

（1）部署负载均衡器如 Nginx 或 HAProxy，实现临床科研人员端请求被均匀分配到后端服务器，提高系统的并发处理能力。

（2）实施自动化扩展策略，如基于 CPU 使用率或内存压力自动增减服务器实例，通过自动扩展支持突发的用户访问高峰。

第九章　科研大数据平台的发展愿景

第一节　新一代信息技术为科研大数据平台带来新机遇

一、人工智能在医疗大数据中的角色

医疗大数据，涵盖了从临床诊疗、医学影像、生物信息到患者管理等各方面的海量数据。通过数据的标准化、结构化处理等挖掘后的医疗大数据具有巨大的数据潜力，能够支撑临床诊疗、科研管理和决策。例如，通过对大数据的分析，医疗机构可以更有效地识别疾病的早期迹象，优化诊疗路径，减少不必要的检查和治疗步骤，从而显著提高诊疗效率；科研工作者通过分析医疗大数据，寻找新的治疗方法、药物靶点，甚至预测疾病的发展趋势，加速医学科研发展；通过对患者生活习惯、遗传信息、疾病历史等数据的分析，帮助医务人员提供更个性化、精准化的健康管理方案，预防疾病的发生或复发；医疗大数据也可以为政府部门的政策制定提供有力支持，如制定公共卫生政策、优化医疗资源分配等。

随着人工智能技术的不断发展，其在医疗领域的应用也日益广泛。通过深度学习和图像识别技术，人工智能可以对医学影像进行自动分析和诊断，辅助医生发现病变、识别病灶，提高诊断的准确性和效率，并为医生提供诊疗建议，帮助医生制定个性化的治疗方案，提高治疗效果（图9-1）。

总体而言，医疗大数据和人工智能技术的结合为医疗领域带来了巨大的变革和发展机遇，不仅可以提高医疗服务的效率和质量，还可以推动医学科研的进展，为人类健康事业作出更大的贡献。

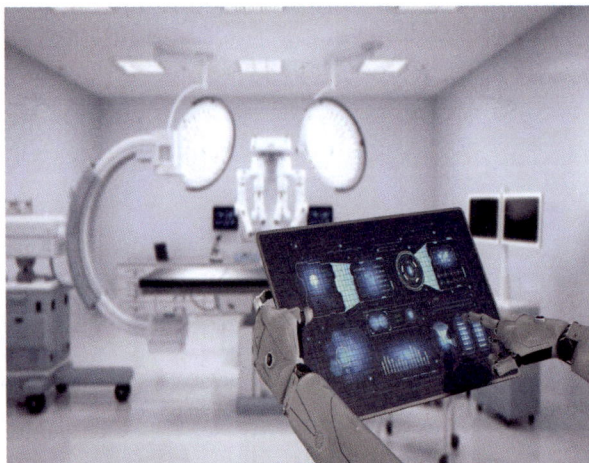

图9-1　人工智能在医疗大数据的应用

（一）人工智能的定义与发展历程

人工智能（artificial intelligence，AI）是一门新兴的技术科学，旨在开发和应用能够模拟、延伸和扩展人类智能的理论、方法和技术，包括机器人、语言识别、图像识别、自然语言处理和专家系统等。其关键技术主要包括机器学习、深度学习、自然语言处理、计算机视觉、知识表示与推理等。

机器学习是人工智能的核心，可以使计算机无须进行明确的编程即可从数据中学习并改进其性能；深度学习则是机器学习的一个子领域，通过模拟人脑神经网络的工作方式，处理和分析大量数据，以实现更高级别的理解和决策；自然语言处理则关注使计算机能够理解并生成人类语言，从而实现人机之间的有效沟通；计算机视觉则致力于让计算机能够像人类一样识别和理解图像及视频信息；知识表示与推理则关注如何有效地表示和存储知识，以及如何利用这些知识进行推理和决策。

人工智能的发展历程可以追溯到 20 世纪 50 年代，经历了从符号主义到连接主义，再到如今深度学习的多个阶段。随着计算能力的提升和大数据的积累，近年来人工智能技术取得了显著进步，被广泛应用于各个领域。

目前，人工智能已经渗透到我们生活的方方面面，包括智能家居、自动驾驶、金融、教育等领域。同时，人工智能也在推动各行各业的转型升级，提高生产效率和服务质量。在医疗领域，人工智能的应用也日益广泛，展现出巨大的潜力和价值。

（二）人工智能与医疗大数据

医疗大数据存在来源广、数据量大、种类多、价值高价值密度低等特点，也被称为多模态医疗大数据。所谓多模态医疗大数据，是指利用多种不同来源和类型的医学数据，包括医学影像、生理信号、基因组学、病历文本等，通过对数据进行整合、分析和挖掘，形成具有丰富信息和高度复杂性的大型数据集。这些数据集涵盖了患者从健康到疾病发生、发展、治疗及康复的全过程，反映了患者生理、病理、遗传和环境等多方面的信息。多模态医疗大数据不仅包含了结构化数据，如病历记录、实验室检查结果等，还包括了大量的非结构化数据，如医学影像、语音记录等。数据的多样性使得多模态医疗大数据具有更高的信息丰富度和复杂性，能够更全面地反映患者的健康状况和疾病特征。通过多模态医疗大数据的分析和挖掘，可以揭示不同模态数据之间的关联性和互补性，提高医学诊断的准确性和可靠性。同时，多模态医疗大数据还可以用于预测疾病发展趋势、评估治疗效果以及制定个性化的治疗方案，为临床决策提供有力支持。近年来，多模态医疗大数据融合研究已成为国内外研究热点，尤其在肿瘤诊疗、神经系统疾病等复杂疾病领域不断探索多模态研究方向，以全面提升复杂疾病的诊疗质量，并逐步推动数字化、智能化精准诊疗的实现。然而，多模态医疗大数据的处理和分析也面临一些挑战，如数据格式的多样性、数据质量参差不齐、隐私保护等问题，直接影响后续分析的准确性和可靠性。人工智能的加入，使多模态医疗大数据的处理轻松许多。

首先，在数据清洗与预处理阶段，人工智能通过运用机器学习算法和自然语言处理技术，能够自动化地对数据进行清洗和预处理，包括数据去重、格式转换、异常值处理、缺失值填充等。通过这一步骤，可以显著提升数据质量，为后续的数据挖掘和分析奠定坚实的基础。

其次，在数据挖掘与模式识别方面，医疗大数据中蕴含着丰富的信息和潜在的知识，但这些知识往往隐藏在复杂的数据结构和庞大的数据规模之中，难以被人工发现。人工智能利用深度学习等先进技术，能够自动识别数据中的模式和规律，发现隐藏在数据背后的关联性和趋势。这不仅可以为医学科研提供新的思路和方向，还可以为医生提供有价值的参考信息,帮助他们更好地理解疾病的本质和机制。

最后,人工智能在预测分析与决策支持方面发挥着不可或缺的作用。通过对医疗大数据的深入分析,人工智能可以构建预测模型,对疾病的发病风险、病情发展趋势等进行预测。这些预测结果可以为医生提供决策支持,帮助他们制定个性化的治疗方案和健康管理计划。同时,人工智能还可以通过对患者数据的实时监测和分析,及时发现异常情况并提醒医生进行干预,从而提高诊疗的及时性和准确性。

(三) 人工智能在医疗领域的应用前景

人工智能在医疗领域的应用前景广阔,涵盖诊断、治疗、健康管理等多个方面。

在医学影像诊断领域,人工智能的应用已经取得了显著成果。例如,深度学习技术被广泛应用于 CT、MRI 等医学影像的自动分析和诊断。通过训练大量标注过的医学影像数据,人工智能系统能够自主识别各种病变和异常,辅助医生进行快速、准确诊断。这可以有效缓解我国目前基层影像医生不足的现状,提高诊疗效率,降低因人为因素导致的误诊和漏诊。例如,基于人工智能的医学影像诊断系统可通过对大量肺部 CT 影像数据进行学习和分析,完成肺结节自主检测和良恶性判断,辅助医生发现早期肺癌病例,为患者的及时治疗提供有力支持。

精准医疗和个性化诊疗是当前医疗领域的重要发展方向,而人工智能技术的应用为其提供了有力支持。通过对患者基因组学、蛋白质组学等数据进行深度挖掘和分析,人工智能可以帮助医生了解患者的个体差异和疾病特点,从而制定更加精准、有效的治疗方案。例如,利用人工智能技术对大量癌症患者的基因组学数据进行分析,找出与癌症发生、发展密切相关的基因变异,协助医生采用针对特定基因变异的个性化治疗药物方案,为精准医疗和个性化治疗提供了新的思路和方法。

药物研发是一个漫长而复杂的过程,涉及大量的试验和数据分析,人工智能技术的应用可以大大加速药物研发的速度并提高研发的成功率。通过对生物信息学数据进行深度挖掘和分析,人工智能可以帮助科研人员发现新的药物靶点、预测药物的疗效和副作用,从而优化临床试验的设计和执行。例如,利用人工智能技术对大量生物信息学数据进行分析,发现新的抗肿瘤药物靶点,并基于此开发新型抗肿瘤药物。人工智能的加入优化了临床试验的设计和执行,降低了试验成本和风险。

综上所述,人工智能在医疗大数据应用中发挥着越来越重要的作用。通过医学影像诊断、精准医疗和个性化诊疗以及药物研发与临床试验等领域的成功应用,可以看到人工智能在医疗领域的广阔应用前景和巨大潜力。随着技术的不断进步和应用场景的不断拓展,人工智能有望为医疗服务带来革命性的变革,以及更加精准、高效和个性化的体验。

(四) 人工智能在医疗大数据应用中的挑战与对策

正如硬币有两面一样,人工智能和医疗大数据的迅猛发展在医疗领域掀起变革的同时也带来了诸多挑战,这些挑战涉及数据隐私与安全、算法偏见与伦理,以及技术成熟度与可靠性等各个方面的问题。

首先,数据隐私与安全问题是一个不容忽视的挑战。医疗大数据涉及患者的个人隐私和生命安全,因此数据的收集、存储、传输和使用必须严格遵循相关法律法规。然而,在实际操作中,数据泄露、滥用和非法获取等问题时有发生。为了应对这一挑战,要建立健全数据保护法律法规,明确数据收集、存储、传输和使用的规范和要求。加大对违法行为的处罚力度,提高违法成本,以遏制数据滥用和非法获取等行为。同时,医疗机构和技术提供商也应加强数据安全管理,采取先进的技术手段确保数据的安全性和隐私性。

其次,算法偏见与伦理问题也是人工智能在医疗大数据应用中需要面对的挑战。由于训练数据本身存在的问题(可能存在偏见等),算法在作出决策时可能产生不公平的结果。例如,某些算法可能对某些人群存在歧视,导致该人群在接受医疗服务时受到不公平待遇。为了解决这一问题,需要加强算法的审查和监管,确保算法的公正性和公平性。同时,还应推动算法透明化,让公众了解算法的工作原理和决策过程,以增强其信任度。加强对医疗从业人员和技术人员的伦理教育,提升其伦理意识和责任感。在技术应用过程中应始终遵循伦理原则,确保患者的权益得到充分保障。

再次,技术成熟度与可靠性问题也是制约人工智能在医疗大数据中应用的重要因素。虽然人工智能技术在某些领域已经取得了显著成果,但在医疗领域,由于涉及生命安全和健康,对技术的成熟度与可靠性要求极高。因此,需要不断推动技术创新,提升人工智能技术的性能和稳定性。同时,还应加强人才培养和科研投入,为医疗大数据和人工智能技术的发展提供有力支持。加大对医疗大数据和人工智能技术的研发投入,提升技术的成熟度与可靠性,加强"产学研"合作,推动技术创新与医疗服务的深度融合。

随着技术的不断进步,人工智能与医疗大数据的融合已成为医疗领域发展的重要趋势。这种融合不仅体现在数据的收集、处理和分析上,还体现在通过人工智能技术实现医疗服务的智能化和个性化。未来,这种融合将更加深入,人工智能将成为医疗大数据应用的核心驱动力。一方面,医疗大数据的规模和复杂性不断增加,需要更高级的技术来处理和分析。人工智能技术的引入,特别是深度学习、自然语言处理等技术的突破,使医疗大数据的挖掘和分析变得更为精准和高效。另一方面,随着医疗服务的智能化和个性化需求日益增长,人工智能在医疗大数据中的应用也将更加广泛。从疾病的预防、诊断到治疗,再到康复和健康管理,人工智能都可能发挥重要作用,为患者提供更加精准、高效的医疗服务,创新应用前景广阔。然而,要实现人工智能与医疗大数据的深度融合发展,跨学科合作、技术创新和政策引导的重要性不容忽视。跨学科合作能够汇聚不同领域的专业知识和技术资源,共同解决医疗大数据处理和分析中的难题;技术创新则是推动人工智能在医疗领域应用的关键,包括算法优化、数据处理技术的提升等;政策引导则为人工智能与医疗大数据的融合发展提供了有力的制度保障,包括制定相关法规、标准和支持政策等。

总之,人工智能在医疗大数据中扮演着举足轻重的角色,其价值体现在提高数据利用效率、优化医疗服务流程、推动医疗创新等多个方面。未来,随着技术的不断进步和应用场景的不断拓展,人工智能将在医疗领域发挥更加重要的作用,为人类健康事业作出更大的贡献。

二、5G 助力医疗大数据高速发展

(一) 5G 技术的发展及其对医疗行业的影响

5G 技术,作为第五代移动通信技术,近年来得到了飞速发展(图 9-2)。作为新一代移动通信技术,最显著的特点主要体现在高速度、低延迟和大连接数这三个方面。相较于前代技术,5G 提供了更高的数据传输速率,这意味着用户可以更快速地下载和上传大量数据,为各种高带宽应用提供了可能,如高清视频流、大型文件的快速传输等;5G 网络的延迟极低,几乎可以实时传输数据,这对于需要即时反馈的应用来说至关重要,如远程手术、自动驾驶等;5G 技术可以支持更多的设备同时连接网络,实现大规模的设备互联,为物联网、智慧城市等应用提供了基础。这些特点使得 5G 技术在许多领域,尤其是医疗领域,展现了巨大的应用潜力。4G 与 5G 网络的性能指标对比如表 9-1 所示。

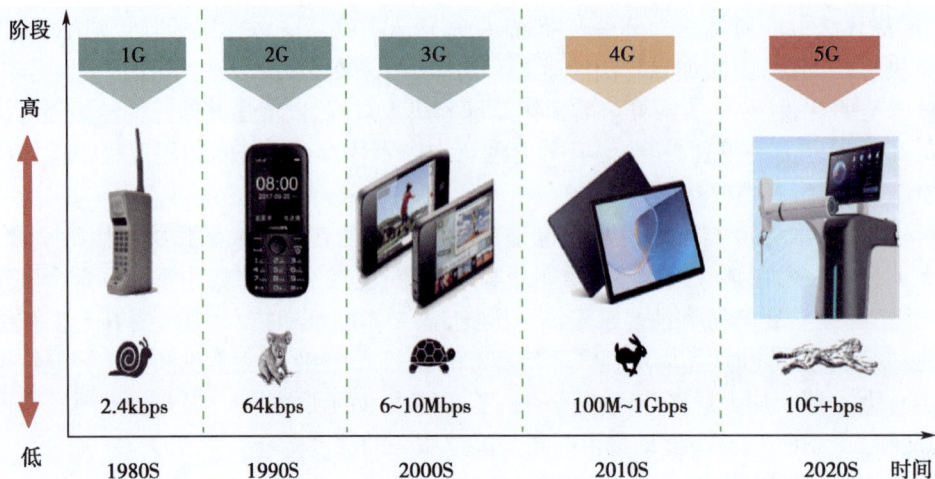

图 9-2　移动通信标准的发展历程

表 9-1　4G 与 5G 网络的性能指标对比

指标	4G	5G	5G 相较 4G 性能提升
用户体验数据速率	0.01Gbps	0.1~1Gbps	10~100 倍
峰值数据速率	1Gbps	20Gbps	20 倍
流动性	350km/h	500km/h	提升 30%
延迟	20~30ms	1ms	20~30 倍
连接密度	100thousand/km^2	1million/km^2	10 倍
能源效率	1Time	100Times	100 倍
频谱效率	1Time	3Times	3 倍
交通量密度	0.1~0.5Tbps/km^2	10Tbps/km^2	100 倍

在医疗行业,5G 技术的影响深远。首先,它极大地提升了远程医疗的可能性。借助 5G 的高速传输和低延迟,医生能够实时进行远程手术操作、远程诊断和会诊,为患者提供及时、准确的医疗服务。这不仅使得医疗资源得以更高效地分配,还降低了患者因地域限制而面临的医疗难题。

其次,5G 技术也促进了医疗设备的互联和智能化。医疗设备通过 5G 网络可以实时共享数据,实现数据的集中处理和分析,有助于医生作出更准确的诊断,为患者制定个性化的治疗方案。同时,5G 技术还推动了医疗机器人的发展,为医疗服务提供了更多可能性。

此外,5G 技术以其高速度、低延迟的特性,为医疗大数据的收集、传输和分析提供了强大的技术支持。通过 5G 网络,医疗机构可以实时收集患者的生理数据、影像资料等,为医疗大数据分析提供丰富的数据源。5G 技术还提升了医疗数据的传输效率。传统的数据传输方式可能受到网络速度和稳定性的限制,导致数据传输延迟或丢失,而 5G 技术能够确保数据的实时、准确传输,为医疗大数据分析提供了可靠的数据支持。5G 技术还推动了医疗大数据分析的智能化和精准化。借助 5G 网络,医疗机构可以构建更加智能的数据分析模型,实现对医疗大数据的深度挖掘和分析,有助于发现数据中的隐藏规律和关联,为医疗决策提供更加科学、精准的依据。

(二) 5G 助力医疗大数据高速发展

5G 技术作为新一代通信技术,在提升医疗大数据的传输速度和效率、促进医疗大数据的实时分析和应用、推动医疗大数据的共享和协作等方面发挥着关键作用,主要体现在以下几个方面。

1. 5G 技术提升医疗大数据的传输速度和效率 传统的医疗数据传输受限于网络带宽和延迟,导致数据传输速度较慢,效率较低。而 5G 技术以其高速度、低延迟的特性,为医疗大数据的传输带来革命性的变革。通过 5G 网络,医疗机构可以实现海量医疗数据的快速上传和下载,确保数据的实时性和准确性。同时,5G 技术还支持大规模设备连接,使得更多的医疗设备能够同时接入网络,进一步提升了数据传输的效率。

2. 5G 技术促进医疗大数据的实时分析和应用 数据实时分析是医疗大数据应用的关键环节,5G 技术的低延迟特性使得医疗数据的实时分析成为可能。医生和其他医疗专业人员可以通过 5G 网络实时获取患者的医疗数据,包括生理参数、影像资料等,并进行快速分析和诊断。此外,5G 技术还支持视频传输,使得远程会诊、手术指导等应用场景得以实现(图 9-3)。这些实时分析和应用不仅提高了医疗服务的效率和质量,还为患者提供了更好的就医体验。

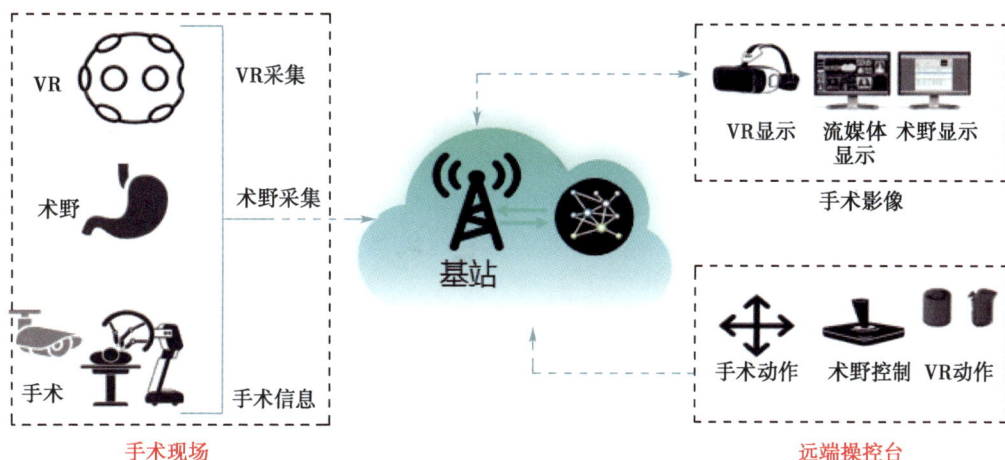

图 9-3 基于 5G 网络支持的远程手术操控和指导

3. 5G 技术推动医疗大数据的共享和协作 医疗大数据的共享和协作对于提升医疗服务的整体水平具有重要意义。然而,传统的数据传输方式受限于网络速度和稳定性,导致数据共享和协作难度较大。而 5G 技术以其高速度、低延迟和大连接数的特点,为医疗大数据的共享和协作提供了有力支持。通过 5G 网络,医疗机构可以实现医疗数据的实时共享和交换,促进不同机构之间的合作与交流。同时,5G 技术还支持跨地域的远程协作,使得医疗专家能够跨越地理限制,共同为患者提供优质的医疗服务。

此外,在医疗大数据的应用中,远程手术和智能诊断的发展也依赖于 5G 和医疗大数据的深度融合,不仅充分利用了医疗大数据的优势,还借助 5G 技术实现了服务升级和效率提升。随着医疗技术的不断进步,远程手术逐渐成为现实。通过 5G 网络,来自国内某专科领域的专家医生可以远程为偏远地区的患者进行手术。专家医生通过高清视频实时观察手术情况,指导当地的医疗团队完成手术操作。得益于 5G 网络的高速度和低延迟特性,手术的每一个细节都可以被精确传输和快速响应,确保手术的顺利进行。智能诊断是医疗大数据应用的另一个重要领域。患者可通过智能诊断系统上传自己的健康诊疗数据,系统在短时间内对这些数据进行智能分析,并向患者反馈可能的诊断结果和建议治疗方案,帮助患者找到对应的问诊科室,实现数据代替患者跑路,节约求诊成本。

随着 5G 技术的深入应用和医疗大数据的不断积累,两者的融合发展将呈现更加广阔的前景。医疗大数据涉及医疗、信息技术、数据分析等多个领域的知识和技能,需要培养具有跨学科背景和综合能力的人才作为核心动力。因此,需要加强人才培养和引进力度,建立完善的人才培养体系,培养一批具备医疗背景和技术能力的复合型人才,为医疗大数据的发展提供有力的人才保障。

展望未来,5G 与医疗大数据的融合发展将带来以下趋势:一是医疗服务将更加智能化、便捷化,患者将享受到更加高效、舒适的医疗体验;二是医疗资源配置将更加优化,通过大数据分析和预测,医疗资源将得到更加合理的分配和利用;三是医疗科研将取得更多突破,基于医疗大数据的医学研究将推动医疗技术的不断创新和发展。

三、区块链技术在医疗大数据安全中的创新

医疗大数据在现代医疗体系中占据了举足轻重的地位,然而,医疗大数据在带来巨大价值的同时,也面临着严峻的安全挑战。由于医疗数据涉及患者隐私、病情、治疗方案等敏感信息,一旦泄露或被滥用,将对患者造成严重损害。此外,随着医疗信息化水平的提高,黑客攻击、数据篡改等安全威胁也日益增多,给医疗大数据安全带来了极大的隐患。

为了解决这些安全挑战,区块链技术逐渐进入公众的视野。区块链技术是一种去中心化、分布式的数据存储和传输技术,具有不可篡改、高度透明和可追溯等特点,在医疗领域具有广阔的应用前景。例如,通过将医疗数据存储在区块链上,可以确保数据的完整性和真实性,防止数据被篡改或伪造。此外,区块链技术还可以实现医疗数据的共享和互操作性,促进不同医疗机构之间的数据交换和合作,提高诊断准确性和治疗效果。

基于区块链技术的以上优势,探讨区块链技术在医疗大数据安全中的创新应用。具体而言,主要研究如何利用区块链技术的去中心化、不可篡改等特性来帮助构建一种安全、可靠、高效的医疗大数据存储和传输机制。通过分析区块链技术在医疗大数据安全中的应用场景、优势及挑战,提出相应的解决方案和优化策略,为医疗大数据的安全保护提供新的思路和方法,推动医疗行业的健康发展。

(一)区块链技术的定义与基本原理

区块链技术是一种去中心化的分布式账本技术,使用密码学方法来确保数据交换和记录的安全性和可信度。其基本原理是,通过连接多个区块组成一个链式结构,并利用共识算法确保每个节点都有相同的记录和更新。每个新产生的区块都严格按照时间线形顺序推进,时间的不可逆性、不可撤销性导致任何试图入侵篡改区块链内数据信息的行为容易被追溯,进而被其他节点排斥。

区块链主要分为以下三种类型。

1. 公有链　这是一种完全去中心化的区块链,对所有人开放,任何人都可以读取、发

送交易以及参与共识过程。由于公有链对所有人开放,其安全性主要依赖于密码学和共识机制。

2. 私有链　与公有链不同,私有链是部分去中心化的,其写入权限由某个组织或机构控制。读取权限可能对外开放,也可能受到一定程度的限制。私有链通常用于特定组织内部的数据管理和审计。

3. 联盟链　联盟链是介于公有链和私有链之间的一种区块链,其共识过程受到预选节点群体的控制。联盟链通常用于多个组织之间的协作,可以实现一定程度的数据共享和透明度,同时还保持一定的私密性。

（二）区块链技术的核心特性

区块链技术的核心特性主要体现在以下几个方面。

1. 去中心化　是区块链技术的核心特点,不存在任何中心机构及中心服务器,所有的交易都发生在自己电脑或手机上安装的临床科研人员端应用程序中,实现了点对点直接交互。这样既节约资源,使交易实现自主化、简易化,又排除了被中心化代理控制的风险。

2. 不可篡改　区块链采取单向的哈希算法,每个新产生的区块都严格按照时间线形顺序推进,时间的不可逆性、不可撤销性导致任何试图入侵篡改区块链内数据信息的行为容易被追溯,从而限制相关不法行为。

3. 透明性　区块链技术可以理解为一种公共记账的技术,系统完全开放透明,账簿对所有人都是公开的,实现共享数据,任何人都可以查账。

4. 安全性　区块链利用密码学方法确保数据交换和记录的安全性和可信度,从而保护交易和数据的安全。

上述特性使得区块链技术在金融、供应链、医疗、不动产等领域得到广泛应用,为数据的安全和透明性提供了强有力的保障。

（三）区块链技术在医疗大数据安全中的应用创新

在医疗大数据的安全应用中,区块链技术的优势主要体现在以下方面。

首先,在数据完整性保障方面,区块链技术的不可篡改性为医疗数据提供了强有力的保障。传统的数据存储方式存在数据被篡改或伪造的风险,而区块链技术通过分布式账本和共识机制,确保数据一旦被写入区块并经过验证,医疗数据在链上的每一次变动都能得到有效记录,从而确保了数据的完整性和真实性。这为医疗决策提供了更可靠的依据,增强了医疗服务的信任度。近年来,国内不少医疗机构和科技公司开始尝试利用区块链技术提升医疗大数据的安全性。例如,基于区块链技术的电子病历管理系统,可将患者的病历数据存储在区块链上,利用区块链的不可篡改性确保数据的真实性和完整性。同时,通过智能合约技术,实现对病历数据的细粒度访问控制,只有经过授权的医生才能访问和修改相关数据。

其次,在隐私保护方面,区块链技术结合加密技术和零知识证明,实现了数据的匿名化与隐私保护。医疗数据往往涉及个人隐私,因此隐私保护至关重要。区块链技术通过加密手段对数据进行处理,使得数据在传输和存储过程中得到充分保护。同时,零知识证明技术允许在不透露具体数据内容的情况下验证数据的真实性,进一步保护了患者的隐私。

再次,在访问控制与权限管理方面,区块链技术基于智能合约实现了细粒度的数据访问权限控制。传统的访问控制往往依赖于中心化的授权机制,存在授权管理复杂、易被篡改等问题。而基于区块链的访问控制机制,可以将访问权限的设定、修改和验证过程记录在区块链上,确保权限的透明性和不可篡改性。同时,智能合约的自动化执行特性使得权限管理更加高效和便捷。

最后,在数据共享与协作方面,区块链技术构建了基于区块链的医疗数据共享平台,促进了数据的流通与利用。传统的医疗数据共享往往受到数据格式不统一、数据质量参差不齐等问题的困扰,而基于区块链的数据共享平台,可以统一数据格式和标准,确保数据的质量和可靠性。同时,区块链的去中心化特性使得数据可以在多个机构之间实现安全、高效的共享和协作,为医疗研究、诊疗和公共卫生管理等领域提供有力支持。

综上所述,区块链技术在医疗大数据安全中的应用创新体现在数据完整性保障、隐私保护、访问控制与权限管理以及数据共享与协作等多个方面。基于区块链的医疗数据共享平台,打破了数据孤岛,促进了医疗机构之间的数据流通与协作,有助于提升医疗服务的质量和效率,为患者带来更好的医疗体验。这些创新不仅提升了医疗数据的安全性和可靠性,还促进了医疗数据的流通与利用,为医疗行业的数字化转型和智能化升级提供了有力支持。

然而,在区块链技术保障医疗大数据安全的应用过程中,尚存在一些问题和注意事项。

1. 结合实际需求和技术特点,选择适合的区块链类型和架构。尽管区块链的概念已经深入人心,但在实际应用中,如何保证大规模数据的高效存储和处理,以及如何解决扩展性问题,仍是亟待解决的技术难题。特别是在医疗领域,数据的规模和复杂度都极高,如何确保区块链系统能够稳定、高效地处理这些数据是一个关键挑战。在实际选择中,可以通过优化算法来提高区块链系统的数据处理能力和效率。例如,采用更高效的共识算法、优化数据存储结构等方法,可以提升区块链系统的性能;也可以考虑使用更先进的硬件设备和云计算技术来提升区块链系统的处理能力;通过利用高性能的服务器和分布式存储系统,可以有效解决区块链系统的扩展性和性能问题。

2. 强化与医疗机构、政府部门等利益相关者的合作与沟通,注重数据安全和隐私保护,提高技术成熟度和标准化程度,完善法律法规和政策环境,加强相关立法和监管工作,共同推动区块链技术在医疗大数据安全领域的应用,确保区块链技术的合法合规使用,为区块链技术的健康发展提供有力保障。

3. 区块链技术的应用成本较高,需要探索降低成本的途径和方法。区块链系统的搭建和维护需要大量的计算和存储资源,增加了医疗机构的运营成本。如何降低区块链技术的使用成本,使其更加适合医疗行业的实际应用,是一个需要解决的问题。在降低成本方面,可以考虑采用开源的区块链解决方案,避免重复投入研发成本;通过合理的资源调度和优化,降低区块链系统的运营成本;探索区块链技术与其他技术的融合创新,如与人工智能、物联网等技术的结合,以进一步提升医疗大数据的安全性和效率。

展望未来,区块链技术在医疗大数据安全领域的发展前景十分广阔。随着技术的不断进步和应用的深入,区块链技术将与其他前沿技术如人工智能、物联网等进行更深入的融合创新,进一步推动医疗大数据的安全应用,提升医疗服务的智能化和个性化水平。此外,随着区块链技术标准化和规范化进程的加快,其在医疗领域的应用将更加广泛和深入。未来,可以期待更多基于区块链技术的医疗应用场景被开发出来,为医疗行业带来更多的创新和变革。

四、大模型在医疗大数据中的应用

随着医疗行业的快速发展,医疗大数据的应用越来越广泛。然而,医疗大数据的复杂性和多样性给数据处理和分析带来了极大的挑战。为了克服这些挑战,大模型技术被逐渐应用于医疗大数据领域,为医疗行业的创新发展提供了有力的支持。

大模型技术是指利用大规模数据进行模型训练,从而得到具有更强泛化能力和更高准确率的模型。在医疗大数据中,大模型技术的应用可以实现对海量医疗数据的深度挖掘和分析,从中提取出有价值的信息,为医疗决策和疾病治疗提供科学依据。

大模型技术可以用于医疗影像诊断。医学影像数据是医疗大数据的重要组成部分,包括 X 线片、CT、MRI 等多种类型的图像数据。传统的影像诊断方法需要医生凭借经验和专业知识进行判断,而大模型技术可以通过对大量影像数据进行学习和训练,实现自动化、高精度的影像诊断。例如,利用深度学习算法构建的大模型可以识别出病灶的位置、大小和形态等特征,为医生提供更加准确、客观的诊断结果。

大模型技术还可以应用于基因组学和个性化医疗领域。随着基因测序技术的不断发展,越来越多的基因数据被用于疾病预测、药物研发等方面。大模型技术可以对这些基因数据进行深度挖掘,发现与疾病相关的基因变异和表达模式,为疾病的早期预警和精准治疗提供有力支持。同时,大模型技术还可以根据个体的基因特征,为其提供更加个性化的治疗方案和用药建议,提高治疗效果,降低副作用。

大模型技术在医疗数据的质量控制和隐私保护方面也被广泛应用。医疗大数据的质量直接影响数据分析的准确性和可靠性,而大模型技术可以通过对数据的深度学习和分析,发现数据中的异常值和噪声,提高数据质量。同时,大模型技术还可以结合隐私保护算法,对数据进行加密和脱敏处理,保护患者的隐私权益。

大模型技术在医疗大数据中的应用也面临一些挑战和限制。首先,医疗数据的获取和标注是一个复杂而耗时的过程,需要大量的专业知识和人力资源;其次,大模型的训练需要高性能的计算机设备和大量的计算资源,对硬件和软件的要求较高;最后,医疗数据的隐私和安全问题也是需要考虑的重要因素。尽管如此,随着技术的不断进步和医疗行业的持续创新,大模型在医疗大数据中的应用前景依然广阔。未来,更多高效、准确的大模型将应用于医疗领域,为医疗行业的发展注入新的动力。

第二节　科研大数据平台的多中心、区域化发展

一、科研大数据平台的多中心、区域化发展内涵与优势

科研大数据平台用于汇集各类科研数据,包括临床诊疗数据、医学实验数据、观测数据、随访数据等,为科研人员提供丰富的研究资源。通过科研大数据平台,科研人员可以更加便捷地获取和分析数据,减少数据查找和整理的时间,提高研究效率,同时还可以在平台上分享研究成果,促进学术交流与合作。然而,随着医疗信息化、基因组学和人工智能的发展,医学大数据呈现爆发式增长态势,单一的科研大数据平台难以满足处理和分析大量数据的需求。为应对数据增长的挑战,多中心、区域化的发展模式因其可以分散处理数据和分析的优势应运而生,有效提高了整个科研大数据平台的稳定性和效率。

多中心临床研究指的是由多个研究中心的临床医生或科研人员按照同样的研究设计、为同一个研究目的、协同完成的临床研究工作。其中,研究中心可以是三级甲等医院,也可以是负责某个具体区域的社区医院。具体而言,在多中心临床研究中,临床科研由一个研究中心总体负责,担当牵头单位的角色,然后由多个研究中心的临床医生共同合作,按照同一

个研究方案在不同研究中心同时进行。这样,多位临床医生可不受地点的限制,在不同科室、不同医院按同一试验方案同时进行临床研究,协同完成各项研究工作。多中心临床研究实现了多中心、多学科对同一临床问题的广泛协作研究,这对于发挥临床医生的学术优势、促进医学科学的发展具有重要意义。经过多年的努力,多中心临床研究已成为国内外各类医疗机构开展疾病临床研究的重要方法。相对于单中心研究,一方面多中心临床研究要求多个研究中心同时参与,可在较短的时间内遴选出临床科研所需的病例数;另一方面,在多中心临床研究中多个中心入选的病例在病种病情分布等方面范围比较广。以糖尿病多中心研究为例,在确诊和治疗前期,患者多选择到三级甲等医院就诊,确定适合个体的治疗方案;治疗方案稳定后,患者大多会选择到社区卫生服务中心进行长期治疗和监督控制。因此,多中心的研究可以覆盖更多的糖尿病患者。

此外,多中心、区域化的科研大数据平台还具有其独特的优势:①促进区域协调发展:多中心、区域化发展有助于缩小地区间科研水平的差距,促进科研资源的均衡分布。同时,通过区域合作,可以共同推动科研大数据平台的建设和发展,实现科研资源的共享和互利共赢。②推动科技创新:多中心、区域化发展的科研大数据平台可以吸引更多的科研人员和机构参与,形成创新合力。通过共享数据和研究成果,可以激发更多的创新思路和方法,推动科技创新的发展。

二、科研大数据平台多中心、区域化发展的策略与路径

通过对现有科研大数据平台的调研和分析,了解多中心、区域化发展的现状和面临的挑战,为后续的策略制定提供依据。制定适合科研大数据平台多中心、区域化发展的策略,包括数据共享、协同研究、技术创新等方面,探索多中心、区域化发展的路径和方法,为其他科研大数据平台建设提供借鉴和参考。

（一）多中心发展的必要性

1. **资源共享**　多中心发展意味着科研大数据平台不再局限于单一的中心或地区,而是由多个中心共同参与和构建。这有助于实现科研资源的广泛共享,使更多的科研机构和人员能够访问并利用这些资源,从而推动科研活动的深入开展。

2. **协同创新**　多中心发展为不同地区的科研团队提供了合作与交流的平台,促进了科研创新的协同开展。通过多中心合作,可以汇聚各方智慧和力量,共同解决科研难题,推动科研领域的进步。

3. **效率提升**　多中心发展有助于分散数据处理和分析的压力,提高整个系统的稳定性和效率。多个中心可以并行处理和分析数据,从而加快科研进度,提高研究效率。同时,多中心发展还可以促进科研大数据的优化利用,避免资源的浪费。

（二）多中心发展面临的挑战

1. **数据标准化**　不同中心的科研大数据平台可能采用不同的数据格式、存储方式和处理标准,导致数据之间的互通性和可比性较差。为了实现多中心之间的数据共享和协同研究,需要制定统一的数据标准和规范,确保数据的准确性和一致性。

2. **信息安全**　随着科研大数据平台的不断发展和应用,信息安全问题日益凸显。多中心发展可能面临更复杂的信息安全挑战,如数据泄露、非法访问等。因此,需要加强信息安全管理和技术防范,确保科研大数据的安全性和保密性。

3. **成果协调**　多中心发展涉及多个中心和地区的合作与共享,可能会引发成果分配和

协调的问题。不同中心之间可能存在资源竞争、利益冲突等情况,需要建立合理的利益协调机制,确保各方利益的平衡和共赢。

（三）区域化发展的优势

1. **地域特色**　不同地域具有不同的科研资源和研究优势,区域化发展能够充分利用并挖掘地域特色。通过区域化布局,可以形成各具特色的科研大数据平台,推动地域性科研项目的深入研究和成果转化。

2. **政策支持**　地方政府通常会为区域化发展提供政策支持,包括资金投入、税收优惠、人才培养等方面。这些政策的实施,有助于降低科研大数据平台的运营成本,提高运营效率,促进平台的快速发展。

3. **产业协同**　区域化发展有助于推动科研大数据平台与当地产业的深度融合。通过与相关产业的合作,可以实现资源共享、优势互补,推动产业链的延伸和升级,为地方经济发展注入新的动力。

（四）区域化发展的策略

1. **统筹规划**　在区域化发展过程中,需要制定详细的规划,明确发展目标、重点任务和保障措施。规划应充分考虑地域特色、产业基础和政策环境等因素,确保发展路径的可行性和有效性。

2. **资源整合**　整合区域内的科研资源,包括科研机构、高校、企业等,形成合力。通过建立科研大数据平台联盟或共同体,实现资源的共享和互补,提高资源利用效率。

3. **合作共建**　加强与其他区域的合作与交流,共同推动科研大数据平台的发展。通过合作共建,可以引进先进的技术和管理经验,提升平台的技术水平和运营能力。同时,合作共建也有助于扩大平台的影响力,吸引更多的合作伙伴和投资者。

（五）科研大数据平台多中心、区域化的发展技术和政策支撑

1. **隐私计算**　隐私计算是一种在保护数据本身不对外泄露的前提下实现数据分析计算的技术集合,旨在达到对数据"可用、不可见"的目的,从而在充分保护数据和隐私安全的前提下,实现数据价值的转化和释放。隐私计算涉及多方计算、联邦学习、可信环境等代表性技术,为数据安全流通提供了良好的技术手段。隐私计算技术的"可用、不可见"特性确保数据在共享和分析过程中,敏感信息不会被泄露或被非法获取;且在保护隐私的前提下,对数据进行标准化和整合,从而实现跨中心的数据融合和应用,为科研提供了更加高效、便捷的数据支持。随着技术的不断发展和完善,隐私计算将在科研大数据平台多中心发展中发挥越来越重要的作用。

2. **云计算**　云计算为多中心、区域化发展的科研大数据平台提供了弹性、可扩展的计算和存储资源。通过云计算技术,平台可以按需获取计算资源,满足不断增长的数据处理和分析需求。

3. **大数据**　大数据技术是实现多中心、区域化数据共享和协同研究的关键。通过大数据处理和分析技术,可以实现对海量科研大数据的整合、挖掘和可视化,为科研人员提供有价值的信息。

4. **人工智能**　人工智能技术在科研大数据平台中发挥着越来越重要的作用。通过机器学习、深度学习等技术,平台可以实现自动化数据分析、模式识别和预测等功能,提高研究效率和准确性。

5. **政策法规**　制定和完善相关政策法规,为多中心、区域化发展的科研大数据平台提供法律保障,包括数据保护、知识产权、隐私安全等方面的法规,确保平台的合规运营和数据的合法使用。

6. **标准体系** 建立统一的数据标准和规范体系,确保多中心、区域化之间的数据互通性和可比性。通过制定数据格式、存储方式、处理流程等标准,促进数据的共享和协同研究。

7. **人才培养** 加强科研大数据领域的人才培养,包括数据科学家、数据分析师、平台运营人员等。通过培训和引进人才,提升平台的技术水平和运营管理能力。

多中心、区域化发展的科研大数据平台的未来发展趋势明朗且充满机遇。未来,多中心、区域化发展的科研大数据平台将更加注重跨界融合,与产业、社会、政府等多个领域进行深度合作。通过跨界融合,实现资源共享、优势互补,推动科研创新和经济社会的共同发展;建立健全科研大数据平台的治理体系,包括数据治理、平台治理、组织治理等方面,通过完善治理体系,确保平台的合规运营和可持续发展;还应进一步加强与国际科研大数据平台的合作与交流,积极寻求全球化布局,引进先进技术和经验,提升平台的国际影响力和竞争力,共同推动科研创新和全球科研治理体系的完善。通过国际合作,实现资源共享、技术互补和共同发展,推动科研成果的转化和应用。通过创新应用,提高科研大数据平台的社会效益和经济效益。

第三节 科研大数据的协同共享

一、科研大数据协同共享现状

美国早在 2012 年就公布了"大数据研发计划"(big data research and development initiative,BDRDI),旨在开发大数据收集、存储、维护、管理、分析和共享核心技术,并将提高和改进人们从海量和复杂的数据中获取知识的能力作为 BDRDI 的重要目标。BDRDI 由美国国立卫生研究院(National Institutes of Health,NIH)、国防部(United States Department of Defense,DOD)、能源部(United States Department of Energy,DOE)等 15 个不同领域的联邦部门和机构共同参与,并将鼓励数据分享和管理的相关政策以提高数据价值,正确处理大数据收集、共享和使用过程中的隐私问题、安全问题和伦理问题等科学大数据共享相关内容列为工作重点。为整合各成员国的科研力量,提升欧洲总体研究水平,欧盟于 1984—2013 年实施了 7 期框架计划,包括合作计划、原始创新计划、人力资源计划、研究能力创新计划共 4 个专项计划。其中的研究能力创新计划主要包括加强基础学科研究、建设知识区域、提高欧洲的研究潜力、加强国际合作等 7 项内容,该计划将科学大数据集成共享纳入计划范围内,并启动了包含科学大数据集成共享内容的全球科学数据基础设施建设项目 GRDI2020(Global Research Data Infrastructures)。继 GRDI2020 之后,欧盟于 2014 年正式编制并启动了新的研究与创新框架计划"地平线 2020"(Horizon 2020),该计划旨在帮助科研人员实现科研设想,获得科研新发现、新突破和创新,促进新技术从实验室到市场的转化。Horizon 2020 确定了基础科学、工业技术和社会挑战 3 个战略优先领域。其中,基础科学领域下属的欧洲基础研究设施建设行动计划将 e- 基础设施建设作为重点内容,e- 基础设施建设通过整合不同的设备、服务、数据源以及广泛的跨国合作,促进欧洲研究与创新潜力的发展。Horizon 2020 对整合欧盟各国的科研资源、推进科学大数据共享、提高科研效率、促进科技创新发挥着积极作用。

我国也高度重视大数据的协同共享，早在 2001 年就启动了科学数据共享工程，设立气象科学数据共享试点。在资源环境、农业、人口与健康、基础与前沿等领域共 24 个部门开展了科学数据共享工作，启动了 9 个科学数据共享试点，开展科学数据共享政策法规、技术标准体系的调研和编制工作，整合了跨部门、跨领域国家投入产生的数据资源，并开展了科学数据共享服务。2003 年，科技部、财政部共同设立了国家科技基础条件平台（简称"科技平台"），科学数据共享工程作为重要组成部分纳入科技基础条件平台建设。科技平台由研究实验基地和大型科学仪器设备共享平台、自然科技资源共享平台、科学数据共享平台、科技文献共享平台等 23 类国家科技平台构成，其宗旨是充分运用现代技术，推动科技资源共享，促进全社会科技资源优化配置和高效利用，提高我国科技创新能力。其中，科学数据共享平台以政府资助获取与积累的科学数据资源为重点，整合相关的主体数据库，构建集中与分布相结合的国家科学数据中心群，形成国家科学数据分级分类共享服务体系。

近年来，我国在科研大数据协同共享方面发布了一系列政策法规，以推动科研数据的开放共享、管理和利用。这些政策法规的制定旨在加强科研数据的规范管理和安全保护，促进科研数据资源的有效利用。

首先，我国针对大数据行业发布了一系列支持政策，如《工业领域数据安全能力提升实施方案(2024—2026 年)》《"数据要素 ×"三年行动计划(2024—2026 年)》和《数字中国建设整体布局规划》等，旨在推动大数据产业的创新和应用，促进数据资源的开放共享，加强数据安全保护。这些政策不仅关注大数据行业的发展，还为科研大数据的协同共享提供了良好的环境和指导。

其次，我国在数据治理和共享方面也制定了一系列政策法规。例如，《中华人民共和国网络安全法》对网络安全进行了全面规定，包括大数据的数据安全保护和个人信息保护等内容。此外，我国还制定了《中华人民共和国个人信息保护法》，以进一步完善个人信息保护制度，为大数据的合规使用提供法律保障。在数据共享方面，《网络数据安全管理条例》规范了数据的共享行为，推动数据资源的利用与开放，促进数据跨部门、跨领域和跨地区的合理流通和共享。

最后，针对科研数据的管理与共享，我国发布了一系列相关政策。例如，《科学数据管理办法》为科研数据的管理和共享提供了基本框架和指导原则。此外，我国还在不断完善科研资助管理机构、科研单位和数据中心等层面的政策法规，以确保科研数据的合规性和高效利用。

国务院于 2022 年 12 月出台了"数据二十条"，即《中共中央 国务院关于构建数据基础制度更好发挥数据要素作用的意见》，提出了 20 条政策举措。"数据二十条"是我国专门针对数据要素的第一份基础制度，对我国数据要素的发展方向起到了"指南针"作用，提出构建数据产权、流通交易、收益分配、安全治理等制度，初步形成我国数据基础制度的"四梁八柱"。

我国于 2023 年 10 月 25 日正式揭牌国家数据局，多个省份积极响应，纷纷成立省级数据局。其中，江苏省数据局是第一个成立的省级数据局，标志着新一批省市级数据局成立的序幕正式拉开。随后，四川省数据局、内蒙古自治区政务服务与数据管理局、上海市数据局、云南省数据局、青海省数据局、河北省数据和政务服务局、湖南省数据局、广东省政务服务和数据管理局、天津市数据局、福建省数据管理局也密集挂牌。地方层面的机构改革与中央层面的改革同步进行，优化了地方数据管理机制，全国数据管理体系的布局日益明晰，逐步构建起全国数据统筹协调、互联互通的新格局。

总体而言，"数据二十条"的发布和各地数据局的成立，都反映了我国对数据要素的重视,以及推动数字经济发展的决心。通过这些措施,我国正在逐步建立完善的数据基础制度,优化数据管理机制,以更好地发挥数据要素在推动经济发展中的作用。

上述政策举措包括建立保障权益、合规使用的数据产权制度;建立合规高效、场内外结合的数据要素流通和交易制度;建立体现效率、促进公平的数据要素收益分配制度;以及建立安全可控、弹性包容的数据要素治理制度等。各种制度的建设旨在充分激活数据要素价值,赋能实体经济发展,激发市场主体活力,推动构建新发展格局,促进高质量发展。

综上所述,我国在科研大数据协同共享方面已经发布了一系列政策法规,这些政策从多个方面对科研大数据的管理、共享、利用和保护进行了规范和指导,政策法规的制定和实施为我国科研大数据的协同共享提供了有力的制度保障和支持。同时,随着科技的进步和科研需求的不断变化,我国还将继续完善相关政策法规,以适应科研大数据协同共享的新形势和新要求。

二、科研大数据协同共享的意义

随着大数据技术的快速发展和科研需求的日益增长,科研大数据的协同共享已成为当前科学研究领域的热点话题。协同共享在科研大数据中扮演着至关重要的角色,其意义和价值主要体现在以下几方面。

1. **提高科研效率** 通过协同共享,科研人员可以更加便捷地获取和分析数据,避免重复劳动,从而大大提高科研效率。

2. **推动科学发现与创新** 协同共享使得科研人员可以从更广阔的数据资源中挖掘新的模式、规律和关联,为科学发现和创新提供有力支持。

3. **加速科研进程** 科研大数据的协同共享可以使科研人员更加快速地完成实验设计和数据分析,从而加速整个科研进程。

4. **促进跨学科合作** 协同共享有助于打破学科壁垒,促进不同领域之间的合作与交流,推动跨学科研究的发展。

5. **优化资源配置** 通过协同共享,可以更加合理地配置科研资源,避免资源的浪费和重复建设,提高资源利用效率。

越来越多的科研机构和科研人员开始意识到科研大数据协同共享的重要性,并积极参与到相关实践中。同时,政府和企业也在加大投入,推动科研大数据平台的建设和发展。然而,由于技术、政策、标准等方面的限制,科研大数据的协同共享仍面临诸多挑战,主要包括数据安全与隐私保护、数据治理与伦理、技术更新与人才短缺等问题。这些问题需要政府、企业、科研机构等多方共同努力,制定相关政策法规和技术标准,加强人才培养和技术研发,从而推动科研大数据协同共享的健康发展。

随着技术的不断进步和应用场景的不断拓展,科研大数据协同共享将呈现更加智能化、高效化、全球化的特点。未来,科研大数据平台将更加注重数据的整合与挖掘,提供更加精准、全面的数据支持;同时,也将加强与其他领域的合作与交流,推动科研大数据在更多领域的应用和发展。

三、科研大数据协同共享的基础与原则

(一)科研大数据协同共享的基础

科研大数据的协同共享,主要由数据标准化、数据质量保障以及数据安全与隐私保护三

个方面构成。

1. **数据标准化**　是科研大数据协同共享的重要前提。通过制定统一的数据格式、存储和传输标准,可以确保不同来源、不同格式的科研数据能够相互兼容和互通,进而实现数据的无缝对接和高效利用。这有助于减少数据转换和处理的复杂性,提高数据处理的效率和准确性。

2. **数据质量保障**　是科研大数据协同共享的核心要求。高质量的数据是科学研究的基础,因此,确保数据的准确性、完整性和可靠性至关重要。通过建立完善的数据质量控制体系,对数据进行严格的筛选、清洗和验证,可以有效提高数据的质量,为科研大数据的协同共享提供有力保障。

3. **数据安全与隐私保护**　是科研大数据协同共享不可或缺的一环。随着科研数据的不断增加和共享范围的不断扩大,数据安全与隐私保护问题日益凸显。通过采用先进的数据加密技术、访问控制机制以及隐私保护算法,确保科研数据在共享过程中的安全性和隐私性,防止数据泄露和滥用。

(二) 科研大数据协同共享的原则

科研大数据协同共享的原则主要包括开放性、公平性、互利性和可持续性。

1. **开放性**　意味着科研大数据应该面向所有合法用户开放,鼓励用户自由获取和使用数据,有助于打破数据孤岛,促进数据的流通和共享,推动科研创新。

2. **公平性**　要求科研大数据的共享过程应该公平、公正,确保所有用户都能够平等地获取和使用数据,有助于消除数据鸿沟,促进科研资源的均衡分配。

3. **互利性**　强调科研大数据的共享应该实现互利共赢。通过共享数据,各方可以相互学习、相互借鉴,共同推动科研进步。同时,数据的共享也有助于提高数据的利用率和价值,实现数据的最大化利用。

4. **可持续性**　科研大数据的协同共享应该注重长期性和稳定性。通过制定合理的共享机制和管理制度,确保数据的持续更新和维护,保障数据的长期可用性和稳定性,有助于建立稳定的科研大数据共享生态,推动科研大数据的持续发展。

科研大数据协同共享的原则和基础共同构成了科研大数据协同共享的基石,为科研大数据的共享与利用提供了有力的保障和指导。

四、科研大数据协同共享的模式与机制

科研大数据协同共享的模式与机制对于推动科学研究的进步与发展具有重要意义。科研大数据协同共享促进了科学范式从模型驱动向数据驱动的转变,这种转变使得科研更加依赖于大规模数据的收集、分析和挖掘,从而推动科研方法的创新和发展;科研大数据的协同共享加强了科研资源之间的联系,使得科研工作者能够更便捷地获取并利用各种科研资源,从而提高科研效率和质量;学术界和产业界可以在某些交叉领域形成合作,而科研大数据的协同共享为这种跨界合作提供了可能,有助于打破学科壁垒,促进不同领域之间的知识交流和融合;通过共享数据和研究成果,科研工作者可以相互验证和补充彼此的工作,减少科研错误和偏差。同时,共享机制还有助于促进科研诚信建设,减少学术不端行为的发生。

(一) 协同共享的模式

1. **基于云计算的集中式共享**　基于云计算的集中式数据协同共享是一种高效的数据处理方式,充分利用云计算的优势,实现了数据的集中存储、管理和共享,同时支持协同工

作,提高了工作效率和决策质量。云计算的特点包括弹性伸缩、高可用性、可靠性、虚拟化技术、按需付费和无边界性等,这些特点使得云计算成为数据共享协同的理想平台。首先,云计算的弹性伸缩能力可以根据实际需求动态调整计算资源的规模,满足业务的峰值或低谷期;其次,云计算的高可用性和容灾能力可以防止单点故障和数据丢失,确保数据的可靠性和安全性;此外,云计算的虚拟化技术使得用户可以根据实际需求分配和管理计算资源,提高了资源的利用率;最后,云计算的按需付费模式降低了用户的成本,使得数据协同共享更加经济高效。

在集中式数据协同共享方面,基于云计算的解决方案可以实现以下功能:①将各个组织的数据整合到一个统一的云平台上,实现数据的集中管理和共享,有助于消除数据孤岛,提高数据的利用率。②通过严格的数据加密、访问控制和审计机制,确保数据的安全性和隐私性。同时,根据用户的角色和权限,实现数据的分级共享和访问控制。③在云平台上实现数据的集成和分析,将不同来源的数据整合到一起,形成更全面的数据视图,有助于发现数据之间的关联和趋势,为决策提供有力支持。④通过云计算平台提供的协同工具和服务,支持多个用户或组织之间的协同工作,加速业务流程、提高工作效率,并促进创新。

综上所述,基于云计算的集中式数据协同共享是一种具有广阔应用前景的技术解决方案,可以实现数据的集中管理、共享和协同工作,提高工作效率和决策质量,同时降低成本和风险。

2. **基于云计算的分布式共享**　分布式数据协同共享将数据分散存储在多个节点上,每个节点都可以独立处理数据请求,并通过网络进行通信和协作。这种分散存储的方式可以提高数据的可靠性和容错性,同时降低单点故障的风险。基于云计算的分布式数据协同共享通过分布式处理,可以将数据任务分散到多个节点上并行处理,从而加快数据处理速度。用户还可以根据需求动态调整计算资源,实现灵活的资源管理。通过云计算平台的集中管理,可以减少用户自行维护数据中心的成本。云计算平台还提供了数据备份和恢复功能,降低了数据丢失的风险。云计算平台通常具有严格的安全策略和访问控制机制,可以确保数据的安全性和隐私性。此外,分布式存储还可以提高数据的抗攻击能力,防止数据被恶意篡改或破坏。

然而,基于云计算的分布式数据协同共享也面临一些挑战,如数据一致性与同步、网络通信与延迟等问题。因此,在实际应用中需要综合考虑各种因素,制定合适的数据协同共享策略。总之,基于云计算的分布式数据协同共享是一种高效、灵活且安全的数据处理方式,有助于提升数据处理效率、降低维护成本并增强数据安全性。

（二）协同共享的机制

传统科学数据整合集成主要采用自上而下,由国家统一规划、出台政策,并通过强制性数据汇交或者奖补经费的方式进行。例如,国家科技基础条件平台在仪器设备、自然资源、科学数据、科技文献、实验基地和检测资源等领域,部署认定了23类国家平台,并在各平台每年通过考核评估后,给予经费后补助,支持推动分散科技资源的集成与共享服务;科技基础性工作专项通过数据汇交管理制度,要求各项目验收前必须完成数据汇交工作等。传统科学数据的整合集成模式通过政策的约束和稳定经费的支持,可以有效保障国家财政投资形成的科学数据的持续性、系统性集成共享,然而也存在难以激发科研人员积极性、评价数据提供者贡献困难等问题。在大数据时代,必须在现有的自上而下数据整合集成机制的基础上,探索一条自下而上的、能够充分调动科研人员积极性的数据整合集成机制,形成"人人都是数据使用者和贡献者"的志愿共享数据氛围。探讨科研大数据的系统共享机制,主要围绕以下几方面进行。

1. **数据交换机制** 数据交换机制是科研大数据协同共享的核心机制之一。它涉及数据的标准化、格式转换、传输协议等方面,以确保不同来源、不同格式的数据能够顺畅地进行交换和共享。这通常需要通过制定统一的数据交换标准和协议,以及建立数据交换平台或系统来实现。

2. **合作研究机制** 合作研究机制是推动科研大数据协同共享的重要手段。它鼓励不同学科、不同领域的研究人员共同参与数据的收集、整理、分析和解读过程,通过共享数据和知识资源,实现优势互补和协同创新,有助于打破学科壁垒,推动交叉学科的发展,加速科研创新的进程。

3. **利益分配机制** 利益分配机制是确保科研大数据协同共享可持续发展的重要保障。它涉及数据提供方、使用方、平台运营方等各方利益的平衡和协调。通过制定合理的利益分配方案,如数据使用费用、知识产权分享等,激励各方积极参与数据共享活动,促进数据的流通和利用。

上述模式和机制并不是孤立的,而是相互关联、相互补充的。在实际应用中,可以根据具体需求和场景选择合适的模式和机制,以实现科研大数据的高效协同共享。同时,随着技术的不断进步和应用场景的不断拓展,科研大数据协同共享的模式和机制也将不断创新和完善。

(三)协同共享的挑战与建议

作为一个新兴领域,科研大数据的协同共享过程面临诸多问题和挑战,亟须政策和技术的扶持。

1. **数据权属问题** 在科研大数据协同共享过程中,数据的权属问题是一个重要的法律难题。①数据确权的法律规范:如何界定数据的所有权、使用权和收益权,需要制定明确的法律规范。政府应制定并完善相关的政策法规,明确数据的权属、使用权限和跨境流动等方面的规定;加强执法力度,对违规行为进行严厉打击。②数据使用权限:如何确保数据在共享过程中不被滥用或误用,需要建立相应的使用权限管理机制。同时,对于涉及个人隐私或敏感信息的数据,还需要制定严格的访问和使用规定。③数据共享和使用的监管机制:设立专门的监管机构或委员会,负责监督和管理数据的共享和使用过程;建立数据使用的审批和备案制度,确保数据的合法使用。

2. **数据跨境流动** 在全球化的背景下,科研数据的跨境流动日益频繁。但不同国家和地区的数据保护法规存在差异,这给数据跨境流动带来了挑战。加强与其他国家和地区在数据保护和共享方面的交流与合作,共同制定国际性的数据保护和共享标准。同时,建立数据跨境流动的协调机制,促进科研数据的全球共享。

3. **跨界合作** 未来科研大数据协同共享将更加注重跨界合作。不同学科、不同领域的研究人员将打破传统界限,共同参与数据的收集、整理、分析和解读过程,有助于打破学科壁垒,促进交叉学科的发展和创新,推动科研大数据的深度应用。

4. **"产学研"深度融合** "产学研"深度融合将是未来科研大数据协同共享的重要合作模式。产业界、学术界和研究机构将加强合作与交流,共同推动大数据技术的研发和应用。通过"产学研"合作,可以更好地将科研成果转化为实际应用,推动产业升级和创新发展。

　　科研大数据协同共享的未来发展趋势将涉及多方面的创新和发展。在技术方面,人工智能、区块链和量子计算等新技术的应用将带来更高效、更安全的数据共享方式。在政策与法规方面,国际数据治理体系的完善与统一将促进全球科研大数据的协同共享。在合作模式方面,跨界合作和"产学研"深度融合将成为重要的发展趋势,推动科研大数据的深度应用和创新发展。